全科医师用药速查手册

主编　苑振亭　卞　俊　侯连兵　焦万田

编委　于西全　侯连兵　张国深　王丽华　张会明
邢　芳　宋　琳　王力力　苑振亭　郭思珠
占小平　璋　轶　张晓岫　卞　俊　王　田
王春明　王　友　李丽云　宫广利　李文权
郭　晶　胡佳慧　李振兴　刘晓云　梁玉山
焦万田　张会中　李玉良　于　敏　王明权
赵　滨　赵　深

金盾出版社

图书在版编目(CIP)数据

全科医师用药速查手册/苑振亭,卞俊,侯连兵,焦万田主编.—北京:金盾出版社,2016.6(2017.5重印)
ISBN 978-7-5186-0733-4

Ⅰ.①全… Ⅱ.①苑…②卞…③侯…④焦… Ⅲ.①临床药学—手册 Ⅳ.①R97-62

中国版本图书馆CIP数据核字(2016)第006297号

金盾出版社出版、总发行
北京太平路5号(地铁万寿路站往南)
邮政编码:100036 电话:68214039 83219215
传真:68276683 网址:www.jdcbs.cn
封面印刷:北京精美彩色印刷有限公司
正文印刷:北京万友印刷有限公司
装订:北京万友印刷有限公司
各地新华书店经销
开本:850×1168 1/64 印张:16.75 字数:540千字
2017年5月第1版第2次印刷
印数:3 001~7 000册 定价:52.00元

内　容　提　要

本书收录1 400余种药物，按药理作用分类，分别对每种药物的适应证、用法与剂量、不良反应、注意事项、剂型等进行了介绍。书末还附有儿童和老年人剂量折法、乙醇及葡萄糖的配制方法、中文药名索引等。其内容新颖，简明实用，收录药物多，可供临床医师、药师及其他医药技术人员阅读。

前　言

本书采用表格式，将各种常用药物的临床应用与注意事项、用法与用量、药名与剂量等内容进行了介绍。该书重点突出、简明扼要、携带方便，可满足广大临床医师、医学生、护师、药技人员、药品生产部门及药品供销单位人员的实际工作需要。

全书共分 31 章，每个药名都有中英文对照。为方便读者查阅，书后附有中文索引，还将有关用药资料附录于后。

目　　录

第一章　抗感染药物

第二章　合成抗菌药物

第三章　抗结核病药物

第四章　抗真菌药物

第五章　抗病毒药物

第六章 抗寄生虫病药物

第七章　中枢神经系统药物

第八章　麻醉药及其辅助药物

第九章　主要作用于自主神经(植物神经)系统的药物

第十章 作用于循环系统的药物

第十一章　影响血液及造血系统的药物

第十二章　抗休克血管活性药物

第十三章　主要作用于呼吸系统的药物

三、平喘药 ……………………(571)

第十四章　主要作用于消化系统的药物

第十五章　主要作用于泌尿系统的药物

第十六章 子宫收缩药及引产药

第十七章　抗变态反应药(抗过敏药)

第十八章　激素及其有关药物

第十九章　抗肿瘤药物

第二十章 维生素类、微量元素和营养用药物

第二十一章　酶类及其他生化制剂

第二十二章 调节水、电解质和酸碱平衡药

第二十三章　影响机体免疫功能的药物

第二十四章　生物制品

第二十五章 解毒药物

第二十六章 消毒防腐收敛药物

第二十七章 外科、皮肤科用药

第二十八章　眼科用药

第二十九章　耳鼻喉科用药

第一章　抗感染药物

一、头孢菌素类

药名与剂量	用法与用量	临床应用与注意事项
头孢噻吩(先锋霉素Ⅰ) Cefalotin 注射剂:0.5g	肌注:成人 2～6g/日,分 3～4 次给药;儿童每日 50～100mg/kg,分 4 次给药。 静注:重症患者,成人 4～8g/日,分 4 次给药;儿童每日 100～150mg/kg,分 4 次给药。	本品为广谱抗菌药,对革兰阳性的金黄色葡萄球菌、产酶金黄色葡萄球菌、溶血性链球菌、肺炎链球菌作用较强,对大部分革兰阴性菌有效。临床用于敏感菌引起的感染。 部分对青霉素过敏者与本品有交叉过敏,可引起过敏性休克;偶见白细胞减少,凝血障碍;对肾功能有轻度损害;还可出现皮疹、药物热等。

药名与剂量	用法与用量	临床应用与注意事项
头孢噻啶(先锋霉素Ⅱ,头孢利素) Cefaloridine 粉针剂:0.5g	肌注:成人1～3g/日,分3～4次给药;儿童每日30～60mg/kg,分3～4次给药。 静注或静滴:成人2～4g/日,分3～4次给药;儿童每日50～100mg/kg,分3～4次给药。	本品作用见头孢噻吩,但对革兰阳性菌作用较强。临床用于耐青霉素金黄色葡萄球菌引起的肺部感染、尿路感染、败血症、脑膜炎、心内膜炎等。 对青霉素过敏者及过敏体质者慎用。本品肾毒性较明显,一般成年人每日不超过4g。肾功能不良者减量或不用。偶有丙氨酸氨基转移酶升高,白细胞减少等。

药名与剂量	用法与用量	临床应用与注意事项
头孢西酮(头孢氯氮环酮) Cefazedone 注射剂:0.5g	肌注:成人每日1～2g,分2次给药。	本品抗菌谱与头孢噻吩相似。主要用于金黄色葡萄球菌、肠球菌属、大肠埃希菌所致的呼吸道感染、尿路感染、胆道感染等。 不良反应与头孢噻吩相似,但较轻。对青霉素过敏者禁用。
头孢氨苄(苯甘孢霉素,先锋霉素Ⅳ) Cefalexin 片剂、胶囊剂:0.125g,0.25g	口服:成人1～2g/日,分3～4次给药,空腹服用;儿童每日30～75mg/kg,分4次给药。	本品作用与头孢噻吩基本相同,抗菌作用较之稍弱,但本品耐酸,口服吸收较好。临床用于敏感菌所致的呼吸道、泌尿系统、皮肤和软组织等感染。 对青霉素过敏者慎用。肾功能不良者应减量。偶见胃肠道反应,如恶心、腹泻、食欲缺乏等。

药名与剂量	用法与用量	临床应用与注意事项
头孢羟氨苄(羟氨苄头孢菌素) Cefadroxil 胶囊剂： 0.125g， 0.25g	口服：成人2g/日，分2次给药；儿童每日30mg/kg，分2次给药。	本品抗菌活性与头孢氨苄基本相似，但较其强3～4倍；对沙门菌和痢疾杆菌作用是头孢氨苄的2倍；吸收良好，且不受食物影响。临床用于呼吸道、泌尿道、皮肤等部位的敏感菌感染。 对青霉素过敏者慎用。其他参见头孢氨苄。

药名与剂量	用法与用量	临床应用与注意事项
头孢拉定(头孢环己烯,先锋霉素Ⅵ,泛捷复) Cefradine 胶囊剂:0.25g 注射剂:0.5g	口服:成人0.25～0.5g/次,3～4次/日;儿童每日25～50mg/kg,分3～4次给药。 肌注或静注:成人0.25～0.5g/次,3～4次/日,严重感染可增至4g/日;儿童每日50～100mg/kg,分次给药。	本品抗菌谱和抗菌作用与头孢氨苄相似,对β-内酰胺酶较稳定,对耐药性金黄色葡萄球菌及其他多种对广谱抗生素耐药的杆菌作用迅速而可靠。临床用于敏感菌所致感染。 对青霉素过敏者及过敏体质者慎用。少数患者可出现胃肠功能紊乱。肝、肾功能不良者慎用。偶见皮疹、假膜性结肠炎等。

药名与剂量	用法与用量	临床应用与注意事项
头孢唑林钠(头孢菌素V,先锋霉素V,凯复卓)Cefazolin Sodium 注射剂:0.5g	肌注或静注:成人0.5～1g/次,2～4次/日;儿童每日20～80mg/kg,分2～4次给药。对重症病人,成人1～1.5g/次,3～4次/日;儿童每日50～100mg/kg,分2～4次给药。	本品抗菌作用较头孢噻吩钠强。对大肠埃希菌和痢疾杆菌的作用较其他头孢类强。用于敏感菌所致的呼吸道、泌尿生殖系统、皮肤软组织、心内膜、肝胆等感染及败血症。本品对铜绿假单胞菌无效。 对青霉素过敏和过敏体质者慎用。少数病人有丙氨酸氨基转移酶、尿素氮升高,蛋白尿,白细胞减少及药物热等。

药名与剂量	用法与用量	临床应用与注意事项
头孢乙腈(头孢腈甲,先锋霉素Ⅶ) Cefacetrile 注射剂:0.5g	肌注或静注:成人轻症2～6g/日,重症可增至6～12g/日,分2～4次给药。用时1g加生理盐水10ml,缓慢静注(至少3分钟)。	本品抗菌谱和头孢噻吩、头孢噻啶相似,对大肠埃希菌作用是头孢噻吩的5～10倍;对大肠埃希菌、产气杆菌所产生的酶较稳定。临床用于敏感菌所致的肾盂肾炎、尿路感染、呼吸道感染、胸膜炎、腹膜炎等。 对青霉素过敏和过敏体质者慎用。肝、肾功能不良者慎用。偶见白细胞减少,尤其应注意肾功能变化。

药名与剂量	用法与用量	临床应用与注意事项
头孢匹林(头孢吡硫,先锋霉素Ⅷ) Cefapirin 注射剂:0.5g	肌注或静注:成人2～6g/日;儿童每日50～80mg/kg,分3～4次给药。	本品抗菌谱与头孢唑林钠相似、对β-内酰胺酶较稳定,对肺炎球菌、肠球菌有高效,且毒性小。临床多用于呼吸道、泌尿道、皮肤和软组织等部位的感染,对铜绿假单胞菌无效。大剂量对心内膜炎、败血症和化脓性脑膜炎有效。 对青霉素过敏和过敏体质者慎用。偶见丙氨酸氨基转移酶升高,白细胞减少等。

药名与剂量	用法与用量	临床应用与注意事项
头孢曲嗪(头孢羟氨唑) Cefatrizine 胶囊剂:0.5g	口服:成人1～3g/日;儿童每日20～100mg/kg,分2～4次给药。	本品对革兰阳性菌作用较头孢氨苄强,对链球菌的作用为8～16倍。用于敏感菌所致的呼吸道、尿路、胆道和耳鼻喉感染等。 对青霉素过敏者慎用。可见胃肠道反应、药疹、皮疹等。
头孢沙定(头孢环烯氨) Cefroxadine 胶囊剂: 0.25g	口服:成人1～3g/日;儿童每日20～100mg/kg,分2～4次给药。	本品对革兰阳性球菌、大肠埃希菌、奇异变形杆菌和肺炎克雷伯菌有较强的抗菌作用。临床主要用于上呼吸道、尿路、胆道、皮肤、肠道和妇科感染。 对青霉素过敏者慎用。常见有皮疹等,但较轻。

续表

药名与剂量	用法与用量	临床应用与注意事项
头孢呋辛（头孢呋肟，西力欣）Cefuroxime 粉针剂：0.25g，0.75g，1.5g	肌注：成人0.75g/次，3次/日，严重感染1.5g/次，3次/日；儿童每日30～60mg/kg，分3～4次给药。 静滴、静注：成人3～6g/日；儿童每日50～100mg/kg，分2～4次给药。	本品抗菌谱广，对革兰阳性的葡萄球菌和链球菌作用较弱，而对革兰阴性的大肠埃希菌、克雷伯杆菌、沙门菌和吲哚阳性变形杆菌作用较强。临床用于骨和关节、支气管和其他下呼吸道、皮肤感染及淋病、脑膜炎等。 对青霉素过敏者慎用。可有皮疹、荨麻疹、药物热。肝、肾功能不全者及妊娠早期慎用。

药名与剂量	用法与用量	临床应用与注意事项
头孢替安(头孢噻乙胺唑) Cefotiam 注射剂: 0.5g,1g	肌注:成人 1～2g/日,分 2～4 次给药,严重感染(如败血症)者也可用至 4g/日;儿童每日 50～80mg/kg,分 3～4 次给药。 静注或静滴:成人4～6g/日;儿童每日 50～80mg/kg,分 3～4 次给药。	本品对革兰阳性菌的作用与头孢唑林相似,对革兰阴性的大肠埃希菌、克雷伯杆菌、奇异变形杆菌等作用较强。临床用于敏感菌所致肺炎、支气管炎、胆道感染、尿路感染和败血症等有效。 对青霉素过敏者慎用,必要时做过敏试验。可有恶心、呕吐、腹泻,与氨基糖苷类抗生素、呋塞米合用,可增加肾毒性。

药名与剂量	用法与用量	临床应用与注意事项
头孢美唑(头孢甲氧氰唑)Cefmetazon 粉针剂:0.5g,1g	静注、静滴:成人1~2g/日,2次/日,重症可达4g/日;儿童每日25~100mg/kg,重症可达每日150mg/kg,2次/日。	本品对产生β-内酰胺酶的菌株也有很强的作用。临床用于敏感菌所致的呼吸道、胆道、尿路、子宫等的感染。适用于对青霉素类、头孢菌素类及氨基糖苷类无效的感染。 对青霉素过敏者慎用,对本品过敏者禁用。偶有皮疹、药疹、恶心呕吐、腹泻等。孕妇、肾功能不全者慎用。

药名与剂量	用法与用量	临床应用与注意事项
头孢克洛 Cefaclor 胶囊剂： 0.25g	口服：成人1～3g/日，儿童每日20～40mg/kg，分3～4次给药；成人量每日不宜超过3g，儿童不可超过1g。	本品抗菌谱与头孢唑啉相似，作用较头孢氨苄强，对革兰阳性菌和阴性菌均有效。用于敏感菌所致的上呼吸道、泌尿系、皮肤和软组织感染及中耳炎等。 对青霉素过敏者慎用。对本品过敏者禁用。常有恶心、呕吐、皮疹等。长期应用可引起菌群失调。孕妇不宜应用。肾功能不全者慎用。

药名与剂量	用法与用量	临床应用与注意事项
头孢磺啶钠 Cefsulodin Sodium 粉针剂： 0.5g,1g	肌注、静注和静滴：成人0.5～1g/次，严重感染2g/次，2～3次/日给药。用生理盐水或葡萄糖溶液溶解。	本品主要对铜绿假单胞菌有较强杀灭作用，是羧苄西林的16～32倍，与其他抗生素无交叉耐药性。临床用于敏感菌引起的败血症、肺炎，以及泌尿系、创伤和烧伤等感染。 对青霉素过敏者慎用。对本品过敏者禁用。严重肾功能不全者、孕妇慎用。偶有过敏性休克、药疹、恶心、呕吐、血小板减少等。

药名与剂量	用法与用量	临床应用与注意事项
头孢噻肟钠 Cefotaxime Sodium 粉针剂:0.5g	肌注、静注及静滴:成人1g/次,2次/日,效果不佳时4g/日,分2次用,重症2～3g/次,3～4次/日,最大量12g/日。儿童每日50～150mg/kg,分2～4次给药。新生儿每日50mg/kg,分2次给药。	本品对金黄色葡萄球菌、大肠埃希杆菌、克雷伯杆菌、沙雷菌属等有较强的杀菌作用。用于呼吸道、泌尿道、生殖系统、骨关节、软组织感染,以及败血症、心内膜炎、脑膜炎等。 对青霉素过敏者慎用。对本品过敏者禁用。可有丙氨酸氨基转移酶升高、白细胞减少;偶见皮疹、发热、瘙痒、恶心、呕吐;罕见粒细胞减少和溶血性贫血。

药名与剂量	用法与用量	临床应用与注意事项
头孢唑肟(益保世灵) Ceftizoxime 注射剂: 0.5g,1g	肌注、静注、静滴:成人0.5～2g/日,重症可用到4g,分2～4次给药。儿童每日25～100mg/kg,分2～4次给药。控制滴入时间0.5～2小时。	本品抗菌谱与头孢噻肟相近,对革兰阴性菌作用较强,如金黄色葡萄球菌、链球菌、肺炎链球菌、大肠埃希菌、嗜血杆菌属、克雷伯杆菌、沙雷杆菌、痢疾杆菌、消化链球菌等。临床用于肺炎、支气管炎、胸膜炎、腹膜炎、败血症、脑膜炎,以及皮肤、尿路、胆道等的感染。 对青霉素过敏者慎用。对本品过敏者禁用。可有腹泻、恶心、呕吐、药物热等,还可出现一时性的眩晕和头痛反应。

药名与剂量	用法与用量	临床应用与注意事项
头孢甲肟(倍司特克) Cefm-enoxime 粉针剂: 0.5g,1g	肌注、静注:成人1~2g/日,重症可增至4g/日,分2~4次给药。儿童每日40~80mg/kg,脑膜炎或重症每日200mg/kg,分3~4次给药。 静滴:成人0.5~2g/次,加入生理盐水中于0.5~2小时滴完,2次/日。	本品抗菌谱及活性与头孢唑肟相似。对大肠埃希菌、克雷伯杆菌、奇异变形杆菌、流感杆菌等革兰阴性菌作用较强;对吲哚阳性变形杆菌、肠杆菌、沙雷菌、伤寒、痢疾、沙门等杆菌及肺炎球菌、淋球菌等有良好作用。用于呼吸道、胆道、尿路、腹腔、皮肤、软组织、关节的感染及败血症有效。 对青霉素过敏者,对本品过敏者或特异体质者禁用。常见有皮疹、恶心、腹泻、转氨酶升高等。

药名与剂量	用法与用量	临床应用与注意事项
头孢哌酮钠（先锋必）Cefoperazone 粉针剂： 0.5g，1g，2g	肌注、静注、静滴：成人2～4g/日，分2次给药；严重感染，8g/日。儿童每日50～200mg/kg，分2～4次给药。	本品抗菌谱与头孢他啶相似，对革兰阴性菌有较强的作用，如铜绿假单胞菌，尤其是对庆大霉素耐药的铜绿假单胞菌仍敏感，对厌氧菌也有效。临床用于呼吸道、泌尿道、胆道感染及败血症、脑膜炎、腹膜炎、骨髓炎等有效。 对青霉素、头孢菌素过敏者和过敏体质者禁用。孕妇、哺乳期妇女、婴儿慎用。低凝血酶原血症者慎用。

药名与剂量	用法与用量	临床应用与注意事项
头孢米诺(美士灵) Cefminox 粉针剂: 0.5g,1g	静注或静滴:成人2g/日,分2次给药,重症6g/日,分3～4次给药。儿童每日60mg/kg,分3次给药。	本品抗菌谱较广,对酶稳定。对链球菌、大肠埃希菌、克雷伯杆菌属、变形杆菌、流感杆菌有较强的作用。临床用于敏感菌引起的气管炎、肺炎、扁桃体炎、肾盂肾炎、膀胱炎、胆道感染、腹膜炎及妇科感染等均有效。 对青霉素类、头孢菌素类过敏及特异体质者禁用。可出现皮疹、发热,血尿素氮和血肌酐值升高,少尿,蛋白尿,粒细胞减少等。

药名与剂量	用法与用量	临床应用与注意事项
头孢曲松(菌必治,罗氏芬) Ceftriaxone Sodium 粉针剂: 0.25g, 0.5g,1g	深部肌注:成人1~2g/日,分2次给药,重症者可给4g/日。儿童每日50~75mg/kg,分2次给药,每日总量不得超过2g。淋病患者,单剂量肌注250mg。	本品对肠杆菌科细菌作用较强,如大肠埃希菌、肺炎杆菌、产气杆菌等。对淋球菌和脑膜炎球菌有极强的抗菌作用。临床用于敏感菌所致的肺炎、支气管炎、胸膜炎、淋病、软下疳、莱姆病、脑膜炎,以及尿路、胆道、骨关节感染等。 对青霉素、头孢菌素类过敏者禁用。常有胃肠道反应,皮疹,血小板减少,白细胞减少。孕妇,严重肝、肾功能不全者慎用。

药名与剂量	用法与用量	临床应用与注意事项
头孢匹罗 Cefpirome 粉针剂： 0.5g， 1g，2g	深部肌注：成人2～4g/日，分2次给药。 静注或静滴：成人2～4g/日，分2次给药。	本品抗菌谱广，对酶稳定，对铜绿假单胞菌作用较强，对金黄色葡萄球菌也有效。临床用于敏感菌所致的严重下呼吸道感染、复杂尿路感染，皮肤、软组织感染及菌血症。 对青霉素过敏者慎用。对本品过敏者禁用。可出现胃肠道反应，皮疹等。

药名与剂量	用法与用量	临床应用与注意事项
头孢吡肟(头孢匹美) Cefepime 注射剂: 0.5g,1g	静注或静滴:成人2～4g/日,分1～2次给药。	本品对酶稳定,对细菌膜穿透力强,有杀菌作用。对铜绿假单胞菌、嗜血杆菌、葡萄球菌、链球菌有高效。临床用于敏感菌引起的呼吸道感染、胆道感染、尿道感染、猩红热、中耳炎等。 注意事项同头孢磺啶。肾功能不良者应减少维持量或延长给药间隔时间。

药名与剂量	用法与用量	临床应用与注意事项
头孢唑喃 Cefuzonam 注射剂：0.5g，1g	静注或静滴：成人1～2g/日，分2次给药，严重感染者可用到4g/日，分2～4次给药。儿童每日40～80mg/kg，分3～4次给药。	本品对酶稳定，对革兰阳性菌、革兰阴性菌、厌氧菌均有较好疗效。对大肠埃希菌、克雷伯菌、变形杆菌、流感杆菌都有较好作用。临床用于敏感菌所致的严重感染，如呼吸道、泌尿道、腹内感染，以及复杂的妇科、皮肤科感染等。 对青霉素过敏及过敏体质者慎用。常见有皮疹、瘙痒，也可出现粒细胞减少、血小板减少、呕吐等。肾功能不全患者慎用。早产儿、新生儿、孕妇忌用。

药名与剂量	用法与用量	临床应用与注意事项
头孢硫脒（先锋霉素18）Cefathiamidine 注射剂：0.5g，1g	肌注或快速静滴：成人2～8g/日，分2次给药；儿童每日50～150mg/kg，分2次给药。	本品对肠球菌有独特的抗菌活性，用于治疗尿路感染效果较好；也用于肺炎，肺脓肿，胆道、妇科感染，以及咽喉炎、扁桃体炎和皮肤软组织感染。 对青霉素过敏者慎用或不用。偶见肝、肾、心脏和血常规出现异常。

药名与剂量	用法与用量	临床应用与注意事项
头孢西丁(噻吩甲氧头孢菌素,美福仙) Cefoxitin 注射剂:0.5g	深部肌注或静注:成人1～2g/次,3～4/日;儿童每日20～40mg/kg,分3～4次给药。	本品对革兰阴性菌作用较强,如大肠埃希菌、肺炎杆菌、吲哚阳性杆菌、沙雷菌、流感杆菌、志贺菌等。临床用于敏感菌所致的下呼吸道、泌尿生殖系、腹腔、骨和关节、皮肤和软组织等部位感染,也可用于败血症。 常见有皮疹,胃肠道反应,白细胞减少,丙氨酸氨基转移酶升高等。肾功能不全者应慎用或遵医嘱。对青霉素过敏和过敏体质者慎用或不用。

药名与剂量	用法与用量	临床应用与注意事项
头孢孟多(头孢羟唑) Cefamandole 粉针剂: 0.5g, 1g,2g	肌注:成人 2～4g/日;儿童每日 50～100mg/kg,分 3～4 次给药。静注或静滴:成人 4～12g/日;儿童每日 100～200mg/kg,分 2～4 次给药。肾功能不良者适当减少用量。	本品抗菌谱与头孢噻啶相似,特点是对革兰阴性菌作用强,优于头孢唑林。对铜绿假单胞菌、不动杆菌无效;对脆弱类杆菌疗效亦差。主要用于敏感菌引起的呼吸道、尿路感染;肾盂肾炎、腹膜炎、败血症及软组织感染等。对肠道感染也有较好的疗效。 青霉素过敏者或过敏体质者慎用。可见头痛、眩晕、嗜睡、恶心、呕吐、腹泻等不良反应。

药名与剂量	用法与用量	临床应用与注意事项
头孢雷特(头孢氨甲苯唑,氨苄唑头孢菌素) Ceforanide 粉针剂: 0.5g,1g	肌注或静注:成人1～4g/日;儿童每日20～40mg/kg,分2次给药。	本品对革兰阳性菌(如葡萄球菌、肺炎链球菌、草绿色链球菌),革兰阴性菌(如大肠埃希菌、奇异变形杆菌、流感杆菌、伤寒杆菌等),厌氧菌(如梭状杆菌、梭状芽孢杆菌)有较好的抗菌活性。用于敏感菌引起的骨和关节感染、皮肤和软组织感染、尿路感染,以及心内膜炎、败血症等。 对青霉素过敏及过敏体质者慎用。少数患者可出现头痛、头晕、皮疹、荨麻疹、胃肠道反应等。孕妇、哺乳妇女、小儿慎用。用药期间应监测肾功能。

药名与剂量	用法与用量	临床应用与注意事项
头孢尼西(头孢尼西二钠)Cefonicid 粉针剂： 0.5g,1g	肌注或静注：成人1g/日（重症可增至2g),1次或分2次给药。	本品为广谱第2代头孢菌素。对大肠埃希菌、肺炎杆菌、奇异变形杆菌、柠檬酸细菌属、普罗威凳斯菌属和肠杆菌属有良好抗菌作用。用于敏感菌引起的尿路感染、下呼吸道感染，也用于淋病、皮肤和软组织感染等。 对本品过敏者禁用。对青霉素过敏或有过敏体质者，严重肝肾功能不全及全身状况差者慎用。偶见皮疹、瘙痒、皮肤过敏、嗜酸粒细胞增多、血小板增多、肝功能异常等。新生儿，早产儿及孕妇忌用。

药名与剂量	用法与用量	临床应用与注意事项
拉氧头孢(羟羧氧酰胺菌素，拉塔莫塞，拉他头孢) Latamoxef 注射剂： 0.25g,0.5g	肌注：成人0.5～1g/次，用0.5%利多卡因注射液溶解，深部肌注，2次/日。静注：成人1g/次，溶于10～20ml液体中，缓慢注入，2次/日；儿童每日40～80mg/kg，分2～4次给药。静滴：成人1g/次，溶于100ml液体中滴入，2次/日；儿童每日40～80mg/kg，分2～4次给药。	本品对大肠埃希菌、流感杆菌、克雷伯杆菌、各型变形杆菌、肠杆菌属等敏感，对厌氧菌也有良好抗菌作用。临床主要用于敏感菌所致的气管炎、胸膜炎、腹膜炎，以及皮肤和软组织、骨和关节、五官、创面等部位的感染，还可用于败血症和脑膜炎。 偶可致过敏性休克或其他过敏症状。青霉素过敏者慎用。其他不良反应有肾损害、血常规改变等。

药名与剂量	用法与用量	临床应用与注意事项
头孢甲肟(倍司特克) Cefmenoxime 注射剂: 0.5g,1g	静注或静滴:成人一般感染 1～4g/日,分 2～4 次给药,严重感染可增至 6g/日,分 2～4 次给药;儿童每日一般 40～80mg/kg,重症每日可增至 160mg/kg,脑膜炎患儿每日可用到 200mg/kg,分 3～4 次给药。	本品抗菌谱与头孢噻肟近似。用于各种敏感菌引起的呼吸系、肝胆系统、泌尿生殖系、腹膜等部位的感染,并可用于败血症和手术后感染等。 对青霉素过敏和有过敏体质者慎用。其他不良反应较少,耐受性好。可见皮疹、荨麻疹、瘙痒、胃肠功能紊乱。

药名与剂量	用法与用量	临床应用与注意事项
头孢克肟(世福素) Cefixime 胶囊型:50mg	口服:成人 50～100mg/次,重症者 200mg/次,2 次/日;儿童每次 1.5～3mg/kg,重症每次 6mg/kg,2 次/日。	本品为口服头孢烯类广谱抗生素。抗菌谱广、活性强,对多种 β-内酰胺酶稳定。用于敏感菌引起的呼吸道感染、胆道感染、尿道感染、猩红热、中耳炎等。 过敏体质、对青霉素过敏者慎用或不用。少数患者出现皮疹,偶见呕吐、腹泻、粒细胞减少及肝、肾功能异常等。

药名与剂量	用法与用量	临床应用与注意事项
头孢咪唑 Cefpimizole 注射剂:0.5g	肌注或静滴:成人一般0.5～1g/次,4次/日;用于淋球菌性尿道感染,肌注,1g/次,1次/日。	抗菌谱与头孢哌酮相似,对革兰阳性球菌、肠杆菌属和铜绿假单胞菌呈中等度的抗菌活性。用于敏感菌所致的各种感染,尤其是对淋病奈瑟菌性尿道炎疗效最佳。
头孢拉宗 Cefbuperazone 注射剂:0.5g	静滴:成人2g/日,分2次给药。	本品抗菌谱广,对β-内酰胺酶稳定,对革兰阳性和阴性菌有较强的抗菌活性,对厌氧菌和多种耐药菌株仍有较好抗菌活性。临床主要用于敏感菌引起的呼吸道和泌尿道感染,也用于胆道感染和肠道重度感染的治疗。 在治疗中未见明显的不良反应。对青霉素过敏和过敏体质者慎用。

药名与剂量	用法与用量	临床应用与注意事项
头孢他啶(头孢羧甲噻肟,复达欣,凯复定,头孢齐定) Ceftazidime Pentahydrate 粉针剂:1g	深部肌注、静注:成人1~6g/日,分2~4次给药(缓慢静注,一般须3~5分钟或以上),严重感染者可给予更大剂量。假单胞菌肺部感染的囊性纤维化病,每日100~150mg/kg,分3次给药,肾功能正常者可给9g。儿童每日30~100mg/kg,分2~3次给药。	本品为第3代头孢菌素,抗菌谱广,耐酶,对革兰阳性菌及革兰阴性菌均有较强作用,尤其是革兰阴性菌作用最强,临床主要用于敏感菌所致的胆道感染,以及呼吸道感染、腹膜炎、肺炎、败血症、脑膜炎、烧伤、坏疽等疾病。 青霉素过敏及过敏体质慎用。其他有皮疹、药物热。肝、肾功能不良者,孕妇、哺乳期妇女慎用。

药名与剂量	用法与用量	临床应用与注意事项
头孢替坦(头孢替坦二钠)Cefotetan 粉针剂:0.25g,0.5g,1g	肌注:成人1～2g/日,分2次给药(用0.5%利多卡因溶解)。静注或静滴:成人1～2g/日,严重者可增至4g/日,分2次给药;儿童每日40～60mg/kg,分2～3次给药,严重者每日可增至100mg/kg,分2～3次给药。	本品抗菌谱广,对β-内酰胺酶稳定,主要对多数革兰阴性需氧菌及厌氧菌有强大抗菌作用,临床主要用于敏感菌所致的败血症、扁桃体炎、呼吸系统感染、脓胸、胆道感染、腹膜炎、尿路感染、烧伤和手术伤口及妇科感染。 有皮疹、瘙痒等,偶见血常规改变,肝、肾功能异常。对本品过敏者禁用。对青霉素过敏及过敏体质者慎用或作过敏试验。严重肝、肾功能不良者慎用,给药期间和给药后1周内避免饮酒。

药名与剂量	用法与用量	临床应用与注意事项
头孢地嗪 Cefodizime 针剂:0.5g	静注或静滴:成人1~2g/日,分3~4次给药;儿童每日60~80mg/kg,分3~4次给药。	本品为广谱头孢菌素类抗生素,耐酶,对革兰阳性菌,如肺炎球菌、链球菌、消化链球菌等有效;对大肠埃希菌、肺炎杆菌、变形杆菌等革兰阴性菌有较强的作用。临床主要用于治疗敏感菌所致的下呼吸道、泌尿系统、胆道、妇科、皮肤及软组织感染等。 有皮疹、药物热、腹泻等胃肠道反应,偶有头痛、眩晕等。对本品过敏者禁用。过敏体质者慎用。

药名与剂量	用法与用量	临床应用与注意事项
头孢他美酯（头孢美特酯） Cefetamet Pivoxil 片剂：0.25g	口服：成人，0.25～0.5g/次，2次/日。	本品为广谱头孢菌素类，抗菌谱广，耐酶，对革兰阴性菌和革兰阳性菌均有抗菌活性。临床主要用于敏感菌所致的肺炎、支气管炎、咽喉炎、扁桃体炎、尿路感染及外科感染等。 有皮疹、荨麻疹等过敏症状，还可出现腹泻等胃肠道反应。对本品过敏者禁用。过敏体质者慎用。

药名与剂量	用法与用量	临床应用与注意事项
头孢泊肟酯 Cefpodoxime Proxetil 片剂:100mg	口服:成人 0.1g/次,2 次/日。宜饭后服。	本品对链球菌、大肠埃希菌、流感杆菌、肺炎球菌、变形杆菌等均有较好的抗菌作用。临床主要用于敏感菌所致的支气管炎、咽喉炎、扁桃体炎及尿路、皮肤、软组织感染等。 常有皮疹、荨麻疹等。还有胃肠道反应。对本品过敏者禁用。过敏体质者慎用。

药名与剂量	用法与用量	临床应用与注意事项
头孢特仑酯 Cefteram Pivoxil 片剂:50mg,100mg 颗粒剂:250mg	口服:成人0.1～0.3g/日,分3次给药;儿童每日9～18mg/kg,分3次给药。	本品为第3代头孢菌素类抗生素,抗菌谱广,耐酶、耐酸,对革兰阳性菌和阴性菌均有活性。临床主要用于敏感菌所致的肺炎、急性支气管炎、咽喉炎、扁桃体炎、中耳炎、尿路感染及外科感染等。 见其他口服第3代头孢菌素类。

药名与剂量	用法与用量	临床应用与注意事项
头孢地尼(头孢狄尼) Cefdinir 胶囊剂： 50mg, 100mg	口服：成人 0.1～0.2g/次，3 次/日。	本品为广谱抗菌药，耐酶、耐酸，口服稳定而吸收良好，对革兰阳性菌、革兰阴性菌(包括需氧菌和厌氧菌)均有抗菌作用。临床主要用于敏感菌所致的咽喉炎、肺炎、支气管炎、扁桃体炎、尿路感染、妇科及外科感染等。 常见有胃肠道反应，偶见皮疹、药疹、瘙痒、一过性丙氨酸氨基转移酶升高等。对本品过敏者禁用。过敏体质者慎用。

药名与剂量	用法与用量	临床应用与注意事项
头孢克定(头孢立定) Cefclidin 注射剂: 0.5g,1g	静脉滴注:成年人,2g/日,分2次给药,重症者可增至4g/日。	本品对铜绿假单胞菌作用较头孢他啶强。对肠杆菌、沙雷菌属、铜绿假单胞菌有较强的活性。此外,对肺炎链球菌、化脓性链球菌也有良好的作用。临床主要用于肺炎、支气管炎、肺脓肿、肺囊性纤维病变合并感染、支气管扩张合并感染等。还用于生殖系统感染、肾盂肾炎、尿道炎;胆道感染、肝脓肿、腹膜炎、败血症、脑膜炎、骨、关节感染及皮肤软组织感染等。 对青霉素过敏者也可能对本品过敏,用时应注意。对本品过敏者禁用。其他常用不良反应有恶心、呕吐、皮疹、药物热、少数患者丙氨酸氨基转移酶升高和嗜酸粒细胞增多等。肾功能不全,高龄患者慎用。

药名与剂量	用法与用量	临床应用与注意事项
氟氧头孢(氟莫克西钠、氟吗宁) Flomoxef 注射剂： 0.5g,1g	静脉给药：成年人，每次2.0g，2次/日；儿童每日60～80mg/kg，分2次给药，严重患者4g/日，分2次给药。	本品对肺炎链球菌、消化链球菌、卡他莫拉菌、大肠埃希菌、克雷伯菌、流感嗜血杆菌、变形杆菌及拟杆菌等有效。临床主要用于中耳炎、咽炎、腭扁桃体炎、肺炎、支气管炎、腹膜炎、胆道感染、肾炎、膀胱炎、前列腺炎等；还可用于心内膜炎、败血症及皮肤、软组织感染等。 表现有皮疹、瘙痒、药物热，罕见过敏性休克。还可出现恶心、腹泻等胃肠道症状，罕见假膜性肠炎。丙氨酸氨基转移酶和天冬氨酸氨基转移酶升高。少数患者可出现白细胞减少、嗜酸性粒细胞增高和血小板增多等。有对其他β内酰胺类抗生素过敏者，严重肝肾功能不全者、过敏体质者、孕妇、哺乳期妇女、新生儿慎用。与强利尿药合用可增加肾毒性。

药名与剂量	用法与用量	临床应用与注意事项
头孢布烯(头孢布坦、头孢噻腾) Ceftibuten 胶囊剂: 0.2g,0.4g	口服:成年人,每次0.2g;2次/日,或者每次0.3g,2次/日;儿童每日9mg/kg,分2次给药,最高400mg/日,分2次给药。	本品对产气肠杆菌、肥脓性链球菌、肺炎链球菌、流感嗜血杆菌、卡他莫拉菌、克雷伯菌属、吲哚阳性变形杆菌有较强的活性。对大部分厌氧菌作用较差。临床主要用于敏感菌所致的呼吸道感染、泌尿系统感染。 常见恶心、呕吐、腹痛等胃肠反应,偶见头痛、头晕,罕见血尿素氮、肌酐、嗜酸细胞增高等。肝、肾功能不全者,胃肠道疾病者,孕妇、哺乳期妇女,6个月以下儿童慎用,对青霉素过敏者慎用。对本品过敏者禁用。

药名与剂量	用法与用量	临床应用与注意事项
头孢卡品酯（头孢卡喷新戊酰氧甲酯）Cefcapene Pivoxil 片剂：75mg，0.1g	口服：成年人，餐后每次0.1g，3次/日，疗效不好时，可增至每次0.15g，3次/日；儿童每日9mg/kg，分3次给药，餐后服药。	本品对葡萄球菌、链球菌、淋球菌、莫拉杆菌、短棒菌苗、枸橼酸杆菌、大肠埃希菌、沙雷菌属、克雷伯菌属、变形杆菌、流感杆菌、拟杆菌属有效。临床用于敏感菌引起的呼吸道感染、胆道感染、妇产科感染、耳鼻喉科感染及皮肤与软组织感染等。 常见有皮疹、荨麻疹、腹泻、胃不适、头晕、头痛、嗜睡、口渴等，还可出现嗜酸性粒细胞增多、肌酸激酶升高等。停药后适当处理可恢复正常。对青霉素过敏者，过敏体质者，肾功能不全者慎用。

药名与剂量	用法与用量	临床应用与注意事项
头孢唑泮 Cefozopran 注射剂： 0.5g，1g	静脉注射或静脉滴注：成年人，每次1g，2次/日，一般使用3日为限，若需继续使用一般不超过14日。重症者可增至4g/日，分2～4次静脉滴注	本品为广谱抗生素，对β内酰胺酶稳定，对铜绿假单胞菌、耐甲氧西林金黄色葡萄球菌、肺炎链球菌、流感杆菌、阴沟杆菌、葡萄球菌、链球菌、变形杆菌、消化性链球菌、大肠埃希菌、沙雷菌属、克雷伯菌、枸橼酸杆菌、假单胞菌、拟杆菌均有强力抗菌作用。临床用于敏感菌引起的呼吸系感染、泌尿系感染、败血症、腹腔、盆腔内化脓性炎症，也用于眼科和耳鼻喉科感染。 常见有药疹、发热和腹泻。少见过敏性休克、关节痛、淋巴结肿大等。罕见肾衰竭。还可出现尿素氮和肌酐升高，粒细胞和血小板减少、丙氨酸氨基转移酶升高、胆红素升高。肝肾功能严重损害者、糖尿病病人、心功能不全者，对青霉素过敏者慎用。

药名与剂量	用法与用量	临床应用与注意事项
氯碳头孢(罗拉碳头孢、罗纳卡比、洛拉头孢、洛拉卡比) Loracarbef 胶囊:0.2g 儿童混悬液:100mg/5ml,200mg/5ml	口服:成年人,每次0.2g,2次/日,最多可用到每次0.4g,2次/日。	本品对大多数革兰阳性菌均有活性,包括A组链球菌、肺炎球菌和对甲氧西林敏感的金黄色葡萄球菌均有活性。本品体外对流感杆菌、莫拉杆菌和大多数大肠埃希菌、肺炎杆菌、奇异变形杆菌、沙门菌和痢疾杆菌有效。临床用于敏感菌所致的呼吸道感染、泌尿系统感染及皮肤软组织感染等。 常见有腹泻,对青霉素过敏者对本品也可能过敏。

药名与剂量	用法与用量	临床应用与注意事项
头孢利司 Cefoselis Sulfate 针剂:0.5g, 1g	静脉滴注:成年人,每次0.5~2.0g,2次/日;儿童,每日40mg/kg,分2次给药。	本品抗菌谱较广,对β内酰胺酶有高度的稳定性。几乎完全未被代谢而排出体外。本品对金黄色葡萄球菌有很强的活性,其作用强度与头孢匹罗相似,对需氧革兰阳性菌类头孢匹罗强于头孢他啶、头孢哌酮、头孢唑肟;对革兰阴性菌优于头孢哌酮;对于铜绿假单胞菌优于头孢哌酮,类似于头孢匹罗,稍强于头孢他啶。临床用于敏感菌引起的呼吸、泌尿及消化系统感染。 常见有轻微皮疹、瘙痒和实验检查值异常。

二、青霉素类

药名与剂量	用法与用量	临床应用与注意事项
青霉素 G (苄青霉素) Penicillin 注射剂: 40 万 U, 80 万 U, 160 万 U	肌注:成人 80 万～320 万 U/日;儿童每日 3 万～5 万 U/kg。 静滴:对严重感染,成人 200 万～2000 万 U/日;儿童每日 20 万～40 万 U/kg,分 4～6 次给药。	本品用于敏感菌所致的呼吸道感染、脑膜炎、腹膜炎、丹毒、白喉、淋病、中耳炎、蜂窝织炎、疖、痈、气性坏疽等。 本品可引起变态反应,使用前应做过敏试验,过敏试验阳性者禁用。对神经系统有一定毒性,故不可用于鞘内注射。

药名与剂量	用法与用量	临床应用与注意事项
苯唑西林钠(苯唑青霉素) Oxacillin Sodium 注射剂:0.5g 片剂:0.25g	口服:成人0.5～1g/次,4次/日,宜空腹时服。 肌注或静注:成人1～1.5g/次,3～4次/日;儿童每日50～100mg/kg,分3～4次给药。严重肾功能不良者适当减量。	本品耐酸、耐酶,不易被青霉素酶破坏;抗菌谱与青霉素相似。临床用于耐药葡萄球菌和表皮葡萄球菌的周身感染,包括内脏和软组织等部位的感染,对中枢感染一般不适用。 使用前应做过敏试验,阳性者禁用。口服:可出现恶心、腹胀、腹泻,大剂量可出现神经系统反应。

药名与剂量	用法与用量	临床应用与注意事项
青霉素 V(苯氧甲基青霉素钾) Penicillin V 片剂:125mg,300mg,500mg	口服:成人 250～500mg/次,3～4 次/日;儿童 5 岁以下 125mg(20 万 U)/次,6～12 岁 250mg/次,3～4 次/日,饭后 1 小时服用。	本品为半合成青霉素,耐酸、不耐酶,口服吸收好。其抗菌谱与青霉素 G 相似。适用于革兰阳性菌引起的轻度感染,如扁桃体炎、咽炎、猩红热、气管炎、肺炎、疖痈、蜂窝织炎等。 本品毒性较低,少数患者有胃肠道反应,如烧灼感、恶心、呕吐、腹泻等。使用前应做过敏试验,阳性者禁用。

药名与剂量	用法与用量	临床应用与注意事项
萘夫西林钠(乙氧萘青霉素钠，新青霉素Ⅱ) Nafcillin Sodium 胶囊剂：0.25g 粉针剂：0.5g	空腹口服：成人0.5～1g/次，4次/日；儿童每日50～100mg/kg，分4次给药。 肌注或静注：成人4～6g/日，分4次给药。	本品主要用于产青霉素酶金黄色葡萄球菌感染性疾病，也可用于链球菌、肺炎球菌及葡萄球菌的感染等。 本品使用前应做过敏试验，阳性者禁用。偶有丙氨酸氨基转移酶升高现象，静脉注射可发生静脉炎，尤其是老年人，其他见新青霉素Ⅱ。

药名与剂量	用法与用量	临床应用与注意事项
氯唑西林钠(邻氯青霉素钠) Cloxacillin Sodium 粉针剂:0.5g 胶囊剂:0.25g	静滴:成人1～2g/次,3次/日;儿童每日50～100mg/kg,分4～5次给药。 肌注:成人0.5～1g/次,3～4次/日。口服剂量与肌注相同。	本品作用与苯唑西林钠相似,耐酸、耐青霉素酶。对产酶金黄色葡萄球菌及其他葡萄球菌有抗菌作用。适用于敏感菌所致的败血症、肺炎、心内膜炎、骨髓炎等。 本品与青霉素有交叉变态反应,用药前需做青霉素过敏试验,试验阳性者禁用。少数患者有轻度消化道反应或头昏等。

药名与剂量	用法与用量	临床应用与注意事项
氨苄西林(氨苄青霉素) Ampicillin 片(胶囊)剂: 0.25g 注射剂: 0.5g,1g	口服:成人0.5~1g/次,4次/日;儿童每日50~100mg/kg,分4次给药。 肌注:成人0.5~1g/次,4次/日。 静注:成人1~2g/次,2~4次/日;儿童每日100~150mg/kg,分次给药。	本品为半合成青霉素,耐酸、不耐酶;对大肠埃希菌、流感杆菌、沙门菌、志贺菌和变形杆菌作用较强,但对铜绿假单胞菌无效。临床多用于敏感菌所致的尿路感染、胆道感染、肠道感染及术后感染等。 本品与青霉素有交叉变态反应,用前需做青霉素过敏试验。少数患者有消化道反应。

药名与剂量	用法与用量	临床应用与注意事项
阿莫西林(羟氨苄青霉素) Amoxicillin 胶囊剂: 0.25g 颗粒剂: 125mg 口服混悬剂: 125mg/5ml	口服:成人0.5～1g/次,4次/日;儿童每日50～100mg/kg,分3～4次给药。	本品作用与氨苄西林相似,口服吸收好,临床主要用于敏感菌引起的呼吸道、胆道、尿道感染及伤寒等。对幽门螺杆菌转阴率达91%。 用药前应做过敏试验,青霉素过敏者禁用。有轻微消化道反应、皮疹,偶有丙氨酸氨基转移酶升高和白细胞下降等。

药名与剂量	用法与用量	临床应用与注意事项
匹氨西林(匹氨青霉素) Pondocillin 片剂:0.25g 胶囊剂:0.25g	口服:成人1.5～2g/日,分2～3次服(重症感染者3～4g/日,分3～4次服);儿童每日40～80mg/kg,分4次给药。	本品为氨苄西林的双酯化合物,抗菌作用与氨苄西林相似,其优点是耐酸而稳定性好,口服吸收完全。临床多用于尿路感染、呼吸道感染、皮肤感染等。 用前应做过敏试验,青霉素过敏者禁用。常有胃肠道反应、药疹、皮疹,偶有血清丙氨酸氨基转移酶升高等。

药名与剂量	用法与用量	临床应用与注意事项
磺苄西林(磺苄青霉素) Sulbenicillin 注射剂：1g(100万U)，2g(200万U)	肌注：成人4～8g/日；儿童每日50～150mg/kg，分2～4次给药。 静滴：成人4～8g/日(用于铜绿假单胞菌败血症，成人16～20g/日)；儿童可用到每日100～300mg/kg，分2～4次给药。	本品抗菌谱与羧苄西林相似，抗菌作用较强。此外，金黄色葡萄球菌对本品也较敏感。临床主要用于铜绿假单胞菌、肠杆埃希、变形杆菌引起的烧伤，呼吸道、泌尿道、胆道、软组织感染等。 用时应做过敏试验，青霉素过敏者禁用；肝、肾功能不全者慎用。大量应用时注意电解质紊乱。

药名与剂量	用法与用量	临床应用与注意事项
羧苄西林(羧苄青霉素) Carbenicillin 注射剂: 0.5g,1g	肌注:成人4~8g/日,分4次给药;儿童每日50~100mg/kg,分3~4次给药。用于严重感染,成人2~5g/次,3~4次/日;儿童每日100~300mg/kg,分3~4次给药。	本品主要用于铜绿假单胞菌及其他敏感细菌引起的感染,如尿路感染、肺部感染、胸腹腔感染、胆道感染及败血症等。 本品与青霉素有交叉变态反应,用前应做过敏试验,阳性者禁用。偶有丙氨酸氨基转移酶上升及皮疹,停药后,可逐渐恢复正常。

药名与剂量	用法与用量	临床应用与注意事项
呋布西林(呋苄青霉素) Furbucillin 注射剂:0.5g	静注、静滴:一般感染,成人4~8g/日,分4次给药;儿童每日50~100mg/kg,分3~4次给药,缓慢静注或快速静滴。用于严重感染,成人2~5g/次,3~4次/日;儿童每日100~400mg/kg,分3~4次给药。 应用时将本品溶于等渗氯化钠注射液50~100ml中静脉滴注,静滴时间控制在0.5~1小时滴完。	本品主要用于铜绿假单胞菌、大肠埃希菌、沙门菌属、志贺菌属、嗜血杆菌属及其他敏感菌所致的感染。 用药前应做过敏试验。局部刺激反应较强,且溶解度较小,故不宜肌注。常有消化道反应,口周、面部和四肢皮肤麻木感,严重时有肌颤等。肝肾功能不全者注意检查血常规。

药名与剂量	用法与用量	临床应用与注意事项
美西林(氮脒青霉素) Mecillinam 注射剂:0.5g	静注或肌注:成人每日1.2～2g,分4次给药,疗程7～10日;儿童每日30mg/kg,分2～3次给药。	本品对革兰阳性菌作用较弱,对革兰阴性菌作用较强。用于大肠埃希菌、克雷伯菌属、肠杆菌属、志贺菌属、沙门菌属等引起的泌尿道感染和败血症等。 临床用药前做过敏试验。可出现腹泻、恶心、眩晕、贫血、中性粒细胞减少、丙氨酸氨基转移酶升高,肾功能不全者慎用。

药名与剂量	用法与用量	临床应用与注意事项
匹美西林(氮脒青霉素双酯) Pivmecillinam 片剂:0.25g	口服:成人一般0.25g/次(严重感染可加倍),2次/日;伤寒患者,0.25g/次,4次/日,连用14日。	本品为美西林酯,在体内被酯酶所水解,释放出美西林而发挥作用。应用范围与美西林相同。 对青霉素类过敏或头孢菌素类过敏者禁用。可有胃肠道反应,荨麻疹瘙痒,皮疹等。

药名与剂量	用法与用量	临床应用与注意事项
阿帕西林钠（萘啶青霉素钠）Apalcillin Sodium 注射剂：1g	肌注、静注或静滴：成人和10岁以上儿童2～3g/日，最大剂量4g/日，分3次给药。	本品抗菌谱较氨苄西林和羧苄西林广。对革兰阳性菌、革兰阴性菌均有较高活性，对铜绿假单胞菌作用是羧苄西林的7～10倍，用于敏感菌所致呼吸道感染、尿路感染、胆道感染、妇科和手术感染。 用前应做青霉素过敏试验。可有皮疹、发热、腹泻、恶心等。

药名与剂量	用法与用量	临床应用与注意事项
阿洛西林(唑酮氨青霉素，咪氨西林，阿乐欣，苯咪唑青霉素) Azlocillin 注射剂:0.5g	静脉给药:成人2～5g/次,3次/日;1～2岁0.5g/次;2～6岁0.5～1g/次;6岁以上1～3g/次;体重3千克以上婴儿每日50mg/kg,分4次给药。	本品抗菌谱与羧苄西林相似。其特点是抗铜绿假单胞菌的作用是羧苄西林的8倍。临床主要用于治疗铜绿假单胞菌引起的下呼吸道、腹腔、胆道、尿路、妇科、皮肤和软组织感染。 用前应做青霉素过敏试验。不良反应及注意事项同哌拉西林钠。

药名与剂量	用法与用量	临床应用与注意事项
替卡西林（羧噻吩青霉素钠） Ticarcillin 注射剂： 1g,3g,6g	肌注：成人0.5～1g/次，4次/日。静注或静滴：8～12g/日，分2～3次给药，重症加倍；儿童每日200～300mg/kg，分次给药。婴幼儿每日225mg/kg，分次给药。	本品对革兰阳性菌作用较弱，对革兰阴性菌的作用是羧苄西林的数倍，而对铜绿假单胞菌的作用，是羧苄西林的2～4倍。临床主要用于敏感菌所致的败血症，呼吸道、胆道、腹腔感染有效，尤其对尿路感染疗效甚好。 用前要做青霉素过敏试验。偶有腹泻、恶心、眩晕、贫血、中性粒细胞减少等。

药名与剂量	用法与用量	临床应用与注意事项
酞氨西林(氨苄青霉素酞酯) Talampicillin 胶囊剂:0.25g	口服:成人1～2g/日;儿童每日25～50mg/kg,分3～4次给药。	本品进入体内后,释出氨苄西林而发挥抗菌作用。口服吸收良好,血药浓度高。用于呼吸系统、泌尿系统感染,化脓性中耳炎、疖肿等。 对青霉素过敏者禁用。可出现皮疹、腹泻、腹痛、胃部不适等。
依匹西林(环烯氨苄青霉素) Epicillin 胶囊剂:0.25g	口服:成人0.25～1g/次,4次/日,20kg以上儿童,0.25g/次,4次/日;20kg以下儿童每日50mg/kg,分4次给药。	本品抗菌谱与氨苄西林相似,对青霉素酶不太稳定。临床用于泌尿系统感染、软组织感染、淋病等,也可替代氯霉素治疗伤寒。 常见有皮疹、腹泻、瘙痒感、嗜睡、头痛等。偶有血尿素氮、丙氨酸氨基转移酶升高等。对青霉素过敏者禁用。

药名与剂量	用法与用量	临床应用与注意事项
环己西林(氨环烷青霉素)Ciclacillin 胶囊剂: 0.25g	口服:成人 0.25～0.5g/次,3 次/日。	本品抗菌谱较广,对青霉素酶稳定,对耐药金黄色葡萄球菌作用比氨苄西林强 2 倍。临床主要用于金黄色葡萄球菌、溶血性链球菌、大肠埃希菌及其他革兰阴性菌引起的感染。 对青霉素过敏者禁用。常见有胃肠道反应如恶心、呕吐,以及发热、荨麻疹、头痛、胃肠功能减退等。

药名与剂量	用法与用量	临床应用与注意事项
海他西林(缩酮氨苄青霉素) Hetacillin 胶囊剂： 0.125g,0.25g	口服：成人2～4g/日，分4次口服。	本品作用及临床应用同氨苄西林。 对青霉素过敏者禁用。常见有皮疹、胃肠道反应等。
氟氯西林(氟氯青霉素) Flucloxacillin 胶囊剂： 0.5g,1g	口服：成人0.25～0.5g/次，3～4次/日；儿童2岁以下50～100mg/次，2～10岁100～250mg/次，3～4次/日。	本品作用与氯唑西林钠相似，但较其强1倍。临床主要用于耐药金黄色葡萄球菌引起的感染，如尿路感染、创伤、脓肿、前列腺炎等。 用药前应做青霉素过敏试验。其他详见苯唑西林钠。

药名与剂量	用法与用量	临床应用与注意事项
哌拉西林(氧哌嗪青霉素) Piperacillin 注射剂:0.5g	肌注或静注:成人用于尿路感染,1g/次,4次/日;其他部位感染,4～12g/日,分3～4次给药。儿童每日100～150mg/kg,分4次给药。	本品对革兰阴性菌作用较羧苄西林和氨苄西林强,对肠球菌也有较好疗效。临床主要用于铜绿假单胞菌、大肠埃希菌及敏感菌所致的败血症,尿路、腹腔、胆道、皮肤软组织感染。 用前应做青霉素过敏试验。可有药物热、皮疹、白细胞减少、腹泻,偶致低钾血症。

药名与剂量	用法与用量	临床应用与注意事项
双氯西林(双氯青霉素) Dicloxacillin 片剂:0.25g 注射剂: 0.5g	口服:成人一般0.25~0.5g/次,4~6/日,对严重感染剂量可加倍,餐前1小时服;儿童每日30~60mg/kg,分4次给药。肌注或静注:成人2~6g/日;儿童每日50~100mg/kg,分4~5次肌注,或1次静注。	本品作用与氯唑青霉素相似而较强,是对耐青霉素的金黄色葡萄球菌作用最强的半合成青霉素。临床主要用于对青霉素耐药的葡萄球菌感染,包括败血症、心内膜炎、骨髓炎、呼吸道感染、创面感染等。 与青霉素有交叉过敏反应,用前做青霉素过敏试验。口服有胃肠道反应,如恶心、呕吐、腹胀、腹泻等。还可出现皮疹、药物热、天冬氨酸氨基转移酶升高等。偶有丙氨酸氨基转移酶升高。新生儿及肝功能严重损害者慎用。

药名与剂量	用法与用量	临床应用与注意事项
匹氨西林(匹氨青霉素) Pivampicillin 片剂:0.25g	口服:成人1.5～2g/日,分2～3次给药(重症感染患者3～4g/日,分3～4次给药);儿童每日40～80mg/kg,分4次给药。	本品为氨苄西林的双酯化合物,口服后耐酸。吸收完全,吸收后在血和组织中为酯酶所水解而发挥作用。应用范围与氨苄西林相同。多用于呼吸道、尿道、皮肤感染。 用药前须做青霉素皮试,青霉素过敏者禁用。常见胃肠道反应,还可出现药疹、皮疹等,偶有血清丙氨酸氨基转移酶升高。

药名与剂量	用法与用量	临床应用与注意事项
甲氧西林(美替西林) Meticillin 粉针剂:1g	肌注或静注:成人6～12g/日,分4～6次给药;儿童每日100～150mg/kg,分4～6次给药。	本品作用与青霉素相似,但耐青霉素酶,对产酶金黄色葡萄球菌有良好作用。临床主要用于耐酶葡萄球菌引起的各种感染。 用药前须做过敏试验,试验阳性者禁用。其他见青霉素。

药名与剂量	用法与用量	临床应用与注意事项
美洛西林(磺唑氨苄青霉素) Mezlocillin 粉针剂:1g,2g,3g,4g	肌注或静注:成人2～6g/日,严重感染者可增加至8～12g/日,分2～4次给药;儿童每日100～200mg/kg,严重感染每日可增至300mg/kg,分2～4次给药。	本品对铜绿假单胞菌、大肠埃希菌、肺炎杆菌、志贺菌、吲哚杆菌、变形杆菌、沙雷菌及大部分厌氧菌有效,抗菌活性较氨苄西林和羧苄西林强。对β-内酰胺酶稳定,可用于耐药菌株。临床用于敏感菌所致的呼吸道、泌尿道、消化道、妇科等感染;败血症、化脓性脑膜炎、腹膜炎、骨髓炎、皮肤及软组织感染等。 用前须做过敏试验,试验阳性者禁用。本品不良反应轻微,偶有皮疹、腹泻、恶心、呕吐等。

药名与剂量	用法与用量	临床应用与注意事项
美坦西林(甲烯氨苄青霉素) Metampicillin 胶囊剂:0.25g 粉针剂:0.5g	口服、肌注、静滴:成人2g/日,分2～4次给药。	本品耐酸,不耐酶,口服吸收良好,抗菌作用与氨苄西林相似,但较其弱。临床主要用于敏感菌所致的胆道感染等。其他见氨苄西林。 用前须做青霉素过敏试验,试验阳性者禁用。有轻度的胃肠道反应。其他见氨苄西林。

药名与剂量	用法与用量	临床应用与注意事项
卡非西林(羧苄西林苯酯) Carfecillin 片剂:0.5g	口服:成人2～4g/日,分3～4次给药;儿童(2～10岁)每日30～60mg/kg,分3～4次给药。	本品为半合成羧苄青霉素的苯酯,口服吸收完全,其抗菌作用与羧苄西林相同。临床用于治疗假单胞菌属、变形杆菌属等敏感菌所致的尿路感染有效。 用前须做过敏试验,试验阳性者禁用。常见有胃肠道反应,其他见羧苄西林。

药名与剂量	用法与用量	临床应用与注意事项
卡茚西林 Carindacillin 片剂:0.5g	口服:成人 2～4g/日,分 4 次给药。	本品为半合成羧苄西林的茚酯,耐酸,口服吸收完全,进入体内释放出羧苄西林而产生抗菌作用,其作用与羧苄西林相同。临床用于治疗铜绿假单胞菌、大肠埃希菌、变形杆菌属等敏感细菌所致尿路感染等。 用药前须做过敏试验,试验阳性者禁用。本品胃肠道反应较多。肾功能不全者禁用。

药名与剂量	用法与用量	临床应用与注意事项
阿度西林 Azidocillin 片剂:0.5g	口服:成人 1.5g/日,分 2～3 次给药。	本品对多数革兰阳性菌的作用与青霉素相似,而对链球菌的作用强于青霉素,亦比青霉素 V 强。临床用于敏感菌所致的呼吸道感染,蜂窝织炎、疖、痈、丹毒及软组织感染等。 一般须做过敏试验,对本品过敏者禁用。常见的不良反应有恶心、呕吐、腹痛、腹泻等胃肠道反应。

药名与剂量	用法与用量	临床应用与注意事项
非奈西林(苯氧乙青霉素)Pheneticillin 片剂:0.25g 胶囊剂: 0.25g, 0.5g	口服、肌注:成人1～2g/日,分4次给药;儿童(2～10岁),用成人的半量。	本品抗菌谱与青霉素V相似,但作用较差。临床用于溶血性链球菌,肺炎球菌等引起的扁桃体炎、咽峡炎、中耳炎、支气管炎等。 一般须做过敏试验,对本品过敏者禁用。常见有一些消化道反应。

药名与剂量	用法与用量	临床应用与注意事项
丙匹西林（苯氧丙青霉素）Propicillin 片剂：0.25g，0.5g	口服：成人0.5～1.5g/日，分次给药。	本品为半合成青霉素，对酸稳定、不耐酶，口服吸收完全。抗菌谱与青霉素相似，但作用较差。临床用于敏感菌所致的呼吸道感染及软组织感染。 用前须做青霉素过敏试验，过敏者禁用。常见有恶心、呕吐、腹泻等胃肠道反应，以及味觉异常、耳鸣等。

三、β-内酰胺酶抑制药

药名与剂量	用法与用量	临床应用与注意事项
舒巴坦(青霉烷砜钠,舒巴克坦) Sulbactam 注射剂: 0.5g,1g	肌注:氨苄西林和本品以 2∶1(效价)的比率联合应用,0.75g/次,2 次/日。 静注或静滴:1.5g/次,2～4 次/日,静滴时以 100ml 等渗氯化钠液溶解,0.5～1 小时滴完。	本品可抑制 β-内酰胺酶Ⅱ、Ⅲ、Ⅳ、Ⅴ等型对青霉素、头孢菌素类的破坏;与上品种合用可增其疗效。临床用于敏感菌所致的呼吸道、泌尿道、胆道、皮肤软组织、骨和关节等部位的感染及败血症等。 对青霉素过敏者禁用。其他见氨苄西林。

药名与剂量	用法与用量	临床应用与注意事项
舒他西林 Sultamicillin 片剂:375mg	口服:成人 375mg/次,2～4 次/日,饭前 1 小时或饭后 2 小时服用。	本品是氨苄西林和舒巴坦(1∶1 分子比)以甲烯基结合而形成的化合物。抗菌谱同氨苄西林。 对青霉素过敏者禁用。其他见氨苄西林。
克拉维酸(棒酸) Clavulanate Acid 片剂:125mg	口服:成人 125mg/次,2～3 次/日,严重感染可将剂量加倍,饭前空腹服。	本品有强力而广谱抑制 β-内酰胺酶的作用,对多种革兰阴性菌产生的酶都有效。临床多与青霉素类联用提高疗效。本品一般不单独使用。

药名与剂量	用法与用量	临床应用与注意事项
阿莫西林-克拉维酸(奥格门汀,安美汀) Amoxicillin Clavulanate 片剂:325mg(阿莫西林250mg、克拉维酸125mg),625mg(阿莫西林500mg、克拉维酸125mg)	口服:成人325～625mg/次,3次/日。	本品抗菌谱与阿莫西林同,但作用较其强。临床用于呼吸道感染,泌尿生殖器感染、淋病和软组织感染有效。 对青霉素过敏者禁用,其他同阿莫西林。有严重肾功能障碍者及孕妇慎用。

药名与剂量	用法与用量	临床应用与注意事项
替卡西林-克拉维酸(替门汀,泰门汀,替漫汀) Ticarcillin Clavulanate 粉针剂: 3.2g(含替卡西林 3.0g,克拉维酸 0.2g)	静注:成人 3.2g/次,3～4 次/日;儿童每日 80mg/kg,分 3～4 次给药。	本品是替卡西林与克拉维酸复合物,抗菌谱与替卡西林相同,但作用较替卡西林强。临床用于敏感菌所致的败血症、下呼吸道感染、泌尿系感染、骨和关节感染、皮肤和软组织感染等。 对青霉素过敏者禁用。孕妇、哺乳妇女、严重肝功能损害者慎用。

药名与剂量	用法与用量	临床应用与注意事项
舒巴坦钠-头孢哌酮钠(舒普深) Sulbactam sodium-Cefoperazone sodium 注射剂:每瓶含舒巴坦0.5g、头孢哌酮0.5g	肌注或静注:成人2~4g/日,分2次给药,严重感染8g/日,分2次给药。儿童每日40~80mg/kg,分2~4次给药,严重感染每日160mg/kg,分2~4次给药。	本品作用同头孢哌酮,但较头孢哌酮强。临床用于呼吸道和泌尿道感染、腹膜炎、胆囊炎、败血症、皮肤和软组织感染等。 对青霉素类、头孢菌素类过敏者禁用。曾报道有一过性嗜酸粒细胞增多、血小板减少、低凝血酶原血症、丙氨酸氨基转移酶升高等。

四、氨基糖苷类抗生素

药名与剂量	用法与用量	临床应用与注意事项
链霉素 Streptomycin 注射剂： 0.75g，1g	肌注：成人 0.75～1g/日，分 1～2 次给药，重症每日可至 2g，但不宜超过 1 周。40 岁以上需较长时间应用时以 0.75g/日为宜。儿童每日 15～30mg/kg，分 2 次给药。	本品主要用于结核杆菌感染，也用于布氏杆菌、土拉伦杆菌、鼠疫杆菌及部分需氧革兰阴性杆菌等。临床用于结核杆菌、革兰阴性菌所致的肺部、泌尿道、腹部等部位感染。 偶有变态反应，主要是过敏性休克；毒性反应常见耳毒性、肾毒性，多见于用量大、疗程长、肾功能不全者；孕妇应用可影响胎儿听神经，故忌用。严重肝、肾功能不全者慎用。 还可出现皮疹、发热、药物性肺炎、急性喉水肿等。

药名与剂量	用法与用量	临床应用与注意事项
卡那霉素 Kanamycin 注射剂： 0.5g	肌注或静滴：成人0.5～1g/日，分2～3次给药；儿童每日15～25mg/kg，分2次给药。	本品对耐药金黄色葡萄球菌有较强的活性。对沙门菌属、志贺菌属、大肠埃希菌、克雷伯菌、变形菌属、结核杆菌、淋病奈瑟菌等有较强的作用。临床用于敏感菌引起的严重感染，如败血症、心内膜炎、肺部感染、尿道感染等。 本品一般不作首选药物，单用治疗结核病易产生耐药性，疗程不超过10～14日。有耳毒性、肾毒性，与肌松药有协同作用，可出现过敏性皮疹、药物热。

药名与剂量	用法与用量	临床应用与注意事项
庆大霉素(正泰霉素) Gentamicin 注射剂: 4万U, 8万U 片剂:4万U	口服:成人8万~12万U/次,3~4次/日;儿童每日1万~1.5万U/kg,分3~4次给药。 肌注:成人8万U/次,2~3次/日;儿童每日3000~5000U/kg,分2~3次给药。 静滴:成人16万~24万U/日,分2~3次给药;儿童每日3000~5000U/kg,分2~3次给药。	本品为广谱抗生素,对多数革兰阴性菌及阳性菌均有抑菌和杀菌作用。对铜绿假单胞菌、产气杆菌、耐药金黄色葡萄球菌、沙门菌属、大肠埃希菌、变形杆菌都有效。临床用于敏感菌引起肠道、泌尿系、胆道、呼吸道感染。 常见有耳毒性,可致听力减退、耳鸣、眩晕;偶可引起血尿,神经毒性(如无力、麻木、针刺感等)。儿童、老年人、孕妇、肾功能障碍者慎用。

药名与剂量	用法与用量	临床应用与注意事项
庆大霉素胃内留滞型缓释剂（瑞贝克）Swibec 缓释片:40mg	口服：成人一般80mg/次，2次/日，早、晚饭后服用，疗程3～4周。治疗细菌性肠炎：成人80mg/次，2次/日；儿童每日3～5mg/kg，分2次给药，3～4日为1个疗程。服药后应多饮水，以利于药物释放。	本品为庆大霉素胃内留滞型缓释片，作用同庆大霉素，但作用时间较长，疗效明显。临床主要用于幽门螺杆菌引起的慢性胃炎、消化性溃疡及细菌性肠炎等。 不良反应、注意事项与庆大霉素相同。

药名与剂量	用法与用量	临床应用与注意事项
妥布霉素 Tobramycin 注射剂:80mg	肌注或静滴:成人每日3～5mg/kg,分2～3次给药,但每日总量不超过5mg/kg;1个疗程一般不超过7～10日。	本品抗菌谱与庆大霉素近似,但对铜绿假单胞菌作用较庆大霉素强3～5倍。临床主要用于铜绿假单胞菌感染,如烧伤、败血症等。对其他敏感的革兰阴性杆菌也可应用。与庆大霉素有交叉耐药性。 不良反应与注意事项见庆大霉素。肾功能不全者,应进行血药浓度监测。

药名与剂量	用法与用量	临床应用与注意事项
奈替米星(奈替霉素) Netilmicin 注射剂: 150mg	肌注:成人每日3~6.5mg/kg,分2~3次给药;新生儿(6周龄以内)每日4~6.5mg/kg,分2~3次给药;儿童每日5~8mg/kg,分2~3次给药。	本品抗菌谱与庆大霉素相似,其特点是对氨基糖苷乙酰转移酶AAC(3)稳定,对产酶的耐药菌株敏感。适应证与庆大霉素相似。 本品耳毒性较轻,偶可引起头痛、视物模糊、瘙痒、恶心、呕吐、丙氨酸氨基转移酶升高等。对本品过敏者禁用。肾功能不良者慎用。其他参见庆大霉素与链霉素。

药名与剂量	用法与用量	临床应用与注意事项
小诺米星（小诺霉素）Micronomicin 注射剂：30mg,60mg	肌注或静滴：用于泌尿道感染：120mg/次，2次/日，用于一般感染：60mg/次，2～3次/日；儿童每日3～4mg/kg，分2～3次给药。用药疗程不超过2周。	本品抗菌谱与庆大霉素相似，与其他氨基糖苷类抗生素有交叉耐药性，但较弱。其对酶较稳定，对耐药菌株有效。临床适应证与庆大霉素相似。 有耳毒性、肾毒性、神经肌肉阻滞、血常规变化、肝功能改变。个别病人可出现过敏性休克。

药名与剂量	用法与用量	临床应用与注意事项
大观霉素(淋必治) Spectinomycin 粉针剂:2g	肌注:成人取本品2g,用0.9%苯甲醇稀释液3.2ml,注入药瓶中,猛力振摇,使成混悬药液(约5ml),用粗针头将药注入臀外侧深部肌肉,一般只用1次即可。对播散型淋球菌感染,剂量为每12小时2g,连用3日。儿童每日40mg/kg,分2次给药。	本品主要对淋病奈瑟菌的感染疗效强,作用快。临床用于敏感菌所致的泌尿系感染,女性急性淋病性宫颈炎、直肠炎,以及与淋病患者接触者。 有局部疼痛、荨麻疹、眩晕、恶心、发热、寒战、失眠等。肾病患者、新生儿、孕妇禁用。不得静脉注射。

药名与剂量	用法与用量	临床应用与注意事项
核糖霉素(威他霉素) Ribostamycin 注射剂:0.5g	肌注:成人0.5～0.75g/次,2次/日;儿童每日20～40mg/kg,分2次给药。疗程一般不超过14日。	本品抗菌谱与卡那霉素相似,对金黄色葡萄球菌、链球菌属、肺炎杆菌、大肠埃希菌有效,但作用较弱,毒性较小,特别是耳毒性。临床用于呼吸道、尿路、胆囊、腹膜等感染。 不良反应与注意事项同卡那霉素。但毒性较轻,尤其是对听觉和肾毒性较小。其他有头痛、皮疹、麻木、耳鸣、血尿素氮和丙氨酸氨基转移酶升高等。

药名与剂量	用法与用量	临床应用与注意事项
西索米星（西梭霉素） Sisomicin 注射剂：75mg	肌注或静滴：成人每日 3～5mg/kg，分 3 次给药。	本品抗菌谱与庆大霉素相似，但对庆大霉素耐药的菌株也有效；对金黄色葡萄球菌有良好作用。临床用于敏感菌引起的局部感染、尿路感染等。 不良反应、注意事项与庆大霉素相似。
地贝卡星 Dibekacin 注射剂：100mg	肌注：成人 100～200mg/日，分 2 次给药，儿童每日 2～4mg/kg，分 2 次给药。	本品抗菌谱与庆大霉素相似，但作用较庆大霉素弱，对铜绿假单胞菌作用较强。 不良反应与注意事项同庆大霉素，但毒性较庆大霉素低。

药名与剂量	用法与用量	临床应用与注意事项
阿司米星(福提霉素) Astromicin 注射剂:0.2g	肌注:成人 400mg/日,分2次给药。	本品主要对革兰阴性杆菌有效,如沙雷杆菌、大肠埃希菌、变形杆菌、肺炎杆菌及金黄色葡萄球菌有强大的作用。临床用于敏感菌所致的支气管炎、肺炎、肾盂肾炎、膀胱炎、腹膜炎、中耳炎等。 不良反应与注意事项见庆大霉素,但本品毒性较小。有肝、肾功能不良者慎用。

药名与剂量	用法与用量	临床应用与注意事项
异帕米星(依克沙) Isepamicin 注射剂： 0.2g,0.4g	肌注或静滴：成人0.4g/日，分2次给药。静滴速度控制在0.5～1小时，可按年龄、体质和症状适当调整。	本品抗菌谱类似于庆大霉素，对一些耐庆大霉素的菌株也有抗菌作用。 临床用于敏感菌所致的支气管炎、肺炎、肾盂肾炎、膀胱炎、腹膜炎及败血症等。 不良反应与注意事项见庆大霉素。对孕妇、新生儿、儿童用药应十分慎重，一般不用。

续表

药名与剂量	用法与用量	临床应用与注意事项
阿米卡星(丁胺卡那霉素) Amikacin 注射剂:0.2g	肌注或静滴:成人每日15mg/kg,分2次给药,1日总量不超过1.5g;新生儿首次量10mg/kg,以后每日7.5mg/kg,分1~2次给药。一般以肌注为主。	本品抗菌谱类似庆大霉素,对肠杆菌科细菌、铜绿假单胞菌等各种革兰阴性杆菌、结核杆菌、淋球菌均有效。临床用于卡那霉素、庆大霉素耐药的菌株所致的尿路、下呼吸道、腹腔、软组织、骨和关节、生殖系统等部位的感染。 有耳毒性、肾毒性、神经肌肉接头阻滞、恶心、呕吐、药物热等不良反应。肾功能减退者、孕妇及儿童慎用或不用。

五、四环素类抗生素

药名与剂量	用法与用量	临床应用与注意事项
四环素 Tetracycline 片剂:0.25g 注射剂:0.5g	口服:成人 500mg/次,4次/日;8岁以上儿童每日 30～40mg/kg,分3～4次给药。 静滴:成人 1g/日,分2次,加入到5%葡萄糖液中,浓度约为0.1%。	本品为广谱抗生素,其抗菌谱包括革兰阳性和阴性菌,如草绿色链球菌、化脓性链球菌、肺炎球菌、大肠埃希菌、产气荚膜杆菌、布氏杆菌、立克次体、支原体、衣原体、放线菌等。临床用于呼吸道、尿路、皮肤及软组织感染等。 常有胃肠道反应,肝损害引起的丙氨酸氨基转移酶升高,四环素沉积于牙釉和骨骼中,过敏性皮炎、药物热、静脉炎等。孕妇、8岁以下儿童、授乳妇女禁用。肝、肾功能不全者慎用。

续表

药名与剂量	用法与用量	临床应用与注意事项
土霉素(氧四环素) Oxytetracycline 片剂:0.25g	口服:成人 0.5g/次,4 次/日,8 岁以上儿童每日 30～40mg/kg,分 3～4 次给药。	本品抗菌谱与四环素相同,但对肠道感染、阿米巴痢疾疗效略强于四环素。临床应用与四环素同,但多用于肠道感染。 不良反应与注意事项见四环素,但较四环素轻。偶可引起消化道溃疡或出血。

药名与剂量	用法与用量	临床应用与注意事项
米诺环素(二甲胺四环素) Minocycline 片剂:0.1g	口服:成人首次0.2g,以后0.1g/次,2次/日,或50mg/6小时。	本品抗菌谱与四环素相近。具有高效和长效作用,在四环素类中抗菌作用最强。临床应用见四环素。 孕妇、哺乳妇女、8岁以下儿童禁用。肝、肾功能不良者慎用。可引起前庭功能失调,但停药后可恢复。
胍甲环素(胍哌四环素) Guamecycline 片剂:0.1g	口服:成人0.2～0.3g/次,3～4次/日。	本品抗菌作用同四环素。本品在支气管、肺组织中的药物浓度最高。适用于支气管、肺组织的各种感染。 不良反应与注意事项同四环素。

药名与剂量	用法与用量	临床应用与注意事项
地美环素(去甲金霉素) Demeclocycline 片剂:0.2g	口服:成人 0.2g/次,4 次/日。	本品抗菌谱同四环素,但作用较四环素强,其特点是吸收较好,临床应用同四环素。 注意事项见四环素,此外多见光敏性皮炎。
美他环素(甲烯土霉素) Metacycline 片剂:0.1g	口服:成人 0.6～0.9g/日,分 3～4 次服。	本品抗菌谱同四环素,但作用较四环素强,应用同四环素。 注意事项同四环素。

药名与剂量	用法与用量	临床应用与注意事项
多西环素(强力霉素,脱氧土霉素) Doxycycline 片剂:50mg,0.1g	口服:成人首剂200mg,以后维持量100mg/次,1~2次/日;儿童(体重小于45kg)首剂4mg/kg,以后维持量每次2mg/kg,1~2次/日。	本品抗菌谱与四环素相似,作用较四环素和土霉素强。用于敏感菌所致的上呼吸道感染、急性扁桃体炎、慢性气管炎、尿路感染、胆道感染和菌痢等,也用于支原体感染等。 不良反应与四环素相似,但胃肠道反应较重。严重肝、肾功能不全者慎用。孕妇、哺乳妇女及8岁以下儿童禁用。

六、大环内酯类抗生素

药名与剂量	用法与用量	临床应用与注意事项
红霉素 Erythromycin 片剂:0.125g 注射剂:红霉素乳糖酸盐 250mg	口服:成人 0.3g/次,3~4 次/日;儿童每日 25~50mg/kg,分 3~4 次服。 静滴:成人每日 1~2g,分 3~4 次给药,最大剂量为 4g/日;儿童每日 20~30mg/kg,分 3 次给药。缓慢滴入。	本品抗菌谱与青霉素相似,对金黄色葡萄球菌、链球菌和革兰阳性杆菌均有较强的抗菌活性;对革兰阴性菌,如脑膜炎球菌、淋球菌、流感杆菌、百日咳杆菌、布鲁菌属及立克次体、支原体、衣原体属均有效。 临床用于敏感菌所致扁桃体炎、肺炎、猩红热、丹毒和耳鼻喉感染、上呼吸道感染、皮肤感染等。 常有消化道反应(腹泻、恶心、呕吐、胃绞痛),皮疹,药物热。静脉注射可引起血栓性静脉炎,肌注可引起疼痛等。本品可透过胎盘和进入母乳,孕妇、哺乳妇女忌用。肝、肾功能不良者慎用。

药名与剂量	用法与用量	临床应用与注意事项
依托红霉素(无味红霉素) Erythromycin Estolate 片剂、干糖浆剂:0.125g	口服:成人0.25～0.5g/次,3～4次/日;儿童每日20～30mg/kg,分4次给药。	本品系红霉素丙酸酯的十二烷基硫酸盐,能耐酸,不易被胃酸破坏。作用同红霉素,对胃肠刺激较小。 常有胃肠道反应,但较轻,其他同红霉素。
琥乙红霉素(利君沙) Erythromycin Ethylsuccinate 片剂:0.125g 颗粒剂:0.1g	口服:成人每日1～2g,分3～4次给药;儿童每日30～50mg/kg,分3～4次给药。	本品系红霉素的琥珀酸乙酯,可以酯的形式吸收,吸收总量较依托红霉素少,血药浓度较低。抗菌作用同红霉素。 注意事项见红霉素。

药名与剂量	用法与用量	临床应用与注意事项
红霉素硬脂酸酯 Erythromycin Stearate 片剂:0.05g 颗粒剂:50mg	口服:成人1～2g/日,分3～4次给药;儿童每日30～50mg/kg,分3～4次给药。	本品系红霉素硬脂酸盐并混过量的硬脂酸,在十二指肠中解离,发挥作用。作用与适应证同红霉素。 注意事项见红霉素,不良反应较轻。
麦迪霉素(米地加霉素) Midecamycin 片剂:0.1g,0.2g	口服:成人0.2～0.3g/次,3～4次/日;儿童每日20～30mg/kg,分3～4次给药。	本品抗菌谱与红霉素相似,但作用较红霉素差,细菌对本品不易产生耐药性,与红霉素有交叉耐药性。临床应用同红霉素。 肝功能不全者慎用,过敏者禁用。

药名与剂量	用法与用量	临床应用与注意事项
吉他霉素(白霉素) Kitasamycin 片剂:0.1g,0.2g 注射剂:0.2g	口服:成人 0.25～0.35g/次,4 次/日。 静滴:成人 0.2～0.4g/次,2 次/日。	本品抗菌谱与红霉素相似,对耐药金黄色葡萄球菌的作用较红霉素有效,本品胆汁排出的浓度较高。临床多用于胆道感染,其他同红霉素。 本品与红霉素有交叉耐药性,其他与红霉素相同。肝功能不全者禁用。

药名与剂量	用法与用量	临床应用与注意事项
乙酰螺旋霉素(醋酸螺旋霉素)Acetylspiramycin 片剂:0.1g,0.2g	口服:成人0.2～0.4g/次,3～4次/日;儿童每日20～30mg/kg,分3～4次给药。	本品抗菌谱与红霉素相似,但较红霉素弱,对一些耐药菌株,如对青霉素、链霉素、四环素耐药菌有效,对立克次体也有效。临床应用同红霉素。 常有腹泻、食欲减退、恶心、呕吐,其他参见红霉素。

药名与剂量	用法与用量	临床应用与注意事项
阿奇霉素(叠氮红霉素)Azithromycin 片剂:0.25g	口服:成人第1日0.5g,以后0.25g/日,5日为1个疗程;儿童每日10mg/kg,1次给药。	本品抗菌谱与红霉素相似,但抗菌谱广,对革兰阴性需氧和厌氧菌有较强的抗菌作用,尤其对流感嗜血杆菌、淋病奈瑟菌;对支原体、衣原体等亦有效。 常见有胃肠道反应,偶见中枢神经系统反应、丙氨酸氨基转移酶短暂升高、皮疹等。对本品过敏者禁用。孕妇、授乳期妇女慎用。严重肝功能不全者禁用。

药名与剂量	用法与用量	临床应用与注意事项
罗他霉素(罗卡达霉素) Rokitamycin 片剂:0.1g	口服:成人0.2g/次,3~4次/日。	本品作用机制、抗菌谱与红霉素相似,对革兰阳性菌、厌氧菌及支原体均有活性,对红霉素、竹桃霉素诱导型大环内酯耐药葡萄球菌亦有抗菌作用。临床用于呼吸道、皮肤和软组织感染,如扁桃体炎、气管炎、肺炎、中耳炎等。 常见胃肠道反应。对本品过敏者禁用。对肝功能不全者、孕妇、哺乳期妇女、早产儿、新生儿及儿童的用药安全性尚不清楚,一般不用。

药名与剂量	用法与用量	临床应用与注意事项
罗红霉素(罗力得) Roxithromycin 片剂:0.15g	口服:成人 0.15g/次,2 次/日;婴儿和儿童每日 2.5～5mg/kg,分 2 次给药。	本品为红霉素的衍生物,作用机制、抗菌谱与红霉素相似,但吸收较红霉素完全,作用时间较长。临床用于急性呼吸道感染、急性中耳炎、鼻窦炎、皮肤及软组织感染等。 本品耐药性较红霉素轻。主要有胃肠道反应,如恶心、腹痛、腹泻,罕见引起肝功能损害。肝功能不全者慎用。孕妇及哺乳期妇女不宜使用。

药名与剂量	用法与用量	临床应用与注意事项
克拉霉素(克拉仙,甲红霉素)Clarithromycin 片剂:0.25g,0.5g	口服:成人 0.25g/次,2 次/日,严重感染者 0.5g/次,2 次/日,疗程 7~14 日;12 岁以上儿童按成人量,12 岁以下儿童不应用此药。	本品抗菌谱与红霉素相似,其作用优于红霉素,对革兰阳性菌作用更强,对部分革兰阴性菌,部分厌氧菌、支原体、衣原体均有效。临床应用见红霉素。 常见有胃肠道反应。偶见眩晕、倦怠、丙氨酸氨基转移酶升高、皮疹等。孕妇及哺乳期妇女慎用。严重肝功能不全者、对本品过敏者禁用。

药名与剂量	用法与用量	临床应用与注意事项
罗沙米星(玫瑰霉素) Rosaramicin 片剂:0.25g	口服:成人0.25g/次,4次/日。	本品抗菌谱与红霉素相似,对葡萄球菌、链球菌、肺炎球菌等与红霉素作用相似,而对流感杆菌、脑膜炎球菌、厌氧菌作用强于红霉素,对军团菌亦作用强大。临床应用与红霉素同。 注意事项见红霉素。胃肠道反应,肝毒性较红霉素明显。
地红霉素 Dirithromycin 片剂: 0.25g,0.5g	口服:成人0.5g/日,1次给药。	本品抗菌谱与红霉素相似,对葡萄球菌等革兰阳性菌作用与红霉素类似,对百日咳杆菌作用强于红霉素。临床应用同红霉素。 注意事项见红霉素。

药名与剂量	用法与用量	临床应用与注意事项
交沙霉素(角沙霉素) Josamycin 片剂:100mg,200mg	口服:成人 800～1200mg/日,分 3～4 次给药;儿童每日 30mg/kg,分 3～4 次给药。空腹服用。	本品抗菌谱、作用机制与红霉素相似,对葡萄球菌、链球菌、肺炎球菌作用较强,对螺旋体、衣原体、立克次体也有较好作用。临床应用同红霉素。 注意事项同红霉素。
乙酰麦迪霉素(美欧卡霉素) Midecamycin acetate 肠溶片:0.2g	口服:成人 0.2g/次,3 次/日;儿童每日 20～40mg/kg,分 3～4 次给药。	本品为麦迪霉素的衍生物,对酶稳定,吸收好,持续时间较长,不良反应少。临床应用同麦迪霉素。 注意事项同麦迪霉素,但较轻。偶见胃肠道反应及皮疹等变态反应。

药名与剂量	用法与用量	临床应用与注意事项
螺旋霉素(罗华密新)Spiramycin 片剂:0.1g,0.2g	口服:成人,2～3g/日,分2～3次给药;儿童每日50mg/kg,分4次给药。	本品系多组分大环内酯类抗生素,作用机制、抗菌谱与红霉素相似,但作用较红霉素差一些。对青霉素、链霉素、四环素、氯霉素耐药的菌株也有效。临床主要用于敏感菌所致的呼吸道、皮肤、软组织、眼耳鼻咽喉感染。亦用于治疗军团病、严重弯曲杆菌感染、弓形虫病及衣原体所致非淋球菌尿道炎等。 常见有胃肠道反应。对本品过敏者及严重肝功能不全者禁用。孕妇、哺乳期妇女慎用。

七、多肽类抗生素

药名与剂量	用法与用量	临床应用与注意事项
万古霉素(凡可霉素) Vancomycin 注射剂:0.5g	静脉缓滴:成人1~2g/日,分2~4次给药;儿童每日20~40mg/kg,分2~4次给药。 口服:成人0.5~1g/日,最高剂量4g/日;儿童每日40mg/kg,分3~4次给药。	本品为窄谱抗生素,仅对革兰阳性菌有效,如对金黄色葡萄球菌和表皮葡萄球菌作用最有效,包括耐甲氧西林、耐头孢噻吩的菌株均有效。对耐甲氧西林金黄色葡萄球菌感染,万古霉素、去甲万古霉素仍是首选。临床用于敏感菌所致的严重感染,尤当其他抗生素无效或不能耐受时,本品为优选药物。例如,菌血症、心内膜炎、骨髓炎、肺炎、软组织感染等。 本品注射过快可引起"红颈"或"红人"综合征。有耳毒性、肾毒性,偶可发生皮疹、中性粒细胞缺乏、嗜酸粒细胞增多等,口服可有胃肠道反应,引起异味等。孕妇、新生儿、过敏者禁用。

药名与剂量	用法与用量	临床应用与注意事项
多黏菌素 B（多黏菌素乙） Polymyxin B 粉针剂:50mg	静滴:成人和儿童每日 1.5～2.5mg/kg,分 2～3 次给药。 肌注:成人和儿童每日 2.5～3mg/kg，分 4～6 次给药。	本品对革兰阴性菌有效,尤其是铜绿假单胞菌。对大肠埃希菌、肺炎杆菌、肠杆菌、沙门菌、志贺菌、嗜血杆菌等也有效。但对奈瑟菌、革兰阳性菌、多数厌氧菌及真菌无效。临床用于氨基糖苷类、头孢菌素类耐药的铜绿假单胞菌及其他敏感菌所致的菌血症、心内膜炎、肺炎、烧伤后感染等。 本品肾毒性与剂量相关。有神经毒性,如眩晕,共济失调。剂量较大时神经肌肉阻滞,可造成呼吸停顿等。尚有肝毒性,过敏性休克等。肾功能不全者应减量,孕妇慎用,应定期检查肾功能。

药名与剂量	用法与用量	临床应用与注意事项
多黏菌素 E（黏菌素，抗敌素）Polymyxin E 片剂：12.5 万 U 粉针剂：50 万 U	口服：成人 50 万～100 万 U/次，3～4 次/日；儿童每日 10 万～20 万 U/kg，分 4 次给药。 肌注或静滴：成人每日 100 万～150 万 U，分 2～3 次给药；儿童每日 1.5 万～2 万 U/kg，分 2～3 次给药。疗程一般不超过 7 日。	本品抗菌谱与多黏菌素 B 相似，对革兰阴性菌有效，如铜绿假单胞菌、大肠埃希菌、百日咳杆菌、沙门菌、痢疾杆菌等。本品与多黏菌素 B 有交叉耐药性。临床用于革兰阴性菌感染，特别是铜绿假单胞菌和大肠埃希菌所致的呼吸道感染、尿路感染、烧伤感染，胆道感染等。 毒性较多黏菌素 B 低，其他参看多黏菌素 B。

药名与剂量	用法与用量	临床应用与注意事项
杆菌肽(枯草菌肽) Bacitracin 粉针剂: 5 万 U 软膏: 500U/g	肌注:成人 1 万~2.5 万 U/次,3~4 次/日。 局部应用:软膏外涂,2~3 次/日。 滴耳剂:滴耳。	本品抗菌谱与青霉素相似,对革兰阳性菌和阴性球菌(如肺炎球菌、葡萄球菌、淋球菌、脑膜炎双球菌等)均有效。临床仅用于耐青霉素的严重葡萄球菌感染等。 对肾脏有强烈的毒性,可产生管型尿、蛋白尿及血尿等。另外,还有过敏、皮疹、恶心、呕吐等。

药名与剂量	用法与用量	临床应用与注意事项
恩拉霉素 Enramycin 注射剂: 100mg	肌注:成人第1日200mg,分1～4次给药,以后100mg/日,分1～2次给药;儿童每日5～10mg/kg,分2～4次给药。	本品对革兰阳性菌有效,包括金黄色葡萄球菌、炭疽杆菌、破伤风杆菌等有高效。临床用于呼吸道、尿路、肺炎、梅毒等感染。 有恶心、呕吐、胸部不适、药疹、药物热、肝及肾功能障碍等不良反应。
维吉霉素(威吉霉素) Virginiamycin 片剂:0.5g 软膏:0.5%	口服:成人0.5g/次,4次/日,维持剂量1g/日,分2次给药。 局部应用:0.5%软膏外涂。	本品主要对金黄色葡萄球菌、支原体及很多肠球菌敏感,对一些耐药菌株亦有效。临床用于慢性骨髓炎,特别是对耐药性金黄色葡萄球菌所致的感染,也用于泌尿系感染。 有恶心、呕吐等胃肠道反应。偶有变态反应及光敏感反应。

药名与剂量	用法与用量	临床应用与注意事项
替考拉宁(肽可霉素) Teicoplanin 片剂:0.2g 注射剂:0.2g	口服:成人 200mg/次,2～4 次/日。 肌注或静注:成人首次 400mg,以后 0.2～0.4g/日;严重感染者首日 6～12mg/kg,以后 6mg/kg;轻中度肾功能损害者 0.2～0.4g/1～2 日;严重损害者 0.2～0.4g/2～4 日。	本品结构与万古霉素相似,其作用也相似,但作用较万古霉素强,许多万古霉素耐药的菌株对本品敏感。临床应用见万古霉素。 本品不良反应较万古霉素轻,其他参见万古霉素。

药名与剂量	用法与用量	临床应用与注意事项
威吉霉素 Virginiamycin 片剂:0.5g	口服:成人,0.5g/次,4次/日,维持剂量1g/日,分2次给药。局部应用:0.5%软膏外涂。	本品为多肽类抗生素,对金黄色葡萄球菌、支原体及很多肠球菌敏感,对耐药菌株亦有效;用于慢性骨髓炎,特别是对耐药性金黄色葡萄球菌所致的感染有效;也可用于泌尿系感染等。 有恶心、呕吐、腹泻、胃痛等胃肠道反应。偶有变态反应及光敏感反应。

药名与剂量	用法与用量	临床应用与注意事项
原始霉素 Pristinamycin 片剂:0.5g	口服:成人0.5g/次,4～6g/日;儿童每日50～100mg/kg,分4～6次给药。	本品对溶血性链球菌、肺炎球菌、淋球菌、脑膜炎双球菌、流感杆菌等有效,但对酵母菌、真菌、原虫、病毒无效。临床主要用于多数耐药菌引起的感染。目前国内很少用。 主要不良反应有胃痛、恶心、呕吐、腹泻及舌炎,偶有变态反应及光敏反应等。

药名与剂量	用法与用量	临床应用与注意事项
夫西地酸(褐霉酸钠,梭链孢酸钠) Fusidic Acid 片剂:0.25g 注射剂:每瓶含夫西地酸二乙胺盐580mg(相当于夫西地酸钠500mg)	口服:成人0.5g/次,4g/日,严重感染加倍;儿童:1岁以下每日50mg/kg,分4次给药,1～5岁0.25g/日,5岁以上为成人量。 静脉给药:成人1.5g/日,分4次给药;儿童每日20mg/kg,分4次给药。每次滴注时间不少于2～4小时。	本品抗菌谱较窄,对葡萄球菌有较高活性,对产酶的金黄色葡萄球菌也有较好的抗菌作用。临床用于各种葡萄球菌感染,如皮肤感染、疖、痈、骨关节感染、肺炎、败血症、心内膜感染等。 本品不良反应较轻,常有胃部不适、腹泻,偶有皮疹,可见黄疸和肝功能变化。肝功能不良者禁用。

八、林可霉素类抗生素

药名与剂量	用法与用量	临床应用与注意事项
林可霉素(洁霉素) Lincomycin 片剂:0.25g,0.5g 注射剂:0.6g	口服:成人 0.5g/次,3～4 次/日;儿童每日 30～50mg/kg,分 3～4 次饭前或饭后 2 小时给药。 肌注或静滴:成人 0.6g/次,2～3 次/日;儿童每日 10～20mg/kg,分 2～3 次给药。	本品作用机制与红霉素相似,对革兰阳性菌有较好的作用,特别对金黄色葡萄球菌、厌氧菌、肺炎球菌、草绿色链球菌均有较强抗菌活性。临床主要用于肺炎、心内膜炎、脑膜炎、扁桃体炎、泌尿系感染等,特别对厌氧菌及金黄色葡萄球菌引起的骨髓炎等疾病有效。 常见有胃肠道反应(如恶心、厌食、呕吐、腹泻等)、假膜性肠炎、药物热、皮疹、眩晕、耳鸣,以及丙氨酸氨基转移酶升高、白细胞减少等。孕妇、哺乳期妇女、少儿、严重肝肾功能不全者慎用。

药名与剂量	用法与用量	临床应用与注意事项
克林霉素(氯洁霉素) Clindamycin 片剂:75mg,150mg 注射剂:150mg	口服:成人0.45～1.2g/日,分3～4次给药;儿童每日10～20mg/kg,分3～4次给药。 肌注或静滴:成人革兰阳性菌感染0.6～1.2g/日,分2～4次给药;厌氧菌感染1.2～2.4g/日,极严重者4.8g/日,分3～4次给药。儿童1月龄以上,重度感染每日15～25mg/kg,分3～4次给药。	本品抗菌谱与林可霉素相似,但作用较林可霉素强。本品对青霉素、四环素、红霉素、林可霉素耐药菌株有效。本品在骨组织中、胆汁中浓度较高。临床主要用于骨髓炎、胆囊炎、厌氧菌引起的感染等,还可用于呼吸系统感染、心内膜炎、中耳炎、败血症、丹毒、泌尿系感染等。 不良反应与注意事项见林可霉素。

九、酰胺醇类抗生素

药名与剂量	用法与用量	临床应用与注意事项
氯霉素(氯氨苯醇) Chloramphenicol 片剂:0.25g 注射剂:0.25g 滴眼剂:8ml/支	口服:成人1～2g/日;儿童每日25～50mg/kg,分4次给药。 静脉滴注:1～2g/日,分2～4次给药。	本品为广谱抗菌药,对革兰阴性菌的作用较革兰阳性菌强;对流感杆菌、脑膜炎球菌、百日咳杆菌作用比其他抗生素强,对立克次体(如斑疹伤寒)及沙眼病毒均有较好作用;对布氏杆菌、大肠埃希菌、产气杆菌、肺炎球菌、痢疾杆菌、霍乱弧菌等有效。临床主要用于伤寒、副伤寒和其他沙门菌感染,目前仍是这些病的首选药品。 本品能抑制骨髓造血功能,引起粒细胞及血小板减少,氯霉素所致的再障少见,但难逆转,常可致死亡。还有皮疹、药物热、急性肝坏死、神经系统反应等。其他有胃肠道反应。婴儿、孕妇、哺乳期妇女忌用。肝肾功能不良者慎用。

药名与剂量	用法与用量	临床应用与注意事项
棕榈氯霉素（无味氯霉素）Chloramphenicol Palmitate 片剂：每片88mg相当于氯霉素50mg，其余系棕榈酸	参见氯霉素	本品为氯霉素的棕榈酸酯，无苦味，适合于儿童口服，服后在肠内逐渐分解出氯霉素，故其作用较持久，用途与氯霉素相同，仅供口服。

第二章　合成抗菌药物

一、磺胺类抗菌药

药名与剂量	用法与用量	临床应用与注意事项
磺胺嘧啶 Sulfadiazine 片剂:0.5g 注射剂: 0.4g,1g	口服:成人 1g/次,2次/日,首剂加倍;儿童每日 30～60mg/kg,分2次给药,首剂加倍。 静滴:成人 4g/日,分2～4次给药;儿童每日100～200mg/kg,分2次给药。	本品对大多数革兰阳性菌及阴性菌均有抑制作用。用于敏感菌所致的呼吸道、消化道、皮肤等感染,是防治流行性脑脊髓膜炎的首选药物。 可引起肾损害、血尿、尿闭,甚至尿毒症。用药时应加服碳酸氢钠片,多饮水。并可引起变态反应、造血系统损害、恶心、头痛、呕吐。磺胺过敏者禁用,偶见溶血性贫血等。

药名与剂量	用法与用量	临床应用与注意事项
磺胺甲噁唑(新诺明) Sufamethoxazole(SMZ) 片剂:0.5g	口服:成人1g/次,2次/日,首次加倍;儿童首剂50～60mg/kg,以后2次/日,每次25～30mg/kg。	本品抗菌谱与磺胺嘧啶相似,但抗菌活性较强。对脑膜炎双球菌、伤寒杆菌有较好的抑制作用。临床应用见磺胺嘧啶。 不良反应与注意事项见磺胺嘧啶。
复方磺胺甲噁唑(复方新诺明) SMZ-TMP 每片含磺胺甲基异噁唑0.4g、甲氧苄胺嘧啶0.08g	口服:成人及12岁以上儿童1～2片/次,首次加倍,2次/日。	本品抗菌谱见SMZ,但作用较SMZ强。对金黄色葡萄球菌及革兰阴性杆菌(除铜绿假单胞菌)均有良好的抗菌作用。临床应用见SMZ。 其他见SMZ。

药名与剂量	用法与用量	临床应用与注意事项
柳氮磺吡啶(水杨酸偶氮磺胺吡啶) Sulfasalazine 片剂:0.25g	口服:成人开始为2～3g/日,以后渐增至4～6g,分3～4次给药,病情好转后减量为1.5g/日,直到症状消失。 灌肠:2g/日,混于生理盐水20～50ml中,保留灌肠。	本品是水杨酸与磺胺吡啶的偶氮化合物,进入体内释放出5-氨基水杨酸和磺胺吡啶,产生抗菌、消炎和免疫抑制作用。临床用于溃疡性结肠炎等。 长期服用可有胃肠道反应、药疹、药物热、白细胞减少等。服药期间应注意检查血常规。肝、肾功能不良者慎用。磺胺过敏者禁用。

二、喹诺酮类抗菌药

药名与剂量	用法与用量	临床应用与注意事项
萘啶酸 Nalidixic Acid 片剂:0.25g	口服:成人 0.5～1g/次,3 次/日。	本品对革兰阴性菌有效,如大肠埃希菌、痢疾杆菌、伤寒杆菌、变形杆菌等。用于尿路及肠道感染。 有恶心、呕吐、腹泻等不良反应,以及药疹、药物热、眩晕、视觉障碍等。肾功能障碍、儿童、孕妇及婴儿禁用。
吡哌酸(吡卜酸) Pipemidic Acid 片剂:0.25g	口服:成人 1.5～2g/日,分 3～4 次给药;儿童每日 15～30mg/kg,分 2～3 次给药。	本品作用与萘啶酸相似,但对铜绿假单胞菌、变形杆菌、大肠埃希菌的抗菌作用强。用于敏感菌所致的尿路、肠道、耳道等感染。 不良反应与注意事项见萘啶酸,变态反应者、儿童、幼儿慎用。

药名与剂量	用法与用量	临床应用与注意事项
诺氟沙星(氟哌酸) Norfloxacin 胶囊剂:0.1g	口服:成人0.1～0.2g/次,3～4次/日;重症增至0.4g/次,4次/日。	本品对革兰阴性菌和部分阳性菌有效,但活性较吡哌酸强。临床多用于大肠埃希菌、痢疾杆菌、铜绿假单胞菌感染。其特点是对尿路感染有高效。 本品有轻度胃肠道反应及头痛、皮疹等。对本品过敏者禁用。小儿、孕妇、严重肾功能不全者慎用。

续表

药名与剂量	用法与用量	临床应用与注意事项
氧氟沙星(氟嗪酸,泰利必妥) Ofloxacin 片剂:0.1g	口服:成人0.1～0.2g/次,2～3次/日。	本品抗菌谱广,对革兰阴性菌和阳性菌均有强大的抗菌作用;对厌氧菌、支原体也有良好的作用;对金黄色葡萄球菌、溶血性链球菌的作用强度是诺氟沙星的4倍。临床用于呼吸道、肺部感染,肾盂肾炎等泌尿系感染,胆道、耳鼻喉感染等。 常见不良反应和注意事项见诺氟沙星。孕妇、小儿不宜服用。

药名与剂量	用法与用量	临床应用与注意事项
依诺沙星(氟啶酸) Enoxacin 片剂:0.1g,0.2g	口服:成人0.3～0.6g/日,分3次给药。	本品抗菌谱和抗菌活性与诺氟沙星相似,但其活性是诺氟沙星的4～7倍。临床主要用于敏感菌引起的泌尿系、肠道、呼吸道、胆道、眼科、妇科等感染,以及肺炎、菌痢、伤寒。 注意事项见氧氟沙星。

药名与剂量	用法与用量	临床应用与注意事项
环丙沙星(环丙氟哌酸) Ciprofloxacin 片剂：0.1g，0.2g 注射剂：0.2g	口服：成人0.2～0.3g/次，2次/日，严重病症1g/日，分2次给药。 静滴：成人0.2g/次，2次/日，严重者可适当加量。	本品抗菌谱广，抗菌活性强于同类药物，对革兰阳性菌和阴性菌均有较强的作用。临床用于呼吸道、消化道、泌尿道及皮肤、眼、耳鼻咽喉感染，对淋病、败血症等均有作用。 常见有恶心、呕吐、头痛、失眠等；少数病人有焦虑不安、复视、白细胞减少等。对本品过敏者禁用。儿童、孕妇、哺乳期妇女慎用或忌用。

药名与剂量	用法与用量	临床应用与注意事项
培氟沙星(甲氟哌酸) Pefloxacin 片剂:0.2g 注射剂:0.4g	口服:成人首次0.8g,以后0.4g/次,2次/日。 静滴:用0.4g溶于5%葡萄糖液中,1小时滴完,早晚各1次。	本品抗菌谱与诺氟沙星相似,但本品吸收较好,生物利用度高于其他同类药物。临床用于尿路感染、呼吸道感染、肺炎、妇科感染、骨和关节感染、心内膜炎、皮肤和软组织感染等。 注意事项见诺氟沙星。孕妇、哺乳期妇女、婴幼儿禁用。

续表

药名与剂量	用法与用量	临床应用与注意事项
洛美沙星(罗氟哌酸)Lomefloxacin 片剂:0.1g	口服:成人0.3～0.6g/日,分3～4次给药。	本品对革兰阳性菌和阴性菌作用与氧氟沙星相似,但对厌氧菌作用不如氧氟沙星。临床用于败血症、脑膜炎、心内膜炎,以及泌尿道、呼吸道、妇科、肝胆、骨关节与皮肤软组织感染等。 有胃肠反应、过敏、皮疹、丙氨酸氨基转移酶升高、白细胞减少等。孕妇、新生儿、婴儿、儿童慎用或不用。

药名与剂量	用法与用量	临床应用与注意事项
托磺沙星(多氟啶酸) Tosulfloxacin 胶囊剂:0.15g	口服:成人 0.15～0.45g/日,分 2～4 次给药。	本品对革兰阳性菌抗菌作用优于氧氟沙星、环丙沙星,对厌氧菌的作用比环丙沙星强。临床应用同氧氟沙星。 注意事项见氧氟沙星。
芦氟沙星(卡力) Rufloxacin 片剂:0.2g	口服:成人首服 0.4g,然后 0.2g/日,1 次给药,疗程可根据感染严重程度、病情加以调节,一般 5～10 日。治疗慢性细菌性前列腺炎有较好的疗效,耐受性好。	本品对革兰阳性菌和阴性菌均有较强的作用,但对铜绿假单胞菌、多数厌氧菌作用较差;对葡萄球菌属、大肠埃希菌、克雷伯菌属、沙门菌属、变形杆菌属均有作用。临床应用见氧氟沙星。 注意事项见氧氟沙星。

药名与剂量	用法与用量	临床应用与注意事项
氟罗沙星(多氟哌酸) Fleroxacin 片剂:200mg 粉针剂: 500mg, 100mg	口服:用于急性膀胱炎、下尿道感染、淋病尿道炎,200～600mg/次,1次/日。 静注:100mg/日,1次用药。沙眼衣原体所致生殖系统感染,400mg/次,1～2次/日。	本品对包括铜绿假单胞菌在内的革兰阴性菌及革兰阳性菌中的金黄色葡萄球菌均有较强的作用;抗菌谱及抗菌活性与氟哌酸相当。临床主要用于敏感菌所致的急性膀胱炎、下尿道感染和淋病奈瑟菌性尿道炎等。 有恶心、呕吐、胃部不适,食欲缺乏等,但较轻微。还可出现头痛、失眠、软便、皮疹、瘙痒等。孕妇、儿童忌用。

药名与剂量	用法与用量	临床应用与注意事项
左氧氟沙星(可乐必妥) Levofloxacin 片剂:100mg	口服:成人 100mg/次,2～3 次/日;重症患者可用到 200mg/次,3 次/日。	本品对葡萄球菌、肺炎球菌、化脓性链球菌、溶血性链球菌、肠球菌属、大肠埃希菌、克雷伯杆菌属、沙雷菌、不动杆菌属、变形杆菌、铜绿假单胞菌、流感嗜血杆菌、淋球菌等的抗菌性是氟嗪酸的 2 倍。临床主要用于敏感菌所致的支气管炎、扁桃体炎、咽炎、肾盂肾炎、膀胱炎、前列腺炎、淋球菌性尿道炎、胆囊炎、附睾炎等,以及皮肤及软组织感染。 有胃肠道反应;偶有红斑、恶寒、呼吸困难、瘙痒、发热、咽喉痛、咳嗽等。肝、肾功能不全者慎用。孕妇、对本品有过敏史者禁用。儿童、婴儿、幼儿不用或慎用。

药名与剂量	用法与用量	临床应用与注意事项
施帕沙星(司氟沙星、帕氟沙星) Sparfloxacin 片剂:50mg,100mg	口服:成人100～300mg/日,分1～2次给药。	本品对革兰阳性菌及革兰阴性菌均有效,而对厌氧菌和支原体、衣原体也有效。临床用于葡萄球菌、化脓性链球菌、肺炎球菌、淋球菌、溶血性链球菌、大肠埃希菌、沙门菌、志贺菌、变形杆菌、沙雷菌、铜绿假单胞菌、衣原体引起的感染,如支气管炎、扁桃体炎、咽炎、肾盂肾炎、前列腺炎、胆囊炎、膀胱炎、菌痢、牙周炎、疖、毛囊炎、鼻窦炎、化脓性痤疮等。 有恶心、呕吐、腹胀、食欲缺乏、胃部不适等;偶有皮疹、头痛、失眠等。儿童、幼儿安全性尚未确定。肝、肾功能不全者慎用。

药名与剂量	用法与用量	临床应用与注意事项
司氟沙星 Sparfloxacin 片剂：50mg，100mg	口服：成人 100～300mg/日，分 1～2 次给药。	本品对革兰阳性菌及革兰阴性菌均有效，而对厌氧菌和支原体、衣原体也有效。临床用于葡萄球菌、化脓性链球菌、肺炎球菌、淋球菌、溶血性链球菌、大肠埃希菌、沙门菌、志贺菌、变形杆菌、沙雷菌、铜绿假单胞菌、流感杆菌、痤疮丙酸杆菌及拟杆菌属和衣原体引起的感染，如支气管炎、腭扁桃体炎、咽炎、肾盂肾炎、前列腺炎、胆囊炎、膀胱炎、菌痢、牙周炎、鼻窦炎等。 有恶心、呕吐、腹胀、胃部不适等。偶有皮疹、光敏症、瘙痒等。还可出现头痛、眩晕、失眠等。也可出现白细胞减少、血小板减少、嗜酸粒细胞增多、尿素氮及肌酐升高等。孕妇、哺乳期妇女，婴儿、幼儿及儿童安全性尚未确定，禁用。对本品过敏者禁用。肝、肾功能不全者慎用。

药名与剂量	用法与用量	临床应用与注意事项
格帕沙星(格雷沙星、格里沙星) Grepafloxacin 片剂:0.1g	口服:成年人,每次200～400mg,1～2/日。	本品对革兰阴性菌和革兰阳性菌具有抗菌作用。对肠球菌的抗菌作用与环丙沙星相似,对肺炎链球菌、流感嗜血杆菌、卡他性摩拉菌、克雷伯肺炎链球菌、肺炎衣原体、肺炎支原体体外活性优于环丙沙星,对肺炎链球菌的体外抗菌活性比环丙沙星强约4倍,对肺炎支原体比环丙沙星强约8倍。临床用于呼吸道、尿路、宫颈、前列腺等感染;对消化道感染、皮肤及软组织感染有效。 常见有恶心、腹泻、头痛、头晕及皮疹等,肝酶的短时间升高。

药名与剂量	用法与用量	临床应用与注意事项
吉米沙星 Gemifloxacin 片剂:320mg	口服:成年人,每次320mg,1次/日。	本品抗菌谱较广,临床主要用于慢性支气管炎、急性细菌性感染恶化和社区获得性肺炎。

药名与剂量	用法与用量	临床应用与注意事项
莫西沙星(拜复乐) Moxifloxacin 片剂:0.4g	口服:成年人,每次400mg,1次/日。	本品为超广谱抗菌药,其作用覆盖了全部呼吸道主要致病菌,最突出的是对肺炎链球菌有效,对耐青霉素和红霉素的菌株也有效。临床主要用于慢性支气管炎、社区获得性肺炎、急性细菌性鼻窦炎,以及皮肤和软组织感染等。 常见的不良反应有恶心、腹痛、头晕、其次可使Q-Tc平均延长6ms,为此,禁用于原有心电图Q-Tc延长的患者;也不能与可导致Q-Tc延长的药物合用。儿童和发育期青少年不建议使用本品。

药名与剂量	用法与用量	临床应用与注意事项
帕珠沙星 Pazufloxacin 注射剂:0.3g	静脉滴注:成年人,600～1200mg/日,分2次给药,滴注时间为30～60分钟。	本品临床用于革兰阳性菌和革兰阴性菌引起的感染,如慢性呼吸系统感染、前列腺炎、胆囊炎、子宫内膜炎、子宫颈炎和创伤及手术后感染。 常见的不良反应与氟喹诺酮类药物相似,有胃肠道反应,中枢神经系统反应,还有皮肤干燥、皮疹、肝酶升高等。对喹诺酮类过敏者禁用,孕妇及哺乳期妇女禁用。肾功能不良、中枢神经系统疾病、肝病患者慎用。

药名与剂量	用法与用量	临床应用与注意事项
那氟沙星(那的沙星、那地沙星) Nadifloxacin 软膏剂: 1%软膏	外用:临床用1%软膏涂患处。	本品属第3代喹诺酮类,是一种新型的DNA拓扑异构酶抑制药。抗菌谱广,对革兰阳性和革兰阴性菌及厌氧菌等均有效,不易产生耐药性,且对产β-内酰胺酶的细菌与耐甲氧西林金黄色葡萄球菌(MRSA)同样有效。对皮肤感染主要致病菌痤疮丙酸杆菌的MIC仅为0.78μg/ml。临床用其1%软膏治疗痤疮和毛囊炎,疗效高,不良反应少。

药名与剂量	用法与用量	临床应用与注意事项
巴洛沙星(巴罗沙星、奈唑沙星、贝罗沙星) Balofloxacin 片剂:100mg	口服:成年人,每100mg。2次/日。	本品为氟喹诺酮类抗菌药。对革兰阳性菌、革兰阴性菌及厌氧菌具有广谱抗菌活性,在体外对葡萄球菌和链球菌的抗菌活性大于环丙沙星和氧氟沙星,对耐环丙沙星司帕沙得的葡萄球菌的抗菌活性强于妥舒沙星。对肠杆菌科细菌和流感嗜血杆菌的抗菌活性则低于环丙沙星、妥舒沙得及司帕沙星等。对铜绿假单胞菌不敏感。此外,本品对支原体、衣原体有较好的抗菌活性。临床用于敏感菌引起的呼吸道感染、泌尿系感染、皮肤感染等。

药名与剂量	用法与用量	临床应用与注意事项
普卢沙星(普利沙星、普卢利沙星) Prulifloxacin 片剂:100mg	口服:消除 $t_{1/2}$ 长,分1次/日给药。	本品为喹诺酮类中第一个前体药物。口服后迅速被酯酶水解为具有活性的代谢产物乌利沙星(Ulifloxacin,NM394,DAN-394),具有广谱抗菌活性,其抗厌氧菌的活性与环丙沙星相同。临床用于敏感菌所致的急性呼吸道感染、肺炎、膀胱炎、前列腺炎、生殖器感染等。

三、硝基呋喃类抗菌药

药名与剂量	用法与用量	临床应用与注意事项
呋喃妥因(呋喃坦啶) Nitrofurantoin 片剂:0.1g	口服:成人 0.1g/次,3～4 次/日;儿童每日 5～7mg/kg,分 4 次给药。	本品对大多数革兰阳性菌和阴性菌有抗菌作用,是有效的尿路消毒剂,在酸性尿中作用增强,对大肠埃希菌、变形杆菌等引起的泌尿系感染较好。临床用于尿路感染,如膀胱炎、肾盂肾炎、前列腺炎等。 有恶心、呕吐、皮疹、头痛、溶血性贫血等;严重者可发生周围神经炎。

药名与剂量	用法与用量	临床应用与注意事项
呋喃唑酮(痢特灵) Furazolidone 片剂:0.1g	口服:成人 0.1g/次,3～4 次/日;儿童每日 5～10mg/kg,分 4 次给药。	本品抗菌谱与呋喃妥因相似,对沙门菌、志贺菌、链球菌、大肠埃希菌、痢疾杆菌作用较强,口服不易吸收。用于菌痢、肠炎、胃炎、胃溃疡及十二指肠溃疡等。 本品有恶心、呕吐、头痛、食欲缺乏,还可出现多发性神经炎。婴儿、60 岁以上老年人慎用。服药后小便可呈深黄色。

续表

药名与剂量	用法与用量	临床应用与注意事项
呋喃胍星 Guanofuracin 片剂:0.1g	口服:成人 0.1～0.2g/日,分 2 次给药。 灌肠:用 0.1%～0.3%溶液。	本品对革兰阳性菌、阴性菌均有效,对溶血性链球菌的作用是呋喃西林的 10 数倍,口服吸收较少。用于细菌性痢疾、消化不良、肠炎、肠内发酵症等。 常有恶心、呕吐等消化道反应。
呋喃羟甲三嗪(平菌痢) Dihydroxy-methlfura-trzine 片剂:0.25g	口服:成人 0.25g/次,4 次/日。	本品能抑制革兰阳性菌及阴性菌,作用比呋喃唑酮强 10～20 倍。临床用于耐药菌株引起的痢疾、膀胱炎、尿道炎、肾盂肾炎等。 常见恶心、呕吐等胃肠道反应。

四、硝基咪唑类抗菌药

药名与剂量	用法与用量	临床应用与注意事项
甲硝唑(甲硝基羟乙唑,灭滴灵) Metronidazol 片剂:0.2g 注射剂: 0.5g/100ml	口服:用于厌氧菌感染 0.2～0.4g/次,3 次/日,一般疗程 7 日;用于预防腹部或妇科手术感染,术前 1 日开始服,0.25～0.5g/次,3 次/日。 静滴:7.5mg/kg,每 6 小时 1 次;用于重症首次 15mg/kg,以后每 6 小时 7.5mg/kg,每次滴注 1 小时;用于治疗破伤风 2.5g/日,分次口服或静滴。	本品除了抗滴虫和抗阿米巴原虫之外,还可用于抗厌氧菌感染,如脆弱拟杆菌属、梭形杆菌、梭状芽孢杆菌属(破伤风杆菌)、消化球菌和消化链球菌等。临床用于治疗或预防上述厌氧菌引起的系统或局部感染,如腹腔、结肠手术、产科手术后感染,下呼吸道、皮肤及软组织、骨和关节感染,以及牙周炎、盆腔炎、败血症。治疗破伤风时常与破伤风抗毒素联用。 有胃肠道反应、白细胞减少、荨麻疹、排尿困难。肾功能不良者慎用。孕妇、哺乳期妇女、中枢神经系统疾病和血液病患者禁用。

药名与剂量	用法与用量	临床应用与注意事项
奥硝唑(氯醇硝唑,滴比露,硝氯丙唑) Ornidazole 片剂:0.5g 注射剂:0.5g	口服:成人每晚1.5g或早晚各0.5～1g,连服5～10日;1岁以下儿童为1/4成人量,1～6岁儿童为1/2成人量,7～12岁儿童为3/4成人量。 静滴:0.5～1g/次,2次/日。	本品是5-硝基咪唑的衍生物,作用类似甲硝唑。临床多用于阴道滴虫病,急、慢性阿米巴痢疾,阿米巴肝病。除寄生虫外,也用于厌氧菌引起的感染。 本品可引起头晕、头痛及胃肠道功能紊乱等。对本品过敏者禁用。妊娠早期慎用。

药名与剂量	用法与用量	临床应用与注意事项
尼莫唑(硝基吗啉咪唑,咪唑尼莫拉唑)Nimorazole 片剂:0.25g	口服:成人治疗阴道滴虫病,饭后服2g,或0.25g/次,2次/日,连服6日,夫妻同时治疗。急性坏死性溃疡性牙龈炎,0.5g/次,2次/日,连服2日。肠阿米巴病,每日20～40mg/kg,分2次给药,连服5～10日。	本品为5-硝基咪唑衍生物,作用与甲硝唑相类似,临床用于治疗细菌性阴道病、急性坏死性溃疡性牙龈炎、阴道滴虫病、阿米巴病、梨形鞭毛虫病有效。 不良反应与注意事项见甲硝唑。

续表

药名与剂量	用法与用量	临床应用与注意事项
替硝唑(砜硝唑) Tinidazole 片剂:0.5g 注射剂:0.4g	预防手术感染:术前12小时用药1次,口服2g,术后1次输入1.6g。 厌氧菌感染:口服:首日2g,以后1g/日,分1~2次给药;静滴:首次800mg,以后800~1600mg/日,1次或分2次给予。 非特异性阴道炎:口服,2g/次,1次/日。 急性溃疡性牙龈炎:口服,2g/次,1次/日。 泌尿生殖道毛滴虫病:口服,2g/次,1次/日,或150g/次,3次/日,共用5日。 肝阿米巴病:成人2g/次,1次/日,共用2~3日;肠阿米巴病儿童每次50~60mg/kg,1次/日,用药3日。	本品除了抗滴虫病、阿米巴原虫之外,对脆弱拟杆菌、黑色素拟杆菌、梭状芽孢杆菌属、消化球菌等均有疗效,而作用强于甲硝唑。主要用于腹腔内、盆腔内、肺部及手术创口的厌氧菌感染,非特异性阴道炎、急性溃疡性牙龈炎等;也用于泌尿生殖道滴虫病、阿米巴肝病、肠道阿米巴病等。 常见有胃肠道反应、变态反应、血管神经性水肿、白细胞减少、头痛等。有血液病及其病史者、有器质性神经系统疾病者、孕妇、哺乳期妇女禁用。

五、抗感染植物药制剂

药名与剂量	用法与用量	临床应用与注意事项
小檗碱（黄连素） Berberine 片剂：0.1g	口服：成人0.3～0.9g/次，3次/日；儿童每日5～10mg/kg，分3次给药，一般均首次加倍。	本品对肺炎球菌、链球菌、痢疾杆菌、大肠埃希菌、阿米巴原虫均有作用。临床主要用于胃肠炎、菌痢等。 一般不良反应少见。
合成鱼腥草素 片剂：30mg 注射剂：4mg	口服：成人60～120mg/次，3次/日。 肌注：成人8mg/次，2次/日。 静滴：成人8～16mg，加入10%葡萄糖液内，缓慢滴入。	本品能增强白细胞吞噬能力，提高抗病原体能力。临床用于金黄色葡萄球菌、流感杆菌、白色念珠菌等感染，以及用于慢性支气管炎、肺炎等。 不良反应少见。

药名与剂量	用法与用量	临床应用与注意事项
金莲花片 片剂： 每片含总黄酮 0.042g	口服：成人 3～4 片/次，3 次/日。	本品为中草药金莲花提取物，主要成分是黄酮类。临床主要用于上呼吸道感染、咽炎、扁桃体炎等。 不良反应少见。

药名与剂量	用法与用量	临床应用与注意事项
鞣酸小檗碱 Berberine Tannate 片剂:0.1g	口服:成人 0.3～0.9g/次;儿童 0.1～0.3g/次,3 次/日,首次可加倍。	本品作用与黄连素相同。在肠液中分解,产生游离的小檗碱和鞣酸,起抗菌和收敛作用。适用于痢疾杆菌、大肠埃希菌等引起的肠炎、痢疾。 不良反应少见。

药名与剂量	用法与用量	临床应用与注意事项
大蒜新素 胶囊剂：200mg 注射剂：30mg	口服：20～60mg/次，3次/日。 静滴：90～150mg/次，用5%或10%葡萄糖液1000ml稀释后缓缓滴注，4～5小时滴完。	本品对痢疾杆菌、伤寒杆菌、大肠埃希菌、百日咳杆菌、真菌、病毒、阿米巴原虫、阴道滴虫、蛲虫等均有抑制作用。临床适用于肺部和消化道的真菌感染，隐球菌性脑膜炎，急、慢性菌痢和肠炎，百日咳及肺结核。还有降低血胆固醇、三酰甘油和脂蛋白的作用。 不良反应少见。

药名与剂量	用法与用量	临床应用与注意事项
穿心莲 Herba Androg-raohieis 片剂:0.105g	口服:成人,4～6片/次,3～4次/日。	穿心莲内酯无直接抗菌作用。它对某些感染有效,可能是由于增强机体吞噬细胞的功能及有退热、消炎作用的缘故。 不良反应少见。
黄藤素 片剂:0.1g 注射剂:20mg	口服:成人0.2～0.4g/次,3次/日。 肌注:20～40mg/次,1～2次/日。	本品对多种革兰阳性和阴性菌有抑制作用,并有增强白细胞吞噬能力的作用。主要用于治疗上呼吸道感染、肠炎、痢疾、泌尿道感染及妇科炎症。 不良反应少见。

药名与剂量	用法与用量	临床应用与注意事项
鱼腥草素钠 Sodium Houttuy-bonate 片剂:30mg 注射剂:4mg	口服:成人 60～120mg/次,3 次/日。 肌注:成人 8mg/次,2 次/日。 静滴:成人 8～16mg,加入 10%葡萄糖液中,缓慢滴入。	本品能增强人体白细胞吞噬能力,因而可提高机体非特异性免疫力而抵御病原体的侵袭。临床用于金黄色葡萄球菌、流感杆菌、白色念珠菌等所致的慢性支气管炎、小儿肺炎及呼吸道炎症等。 不良反应少见。

第三章　抗结核病药物

药名与剂量	用法与用量	临床应用与注意事项
异烟肼(雷米封) Isoniazid 片剂:0.1g 注射剂:50mg	口服:成人0.1g/次,3次/日;儿童每日5～20mg/kg,分3次服。 静滴或静注:0.2～0.3g/次,加5%葡萄糖注射液10～20ml缓慢注射,或加入输液剂250～500ml中静滴,1次/日。	本品有较强抗结核分枝杆菌作用。临床主要用于各种类型肺结核的进展期、溶解播散期及吸收好转期;单用本品易产生耐药性,常与利福平、乙胺丁醇等合用。 长期应用,可出现肝功能损害,周围神经炎,四肢感觉异常,血液系统症状(如贫血、白细胞减少),失眠头痛,内分泌失调,胃肠道反应等。精神病及癫痫者忌用。孕妇慎用。

药名与剂量	用法与用量	临床应用与注意事项
异烟腙 Ftivazide 片剂:0.1g	口服:成人 0.3～0.5g/次,3 次/日。	本品作用同异烟肼,但毒性较小。疗效较其差。适应证同异烟肼。 注意事项见异烟肼,但较轻。
乙胺丁醇 Ethambutol 片剂:0.25g	口服:成人 0.25～0.5g/次,2 次/日,或每日 15mg/kg,顿服;儿童每日 15mg/kg,分 2 次给药。	本品对结核杆菌有较强的作用,但比异烟肼和利福平弱,其特点是与其他抗结核药无交叉耐药性,对异烟肼、利福平、链霉素耐药的菌株本品也有效。 有球后神经炎、胃肠道反应、粒细胞减少、周围神经炎、过敏性皮炎、黄疸。孕妇、肾功能障碍者慎用。糖尿病患者、婴幼儿禁用。

药名与剂量	用法与用量	临床应用与注意事项
氨硫脲(氨苯硫脲) Thioacetazone 片剂:25mg	口服:成人一般25mg/次,2～3次/日,8周为1个疗程,宜从小剂量开始用药。	本品一般用于对异烟肼等耐药的结核病人,与链霉素、异烟肼联用,能延缓或防止耐药性的出现。 常见恶心、呕吐、头痛、皮疹、关节痛、肝损害、水肿、溶血性贫血。肝肾疾病、糖尿病病人、贫血者、过敏者、孕妇、儿童均忌用。
安痨息 Aethoxid 片剂:0.25g	口服:成人0.25g/次,由每日1次开始逐渐增加至4次,4～6个月为1个疗程。	本品作用近似氨硫脲。临床用于治疗浸润型肺结核和慢性空洞型肺结核。 有恶心、呕吐、药物热、药疹、中毒性肝炎和白细胞减少等。

药名与剂量	用法与用量	临床应用与注意事项
吡嗪酰胺(异烟酰胺) Pyrazinamide 片剂:0.25g,0.5g	口服:成人每日 20~30mg/kg,分 2~3 次给药,疗程 2~3 个月,不宜超过 6 个月;短程化疗:每次 50mg/kg,2 次/周。	本品抗结核作用较弱,但比紫霉素、环丝氨酸等要强,用于对抗结核病耐药的复发病例多联合应用,单独应用易产生耐药。目前用于抗结核病的三联或四联强化期短化疗方案中。 本品毒性较大,常用有肝脏损害、胃肠道反应;偶有溃疡病发作、贫血、排尿困难、皮疹等。肝、肾功能不良者及 3 岁以下儿童禁用。治疗期间要密切监护。

药名与剂量	用法与用量	临床应用与注意事项
卷曲霉素(结核霉素) Capreomycin 粉针剂: 0.5g,1g,2g	肌注:成人 0.75～1g/日,分 2 次给药,一般先用 2～3 个月后,改为 1g/次,每周 2～3 次,疗程 1～2 年。	本品对结核杆菌的抑制作用弱于链霉素和利福平,强于卡那霉素和紫霉素。与异烟肼、对氨基水杨酸钠、乙胺丁醇等合用疗效较好。用于复治耐药的病例。 注意事项与链霉素相似,主要损害第 8 对脑神经。肝、肾功能不全慎用。孕妇、儿童、哺乳期妇女禁用。

药名与剂量	用法与用量	临床应用与注意事项
环丝氨酸(氧霉素) Cycloserine 片剂:0.25g	口服:成人0.5g/日,分2次给药;儿童首次5mg/kg,以后每日10mg/kg,分2次给药。	本品抗菌谱较广,但作用不强,较异烟肼、链霉素弱,一般与第一线抗结核药联用,由于毒性较大,仅用于其他药物治疗无效的病例。 本品毒性较大,主要是神经系统反应,如出现四肢麻木、震颤、兴奋、忧郁、精神失常等,应立即停药。精神病史和癫痫病史者忌用。孕妇禁用。

药名与剂量	用法与用量	临床应用与注意事项
丙硫异烟胺 Protionamide 肠溶衣片：0.1g	口服：成人每日10mg/kg，分3次给药。	本品作用较弱，常与其他抗结核药联合应用以增强疗效，避免产生耐药性。对渗出性及浸润性干酪病变疗效较好。 一般有胃肠道反应，少数有精神抑郁、末梢神经炎、丙氨酸氨基转移酶升高等。孕妇、哺乳期妇女、12岁以下儿童禁用。

药名与剂量	用法与用量	临床应用与注意事项
利福平(甲哌利福霉素) Rifampicin 片剂:0.1g,0.15g	口服:成人 0.45～0.6g 于早饭前顿服,疗程半年左右;1～12 岁儿童,每次 10mg/kg,2 次/日;新生儿每次 5mg/kg,2 次/日。	本品对细胞内、外结核菌都有强大的抑制杀灭作用。除用于各类型结核病外,也可用于耐药金黄色葡萄球菌、肺炎球菌、沙眼病毒、麻风杆菌感染等。 常有消化道反应,丙氨酸氨基转移酶升高,血细胞、血小板减少,蛋白尿,血尿,心律失常,神经症状(如头晕、嗜睡)。肝功能不良者,老年人、幼儿、嗜酒者慎用。妊娠 3 个月内孕妇禁用。注意检测肝功能。

药名与剂量	用法与用量	临床应用与注意事项
利福喷汀(环戊哌利福霉素) Rifapentine 片剂:0.15g	口服:成人0.6g/次,每周服用1次(其作用约相当于利福平600mg/次,1次/日)。必要时可按上量,每周2次,空腹服用,疗程6~9个月。	本品抗菌谱与利福平同,但抗结核杆菌作用比利福平强2~10倍。用于抗结核病;还用于其他抗结核药物不能耐受者。 本品可引起皮疹,白细胞总数下降,丙氨酸氨基转移酶值升高,胃肠道反应,失眠、头昏。肝功能不良者及孕妇禁用。与利福平有交叉耐药性。

药名与剂量	用法与用量	临床应用与注意事项
利福布汀(利福布丁) Rifabutin 胶囊剂: 0.15g	口服:成人一般0.15g/次,1次/日,使用6个月,慢性多种耐药性结核病为0.3～0.45g/日,1次/日;非结核性分枝杆菌疾病用0.45～0.6g/日,1次/日。	本品作用与利福平相似,但作用是利福平的6～7倍,特别适用于间断给药。同时还有预防艾滋病病人鸟结核分枝杆菌感染作用。临床用于结核病和鸟结核分枝杆菌感染。 常见有恶心、呕吐、丙氨酸氨基转移酶升高、黄疸、白细胞减少等。孕妇、儿童、老年人慎用。活动性结核病人禁用。

药名与剂量	用法与用量	临床应用与注意事项
利福定(异丁哌利福霉素)Rifandin 胶囊剂： 0.1g,0.15g	口服：成人0.15～0.2g/日，早晨空腹服，疗程6个月至1年；儿童每日3～4mg/kg，顿服，疗程6个月至1年。眼部可采用局部给药。	本品抗菌谱广，对结核杆菌、麻风杆菌的作用比利福平强，对金黄色葡萄球菌、大肠埃希菌和沙眼病毒等有较强抑制作用。临床用于抗肺结核、皮肤结核，也用于各型麻风病、急性结膜炎、病毒性角膜炎等。 本品不良反应较利福平轻，用药期间定期检查血常规和肝功能及尿常规。肾、肝功能不良者及孕妇慎用。

药名与剂量	用法与用量	临床应用与注意事项
对氨基水杨酸钠(对氨柳酸钠) Sodium Aminosalicylate 片剂:0.3g,0.5g	饭后口服:成人8～12g/日,分3～4次给药;间歇疗法用10～20g/日,分3～4次给药,每周用2日。	本品抗结核作用比异烟肼、链霉素都弱。一般与第一线抗结核药合用,能延缓对一线抗结核药物耐药性的产生。主要用于各种类型的活动性结核病。 可引起恶心、呕吐、腹泻等,严重者导致溃疡病和出血;长期服用可引起丙氨酸氨基转移酶升高,个别患者可因暴发性肝坏死而死亡,发现肝功能异常者应立即停药;还可能出现肾损害,产生蛋白尿。肝、肾功能障碍者慎用。

药名与剂量	用法与用量	临床应用与注意事项
利福霉素(利福霉素 SV,力复霉素) Rifamycin 针剂:125mg,250mg	肌注:成人 250～500mg/次,2～3/日。 静脉缓慢推注:500mg/次,2～3/日;儿童每日 10～30mg/kg,分 2～3 次给药。	本品对革兰阳性球菌及结核杆菌都有很强的抗菌作用,对耐药金黄色葡萄球菌的作用也比较强,但对革兰阴性菌的作用较差。用于不能口服的结核病人及革兰阳性球菌引起的胆道、呼吸道、泌尿道及其他部位的感染。 不良反应与利福平类似。其他有恶心、食欲缺乏、眩晕,偶见耳鸣及听力下降、过敏性皮疹等。慢性肝脏疾病及肝功能不全者慎用。

第四章　抗真菌药物

药名与剂量	用法与用量	临床应用与注意事项
两性霉素 B（节丝霉素 B） Amphotericin B 粉针剂：5mg，25mg，50mg	缓慢静滴：成人开始 1mg/日，每日或隔日 1 次，如无反应，以后逐渐增加，最高每次 1mg/kg，每日或隔日 1 次，总剂量 1.5～3g，疗程 1～3 个月。 鞘内注射：成人首剂 0.05～0.1mg，逐渐增至 0.5mg/次（浓度不超过 0.3mg/ml），2～3 次/周，总量约 15mg。	本品为抗深部真菌感染药。对大多数深部真菌均有效，如对隐球菌、球孢子菌、荚膜组织胞浆菌、念珠菌、芽生菌、孢子丝菌、毛霉曲菌等引起的内脏或全身感染。 本品毒性较大，不良反应较多。可有发热、寒战、头痛、食欲缺乏、恶心、呕吐等反应。还可出现肾损害、肝损害、心肌损害、周围神经炎等，或可出现白细胞下降、贫血、血小板减少等。滴注过快时可出现心率加快、室颤，用量过大引起低血钾等。静滴不得漏出血管外，否则会引起局部炎症。

药名与剂量	用法与用量	临床应用与注意事项
制霉菌素(制霉素) Nystatin 片剂:10万U,25万U 阴道栓剂:10万U/粒 阴道泡腾片:10万U/片	口服:成人每日200万～400万U;儿童每日5万～10万U/kg,分3～4次给药,疗程14日。 阴道用药:10万U/次,1～2次/日。	本品为广谱抗真菌药,作用同两性霉素B。对念珠菌、曲菌、粗球孢子菌、隐球菌、组织胞浆菌、皮炎芽生菌均有抑制作用,但对念珠菌作用最强。临床主要用于念珠菌引起的消化道、皮肤黏膜、口腔、阴道等感染。 可引起恶心、呕吐、腹泻;局部可引起过敏或接触性皮炎,一般不做深部真菌感染治疗。

药名与剂量	用法与用量	临床应用与注意事项
曲古霉素(发霉素) Hachimycin 片剂:5 万 U 栓剂:10 万 U/枚	口服:成人 20 万~40 万 U/日,分 4 次给药。 局部应用:软膏涂患处。 阴道应用:每次 1 枚,1 次/日,10 日为 1 个疗程。	本品作用机制与制霉菌素相似,但作用较其强。此外,对阴道滴虫、阿米巴原虫和梅毒螺旋体有效。临床用于消化道、阴道、皮肤黏膜等念珠菌感染,阴道滴虫、阿米巴痢疾等。 本品不良反应同制霉菌素,但较轻。常见有恶心、呕吐、食欲缺乏;阴道应用偶有白带增多;局部应用时有轻度刺激性。

药名与剂量	用法与用量	临床应用与注意事项
克念菌素 Candicidin 阴道片:5mg 气雾吸入剂: 0.05%～0.1% 冲洗剂:0.05% 滴眼液:0.25～0.5mg/ml	阴道片:1片/日,疗程为10日。 气雾剂:成人1～2ml/次,1～2次/日。 膀胱冲洗:用0.05%钠盐溶液,2～3次/日。 滴眼:1～4次/日。	本品对念珠菌作用较强,对隐球菌、孢子丝菌和曲霉菌也有效。临床用于念珠菌性阴道炎、呼吸道真菌感染、皮肤念珠菌感染、尿道真菌感染、角膜真菌感染。 外用不良反应少见。局部刺激轻微。一般不作内服。

药名与剂量	用法与用量	临床应用与注意事项
哈霉素(汉霉素) Hamycin 混悬剂: 0.25g (100ml)	口服:成人每日20~50mg/kg,分次服。 局部:用40万U/ml混悬液涂患处,1~2次/日。	本品抗霉作用较制霉菌素强,对曲霉菌、隐球菌、皮炎芽生菌、组织胞浆菌也具有抑制作用。临床主要用于念珠菌感染,对芽生菌感染疗效比两性霉素B强,对白色念珠菌感染比制霉菌素强,主要供局部应用。 可出现恶心、呕吐、腹泻、腹痛,菌群失调。对肾有一定毒性。

药名与剂量	用法与用量	临床应用与注意事项
氟康唑(大扶康) Fluconazol 胶囊剂: 50mg, 100mg 注射剂: 100mg	口服:成人口腔、咽等感染 50～100mg/日,分1～2次给药,疗程7～14日;系统真菌感染150mg/日,必要时可增至300mg/日,顿服;阴道念珠菌感染150mg,顿服。	本品为广谱抗真菌药,作用与酮康唑相近似,对阴道念珠菌和表皮真菌的作用是酮康唑的10～20倍,口服吸收良好。主要用于念珠菌病、隐球菌病等。 可出现恶心、腹痛、皮疹、头痛、头晕、失眠、丙氨酸氨基转移酶升高,偶见剥脱性皮炎。孕妇、哺乳期妇女,1岁以下儿童不用。肝、肾功能不良者慎用。

药名与剂量	用法与用量	临床应用与注意事项
酮康唑(里劳素) Ketoconazole 片剂:0.2g 阴道栓:0.2g	口服:成人 0.2～0.4g,顿服或分 2 次给药。儿童 20kg 以下者 50mg/日;20～40kg 者 100mg/日;40kg 以上者 200mg/日,分 2 次服。	本品对皮肤真菌、酵母菌、类球孢子菌等都有较好作用。用于治疗表皮和深部真菌病,如皮肤癣、甲癣、花斑癣、胃肠道酵母菌感染、白色念珠菌等引起的全身感染。 可出现胃肠道反应、皮疹、血小板减少、肝损害等。肝功能不全者慎用。孕妇、哺乳期妇女、急性肝病者禁用。

药名与剂量	用法与用量	临床应用与注意事项
益康唑(氯苯咪唑) Econazol 栓剂:150mg 霜剂:1%	栓剂:治疗念珠菌性阴道炎用栓剂,每晚1粒,连用3日。 霜剂:治疗皮肤癣外涂患处,每晚1次。	本品与咪康唑有相似的抗真菌活性。主要用于局部真菌感染,如体癣、股癣、手足癣、花斑癣等,还用于阴道念珠菌感染。 本品局部应用吸收不明显,但有部分病人局部使用有刺激症状。
噻康唑 Tioconazole 栓剂:100mg 霜剂:1%	栓剂:用于阴道真菌感染,尤其是念珠菌,栓剂100mg,每晚1次,连用3～6日。 霜剂:每日1次涂患处。	本品为抗真菌药,对表皮癣菌、白色念珠菌均有抗真菌活性。临床用于治疗阴道滴虫、皮肤真菌感染、甲癣等。 局部可出现灼烧感、痒感和红疹。

药名与剂量	用法与用量	临床应用与注意事项
咪康唑（霉康唑） Miconazole 注射剂：0.2g 片剂：0.25g 栓剂：0.1g	静脉给药：成人600～1200mg/日（溶于200ml以上5%葡萄糖液中），缓慢滴注，最高剂量不超过每日300mg/kg。 口服：成人1.5～3g/日，分3次给药。 阴道栓剂：每晚1次。	本品用于芽生菌病、隐球菌病、球孢子菌病、白色念珠菌病及组织胞浆菌病。肠道念珠菌病可口服，皮肤及阴道真菌感染可外用。 本品静注可引起寒战、高热、血栓性静脉炎，滴注过快可发生心律失常，甚至呼吸、心搏停止，变态反应，消化道反应等。孕妇及对本品过敏者禁用。一般1岁以下儿童不用。

药名与剂量	用法与用量	临床应用与注意事项
伊曲康唑(斯皮仁诺) Itraconazole 片剂:100mg 或胶囊: 200mg	口服:成人200～400mg/日,分1～2次给药。3个月为1个疗程;个别情况疗程可延长到6个月。	本品为广谱抗真菌药,对浅表、深部真菌病的病原菌均有作用。临床用于深部真菌引起的系统感染,如粗球孢子菌病、着色真菌病、孢子丝菌病、组织胞浆菌病、皮炎芽生菌病。 注意事项见酮康唑,但较其轻。肝功能不全者慎用。孕妇禁用。

药名与剂量	用法与用量	临床应用与注意事项
硫康唑 Sulconazole 霜剂:1%	外涂:2～3 次/日,适量涂于患处。	本品为广谱抗真菌药。用于足癣、股癣、体癣、婴儿真菌性红斑、念珠菌病及花斑糠疹等。 有局部灼热感、接触性皮炎等。对本品过敏者,明显糜烂部位忌用。孕妇、早产儿、新生儿慎用或不用。
特康唑 Terconazole 霜剂:0.4% 栓剂:80mg	外阴感染用霜剂外涂,1～2 次/日;阴道炎用栓剂,每日 1 次。	本品为新一代三唑类抗真菌药,抗菌谱广,对阴道及外阴念珠菌感染有效。临床主要用于妇女阴道念珠菌感染。 可出现过敏,发热等。

药名与剂量	用法与用量	临床应用与注意事项
奥莫康唑(双醚康唑) Omoconazole 霜剂:1%	外用:适量涂患处,1次/日,连续20日。	本品为新的抗真菌药。对酵母菌有很强作用,体外试验活性强于酮康唑,对革兰阴性细菌、毛发癣菌有效。用于各种皮肤癣菌病、体癣、股癣和念珠菌感染。
环吡酮胺(环匹罗司乙醇胺) Ciclopirox Olamine 霜剂、搽剂、乳剂:均为1%	外用涂患处:一般每日数次;治疗阴道念珠菌感染,每日1次。	本品为广谱抗真菌药,适用于甲癣、花斑糠疹、手足癣、体癣、股癣及阴道念珠菌感染等。 偶见局部刺激症状。

药名与剂量	用法与用量	临床应用与注意事项
克霉唑(三苯甲咪唑) Clotrimazole 霜剂、搽剂:1%～3%	外用:一般用1%～3%霜剂和搽剂。	本品抗菌谱广,主要对皮肤真菌有效,对白色念珠菌的作用比制霉菌素好。临床用于治疗足癣、体癣及耳道、阴道真菌病等。 本品毒性较大,基本不供口服。常见有局部皮炎等。
布康唑 Butoconazole 霜剂:2% 栓剂:100mg	外用:涂患处。阴道用,每晚1次,连续用3个晚上。	本品为广谱抗真菌药,局部用于治疗阴道念珠菌感染。局部应用可有轻微的烧灼和痒感。一般不供口服。

药名与剂量	用法与用量	临床应用与注意事项
制霉菌素(制真霉素) Nystatin 片剂:10 万 U,25 万 U 阴道片:10 万 U。 软膏剂(霜剂):每克 10 万 U。 栓剂:10 万 U/粒。 其他制剂:复方康纳乐(Kenacor)霜、复方曲安缩松栓、米可定阴道泡腾片	口服:成人每日 200 万～400 万 U,分 4 次给药;儿童,5 万～10 万 U/次,3～4 次/日。外用:混悬剂或软膏剂涂患处。	本品为广谱抗真菌药物,作用同两性霉素 B。对念珠菌、曲菌、粗球孢子菌、隐球菌、组织胞浆菌、皮炎芽生菌均有抑制作用,其中对念珠菌的抗菌活性最强。临床主要用于白色念珠菌感染,如消化道念珠菌病、鹅口疮、念珠菌性阴道炎、外阴炎等。 有可恶心、呕吐、腹泻等。局部应用引起接触性皮炎、白带增多等。本品对深部真菌无效。

药名与剂量	用法与用量	临床应用与注意事项
那他霉素(匹马霉素) Natamycin 肠溶衣片:5mg 阴道栓剂:25mg 混悬液:1% 霜剂:2%	治疗肠道念珠菌感染:成人每日最大剂量可至400mg(肠溶衣片),分次服;治疗口腔念珠菌感染:1%混悬液每次10滴(饭后)用于患处;治疗阴道念珠菌或滴虫感染:栓剂1次/日,每次1枚,疗程20日;治疗皮肤及指甲真菌感染:2%霜局部应用。	本品抗真菌作用同制霉菌素;对滴虫也有抑制作用。临床主要用于治疗肠道、口腔、阴道念珠菌感染和呼吸系统、眼、皮肤、指甲真菌感染及阴道滴虫感染。 不良反应参见抗真菌药。

药名与剂量	用法与用量	临床应用与注意事项
培西洛星(变曲霉素) Pecilocin	局部应用。	本品对隐球菌、表皮癣菌、皮炎芽生菌、小孢子菌和毛发癣菌等均有效。临床主要局部应用治疗各种癣菌感染。本品可发生局部刺激性,也有发生接触性皮炎的报道。
硝酸芬昔康唑 Fenticon-azole Nitrate 霜剂:2%	局部用2%的霜剂涂搽。	本品为咪唑类抗真菌药,对表皮癣菌和白色念珠菌有作用。临床主要用于治疗皮肤真菌感染和阴道念珠菌病。 局部可产生灼烧感和瘙痒等。

药名与剂量	用法与用量	临床应用与注意事项
硝酸异康唑 Isoconazole Nitrate 阴道栓剂：600mg 霜剂：1%	阴道念珠菌病，局部应用或阴道应用，600mg，1次/日。	本品为咪唑类广谱抗真菌药，对白色念珠菌、表皮癣菌及一些革兰阳性菌均有抑制作用。临床主要用于阴道真菌感染，尤其对阴道念珠菌有效。
盐酸地马唑 Dimazole Hydrochloride	局部应用。	本品为局部治疗各种皮肤真菌感染药，局部应用时可被吸收，不慎吸收后可产生幻觉，共济失调，震颤和抽搐等，故不宜用于真菌感染的急性期和化脓期，皮肤破损及大面积皮肤黏膜的局部应用。一般6岁以下儿童禁用。

药名与剂量	用法与用量	临床应用与注意事项
盐酸氯康唑 Cloconazole Hydrochloride	局部应用。	本品为咪唑类抗真菌局部用药，不可内服。临床主要用于表皮念珠菌感染、皮癣菌病和花斑癣等。孕妇、哺乳期妇女不宜使用。 注意事项同氟康唑。
沙潘康唑 Saperconazole	局部应用。	本品为三唑类抗真菌药物，适用于全身性真菌感染。孕妇和哺乳期妇女不宜使用。 注意事项见氟康唑。

药名与剂量	用法与用量	临床应用与注意事项
舍他康唑 Sertacon- azole	局部应用。	本品为咪唑类抗真菌药，对酵母菌、皮肤真菌、丝状真菌及革兰阳性菌均有广泛的抑菌作用。临床主要用于局部治疗浅表念珠菌感染、表皮癣菌感染和花斑癣。 注意事项和不良反应参见氟康唑。
来诺康唑 Lanoconazole	局部应用。	本品为咪唑类抗真菌药，对念珠菌及多种皮肤真菌有效，主要外用于局部治疗浅表真菌感染。其他见氟康唑。

药名与剂量	用法与用量	临床应用与注意事项
特比萘芬 Terbinafine 片剂:250mg	治疗皮肤真菌感染:口服,成人,250mg/次,1次/日,连用2～6周;局部应用1%霜剂,每日1次,连用1～2周;治疗甲癣:口服,成人250mg/日,连用6～12周。	本品为烯丙胺类广谱抗真菌药,对表皮癣菌、酵母菌、荚膜组织胞浆菌具有杀菌作用。其作用机制为抑制角鲨烯环氧化酶,阻断真菌细胞麦角甾醇的合成,破坏真菌细胞膜的生成,最终杀死或抑制真菌。临床用于甲癣和皮肤感染。 常有恶心、呕吐、腹泻、轻微腹痛等胃肠道反应,以及有皮疹、荨麻疹等;也有口味丧失和肝功能障碍的报道。肝、肾功能不良者慎用。

第五章　抗病毒药物

药名与剂量	用法与用量	临床应用与注意事项
阿昔洛韦(无环鸟苷) Aciclovir 片剂: 0.1g,0.2g 滴眼剂: 8mg/8ml 霜剂:10g:300mg 粉针剂:0.25g	口服:成人0.2g/次,5次/日(白天每4小时1次),5～10日为1个疗程。 静滴:成人5mg/kg,每8小时1次,连用7日;12岁以下儿童按250mg/m²给药,每8小时1次,连用7日。对乙型肝炎为1次滴注7.5mg/kg,2次/日,每次滴注时间为2小时,连续治疗10～30日。	本品为广谱高效抗病毒药,主要干扰病毒DNA聚合酶,抑制病毒DNA的复制。临床用于防治单纯疱疹病毒HSV1和HSV2的皮肤黏膜感染,还可用于治疗带状疱疹病毒感染和乙型肝炎等。 可出现皮疹、荨麻疹、胃肠道反应、胆红素和肝酶升高,头痛、血清肌酐与尿素氮升高等;个别人可出现神经系统反应。对本品过敏者、孕妇忌内服。肾功能不全者、小儿及哺乳期妇女慎用。服药期间多饮水。

药名与剂量	用法与用量	临床应用与注意事项
伐昔洛韦 Valaciclovir 片剂:0.3g	口服:成人 0.3g/次,2 次/日,饭前空腹服用。带状疱疹用药 10 日,单纯疱疹用药 7 日。	本品用于治疗水痘带状疱疹病毒及Ⅰ型、Ⅱ型单纯疱疹病毒的感染。其他作用见阿昔洛韦。 不良反应与注意事项见阿昔洛韦。
利巴韦林(三氮唑核苷) Ribavirin 片剂:100mg 注射剂:100mg 滴眼剂:0.1%	口服:成人 200mg/次,3~4 次/日。 肌注或静注:成人每日 10~15mg/kg,分 2 次给药,静滴要缓慢。 滴眼:3~4 次/日。	本品对疱疹病毒最敏感,也可治疗呼吸道感染,小儿腺病毒肺炎、急性甲型肝炎、疱疹、麻疹等。 可引起胆红素升高、贫血等,停药后可恢复。其他有头痛、腹部痉挛等。孕妇慎用。

药名与剂量	用法与用量	临床应用与注意事项
阿糖腺苷 Vidarabine 注射剂: 200mg	静滴:用于单纯疱疹病毒性脑炎,每日15mg/kg,按200mg药物,500ml液体(预热至35℃～40℃)的比率配液,缓缓滴注,疗程为10日;用于带状疱疹,每日10mg/kg,连用5日,用法同上。	本品有抗单纯疱疹病毒HSV1和HSV2作用。临床用于单纯疱疹病毒性脑炎、免疫缺陷病人的带状疱疹和水痘病毒感染。 本品有消化道反应,中枢系统反应,如震颤、眩晕、幻觉、共济失调、精神变态等;尚有丙氨酸氨基转移酶升高,白细胞减少等。肝、肾功能不良者慎用。孕妇、婴儿禁用。

续表

药名与剂量	用法与用量	临床应用与注意事项
地昔洛韦 Desciclovir 片剂:0.15g	口服:成人 150mg/次,3 次/日。	本品为阿昔洛韦的前体药物,水溶性较好,口服后在体内转化成阿昔洛韦而发挥作用。临床应用同阿昔洛韦。 不良反应与注意事项见阿昔洛韦。
泛昔洛韦(法昔洛韦) Famciclovir 片剂:0.25g	口服:成人治疗带状疱疹的推荐剂量:500mg/次,3 次/日,7 日为 1 个疗程;治疗生殖器疱疹推荐剂量:250mg/次,3 次/日,5 日为 1 个疗程(初发),或 125mg/次,2 次/日,5 日为 1 个疗程(复发)	本品为阿昔洛韦的改良产品。口服吸收好,有较好的耐受性。临床用于治疗急性带状疱疹、生殖器疱疹、乙型肝炎等。 常引起头痛、恶心、腹泻等,其他见阿昔洛韦。

药名与剂量	用法与用量	临床应用与注意事项
更昔洛韦 Ganciclovir 粉针剂:0.5g	静脉滴注:成人每次5mg/kg,1次/12小时,静滴时间少于1小时,疗程2~3周。	本品为阿昔洛韦同系物,有较强的抗巨细胞病毒活性,在细胞内的浓度是阿昔洛韦的10倍。临床用于艾滋病(AIDS)患者及其他免疫缺陷患者合并CMV所致的视网膜炎。对AIDS患者CMV性肺炎、结肠炎、食管炎有效。 常见有贫血、胃肠功能紊乱、血小板减少、中性粒细胞减少、皮疹、发热、肾损害等。

药名与剂量	用法与用量	临床应用与注意事项
碘苷(疱疹净) Idoxuridine 滴眼剂:0.1% 眼膏:0.5%	滴眼用0.1%滴眼剂和0.5%眼药膏,疗程2~3周。	本品对各种DNA病毒均有作用,如单纯性疱疹病毒、痘病毒有抑制作用。因本品毒性较大,限于局部应用。多用于单纯疱疹性角膜炎、结膜炎及口角炎等。 偶有刺痛、痒、水肿等。
曲氟尿苷(三氟尿苷) Trifluridine 滴眼剂:1%	滴眼:1次/2~3小时,待病情好转后改为4小时1次,使用时间不超过3周。	本品作用与碘苷相似,对单纯疱疹病毒作用最强,对腺病毒、牛痘病毒、巨细胞病毒、带状疱疹病毒有效,对阿昔洛韦耐药的疱疹病毒有效。临床用于单纯疱疹性角膜炎、结膜炎等眼病。 注意事项见碘苷。

药名与剂量	用法与用量	临床应用与注意事项
齐多夫定 (叠氮胸苷) Zidovudine 胶囊剂: 0.1g,0.25g	口服:成人常用量200mg/次,6次/日;无症状病人100mg/次,疗程6周以上。	本品能使T4细胞增加,抑制人类免疫缺陷病毒(HIV)的复制,但不能杀死HIV。用于治疗艾滋病,也可用于成人HIV感染。 本品有抑制骨髓细胞的作用,应定期检查血常规(2周1次),如发现严重贫血应停药。肝、肾功能不良者,孕妇和哺乳妇女禁用。

药名与剂量	用法与用量	临床应用与注意事项
聚肌胞(聚肌苷酸) Polyinosine-Polycytidylic Acid 注射剂:2mg	肌注:成人1～2mg/次,隔日1次。 局部外用:每日数次。	本品为一种干扰素诱导剂,有广谱抗病毒作用。临床用于慢性病毒性肝炎、单纯疱疹、带状疱疹、扁平疣等。

药名与剂量	用法与用量	临床应用与注意事项
金刚烷胺(三环癸胺) Amantadine 片剂:0.1g	口服:0.1～0.2g/次,2次/日,一般5日为1个疗程。	本品对甲型流感病毒有效,可阻止病毒进入人体细胞;对亚洲甲型流感病毒感染有明显的退热作用。用于预防及治疗甲型流感等。 可有过度激动、震颤、言语不清、运动失调、抑郁、嗜睡、眩晕、尿潴留、直立性低血压等。哺乳期妇女慎用。孕妇禁用。

药名与剂量	用法与用量	临床应用与注意事项
金刚乙胺（α-甲基金刚烷乙胺） Rimantadine 片剂：100mg	口服：成人 0.1～0.15g/次，2 次/日。	本品作用与金刚烷胺相似，但疗效较好，毒性也较低。主要用于亚洲甲-Ⅱ型流感的预防。 注意事项见金刚烷胺，但其反应较轻。

药名与剂量	用法与用量	临床应用与注意事项
吗啉胍(吗啉双胍) Moroxydine 片剂:0.1g	口服:成人 0.2g/次,3～4 次/日。	本品对流感病毒、副流感病毒、鼻病毒、冠状病毒、腺病毒等有抑制作用,对游离病毒颗粒无直接作用。临床用于病毒引起的上呼吸道感染及流感,腺病毒引起的咽喉炎、结膜炎、带状疱疹、青年性扁平疣等。 可引起出汗、食欲缺乏、干扰颜色视觉等。

药名与剂量	用法与用量	临床应用与注意事项
喷昔洛韦 Penciclovir 软膏剂:1%	本品多为外用。治疗唇部疱疹,每2小时涂抹1次,持续用4日。	本品对抗HSV-Ⅰ和水痘带状疱疹病毒(VIV)的效力与阿昔洛韦相似;对乙型肝炎病毒(HBV)有抑制作用。临床主要用于治疗带状疱疹感染和乙型肝炎。 注意事项参见阿昔洛韦。
酞丁安(增光素) Taidingan 滴眼剂:0.1% 眼膏:0.1%	滴眼:3～6次/日。 涂眼:3～4次/日。	本品为缩氨硫脲类抗病毒药。对沙眼衣原体HSV-1和HSV-2有较强抑制作用。主要用于治疗各型沙眼,也用于病毒性角膜炎、带状疱疹、尖锐湿疣、扁平疣等。 不良反应少见。

药名与剂量	用法与用量	临床应用与注意事项
羟苄唑 Hydrobenzole 滴眼剂:0.1% 眼膏:0.1%	用滴眼剂或眼膏,1～2次/小时。	本品有抑制病毒感染细胞的RNA聚合酶作用。用于流行性出血性结膜炎。
三氟尿苷(曲氟尿苷) Trifluridine 滴眼剂:1%	滴眼:每2小时1次,初见效后减为每6小时1次,维持7日。	本品对单纯疱疹病毒的Ⅰ型和Ⅱ型,水痘带状疱疹病毒及人类白细胞病毒有效。主要用于疱疹性角膜炎、结膜炎。 有局部刺激和烧灼感、眼睑水肿等,停药可消退。

药名与剂量	用法与用量	临床应用与注意事项
膦甲酸钠(羧基膦甲酸钠) Foscarnet Sodium 注射剂： 25mg/ml (500ml/瓶)	静滴：用于获得性免疫缺陷综合征患有巨细胞病毒视网膜炎，每8小时 60mg/kg，连用14～21天。	为合成的抗病毒药，其同系物膦乙酸钠和膦丙酸钠均具有抗病毒活性，以本品为最强，能抑制疱疹病毒DNA聚合酶，对人体疱疹病毒Ⅰ型有抑制作用。现主要外用于疱疹病毒的皮肤、黏膜感染，也可用于并发鼻炎、肺炎、乙型肝炎、结肠炎或艾滋病患者。 口服或静滴，可有肾毒性、急性肾小管损坏和急性肾衰竭等。外用无毒性和刺激性。

药名与剂量	用法与用量	临床应用与注意事项
去羟肌苷（地丹诺辛） Didanosine 片剂： 25mg， 50mg， 100mg， 150mg	口服：成人 200mg/次，2 次/日，饭前 1 小时或饭后 2 小时给药。	本品为嘌呤核苷类似物，在体外有对抗 HIV-1 和 HIV-2 的活性，对齐多夫定耐药的病毒也有效，其作用机制与齐多夫定相似，是第二个反转录酶抑制药。临床主要用于对齐多夫定耐药或病人健康明显恶化的成人和儿童的晚期 HIV 感染。 可有骨髓抑制和对淋巴细胞的毒性作用、外周神经炎、腹泻等症状。

药名与剂量	用法与用量	临床应用与注意事项
扎西他滨 Zalcitabine 片剂： 0.375mg， 0.75mg	口服：推荐剂量为0.75mg/次，3次/日。	本品为胞嘧啶核苷类似物，有对抗HIV-1和HIV-2的活性，包括对齐多夫定耐药的病毒。对外周血液单核细胞的效力类似齐多夫定，而对单核细胞和静止的细胞很有效。临床主要用于对齐多夫定无疗效的艾滋病病人的治疗；或与齐多夫定合用治疗晚期HIV感染。 有依赖性的外周神经病、口炎和皮疹。

药名与剂量	用法与用量	临床应用与注意事项
拉米夫定(雷米夫定) Lamivudine 片剂:150mg	口服:成人和青年人(12～16岁)的剂量为,150mg/次,2次/日,与齐多夫定合用。对于体重不足50kg的成年人每次4mg/kg,2次/日,直到最高剂量为150mg,2次/日,要与齐多夫定联合应用。	本品是扎西他滨的硫取代物,反转录酶抑制药。临床主要用于艾滋病患者病情好转的情况下与齐多夫定联合应用对艾滋病进行治疗。本品耐受性好,随着剂量的增加不良反应未见增大。也可用于乙型肝炎的治疗。 主要有胃肠道反应,如恶心、呕吐、厌食;神经系统反应,如神经痛、麻木、失眠、头痛、困倦、发热、畏寒,以及鼻塞、咳嗽、骨骼肌痛及粒细胞减少等。

药名与剂量	用法与用量	临床应用与注意事项
司坦夫定（司他夫定）Stavudine 胶囊：15mg，20mg，30mg，40mg	60kg 以上者为 40mg/次，2 次/日；60kg 以下者为 30mg/次，2 次/日。如果出现周围神经症状，停用后可完全恢复，应降低剂量恢复治疗，体重 60kg 以上者为 20mg/次，2 次/日；60kg 以下者为 15mg/次，2 次/日。	本品为胸腺嘧啶脱氧核苷类似物，对抗 HIV-1 的活性与齐多夫定相似。对齐多夫定耐药的 HIV-1 对本品敏感。临床主要用于不能耐受齐多夫定或二脱氧肌苷的晚期艾滋病病毒感染者，以及已经接受齐多夫定治疗的艾滋病病人和已出现症状或免疫抑制明显的 3 个月至 12 岁的 HIV 感染儿童和婴幼儿。 可出现神经炎症状，如麻木、震颤、手足疼痛、胰腺炎等。孕妇、哺乳期妇女慎用。肾功能不良者应减量。

第六章　抗寄生虫病药物

一、抗疟药

药名与剂量	用法与用量	临床应用与注意事项
氯喹 Chloroquine 片剂:0.25g(含氯喹盐基0.15g) 注射剂:129mg(盐基80mg)	治疗疟疾:①口服:成人首剂1g,隔8小时后再服0.5g,第2～3日各服0.5g,3日为1个疗程;儿童首次16mg/kg(高热期酌情减量),3～6小时后及第2～3日各服8mg/kg。②肌注:每次2～3mg/kg,1次/日。③静滴:临用前用5%葡萄糖液或生理盐水500ml稀释后缓慢滴入,每次2～3mg/kg。	本品为杀灭疟原虫红细胞内期裂殖体最有效的药物。临床用于治疗疟疾急性发作,控制临床症状,还可用于治疗肝阿米巴病、华支睾吸虫病、肺吸虫病、结缔组织病等。 本品可出现头痛、头晕、耳鸣、烦躁、皮肤瘙痒等,停药后消失。大剂量时可引起视网膜病变、皮炎及剥脱性皮炎;少数严重者可引起心源性脑缺血综合征;偶有白细胞减少。超过极量用药有中毒或致命危险,可使胎儿耳聋、脑积水、四肢缺陷。孕妇禁用。

药名与剂量	用法与用量	临床应用与注意事项
奎宁（金鸡纳霜） Quinine 片剂： 盐酸奎宁 0.3g,0.33g; 硫酸奎宁 0.3g,0.15g 注射剂： 二盐酸奎宁 0.25g,0.5g	口服：治疗疟疾：成人0.3～0.6g/次，3次/日，连服7日；预防输血疟疾0.3～0.6g/次，1次/日，连用7日。 静滴：成人0.25～0.5g/次，2次/日，用5%葡萄糖液稀释为0.5～1mg/ml，缓慢滴注。	本品对各种疟原虫红细胞内期裂殖体都有杀灭作用，能较快控制疟疾发作，其中对间日疟作用最强。本品还有解热作用。 本品有金鸡纳反应，如头痛、耳鸣、眼花、恶心、呕吐、视力及听力减退；特异体质者可有急性溶血、皮炎、瘙痒、血管神经性水肿及支气管哮喘等；严重者可致体温、血压下降，最后呼吸麻痹而死亡。孕妇禁用。月经期慎用。

药名与剂量	用法与用量	临床应用与注意事项
乙胺嘧啶(息疟定) Pyrimethamine 片剂:6.25mg	预防疟疾:口服,成人25mg/次,每周1次;儿童酌减。 抗复发治疗:口服,成人25～50mg/日,连用2日;儿童酌减。本药多与伯氨喹合用。	本品对恶性疟及间日疟的红细胞前期有抑制作用,对于红细胞内期的抑制作用仅限于未成熟的裂殖体阶段,能抑制滋养体的分裂。是较好的预防药。 有恶心、呕吐、腹痛、腹泻,出现巨幼红细胞性贫血或白细胞减少。应定期查血常规。肾功能不良者慎用。孕妇忌用。

药名与剂量	用法与用量	临床应用与注意事项
伯氨喹(伯氨喹啉) Primaquine 片剂:13.2mg(盐基7.5mg)	根治间日疟:成人口服26.4mg/日,连服14日,或39.6mg/日,连服8日。用于消灭恶性疟配子体时,采用26.4mg/日,连服3日。极量:口服50mg/日。	本品能杀灭继发性红细胞外期的疟原虫,对红细胞内期无效。用于根治间日疟和控制疟疾传播,常与氯喹或乙胺嘧啶合用。 本品毒性较其他抗疟药大,可引起恶心、头晕、头痛、白细胞减少,甚至发生粒细胞缺乏症。肝、肾、血液系统疾病患者,糖尿病患者及哺乳期妇女慎用。孕妇禁用。

药名与剂量	用法与用量	临床应用与注意事项
硝喹(氯苄硝喹) Nitroquine 复方硝喹片：每片含硝喹和氨苯砜各12.5mg	用于恶性疟治疗：成人每日顿服4片，连服3日；用于间日疟根治：每日顿服4片，连服8日；用于预防疟疾，每次顿服4片，每10～15日1次，连服半年。	本品为广谱抗疟药，对疟原虫红细胞内期和组织期有强大杀灭作用。对各种疟原虫的孢子增殖期有强大的阻断作用。 服用本品可有轻度恶心、腹胀、腹痛、肠鸣等，但可自行消失。肝、肾功能不良者慎用。肾上腺皮质功能不全者忌用。

药名与剂量	用法与用量	临床应用与注意事项
蒿甲醚 Artemether 油针剂: 100mg	肌注:1次/日,第1日200mg,第2～4日各100mg或第1、2日各200mg,第3、4日各100mg。	本品抗疟作用是青蒿素的10～20倍。主要用于杀灭疟原虫红细胞内期裂殖体,对恶性疟疾疗效最佳,疗效确切,显效迅速。 本品不良反应较少,个别病人有一过性低热、丙氨酸氨基转移酶升高等。

药名与剂量	用法与用量	临床应用与注意事项
青蒿素(黄花蒿素) Artemisinin 片剂: 50mg, 100mg 油针剂: 100mg	深部肌注:成人,第1次200mg,6～8小时后再给100mg,第2、3日各肌注100mg,总剂量500mg;或 300mg/日,连用3日,总量900mg。儿童15mg/kg,按上述方法3日内注射完。	本品主要用于疟原虫的红细胞内期。用于间日疟、恶性疟,特别是抢救脑型疟疾有良效。 有少数病人有轻度恶心、呕吐、腹泻等。

药名与剂量	用法与用量	临床应用与注意事项
哌喹（磷酸哌喹，抗砂-14，双喹哌）Piperaquine 片剂：250mg（盐基），含磷酸哌喹300mg	抑制性预防疟疾：成人睡前服600mg（盐基），每月1次，可连服2～4个月，但不宜超过6个月。 治疗疟疾：首次600mg（盐基），第2日和第3日分别服600mg及300mg（盐基）。 矽肺的防治：预防，口服500mg/次，每10～15日1次，1月量为1～1.5g；治疗，500～750mg，每周1次，半年为1个疗程，间歇1个月后，进行第2个疗程，总疗程为3～5年。	作用原理、抗疟作用与氯喹相类似。口服吸收后贮存于肝脏，以后缓慢进入血液，故作用持久。主要用于疟疾症状的抑制性预防，也可用于疟疾的治疗。此外，还可防治矽肺。 服药后偶有头昏、嗜睡、乏力、面部麻木感，轻者一般休息后能自愈。肝功能不全及孕妇慎用。有严重急性肝、肾及心脏疾病者禁用。

药名与剂量	用法与用量	临床应用与注意事项
青蒿琥酯(青蒿酯) Artesunate 片剂:50mg 注射剂:60mg(附5%碳酸氢钠溶液)	口服:成人100mg,1次/日,首剂加倍。 静注:成人60mg加5%碳酸氢钠注射液溶解后,加5%葡萄糖注射液5.4ml,使每毫升溶液含本品10mg,缓慢静注;7岁以下儿童1.5mg/kg,首次注射后,4、24、48小时各重复注射1次。	本品为青蒿素的衍生物,对疟原虫无性体有较强的杀灭作用,奏效快,能迅速控制疟疾发作。临床主要用于脑型疟及各种危重疟疾的治疗。 用量过大时可能出现外周网织红细胞一过性降低。本品对恶性疟配子体无效,故症状控制后,宜再用其他抗疟药根治。动物毒性实验表明,本品有明显胚胎毒性,孕妇慎用或不用。

药名与剂量	用法与用量	临床应用与注意事项
咯萘啶(疟乃停,磷酸咯萘啶) Pyronaridine 肠溶片:100mg 注射剂:80mg	口服:成人第1日0.3g/次,2次/日,2次之间间隔4～6小时,第2、3日各服1次。 静滴:每次3～6mg/kg,加稀释液200～500ml,于2～3小时滴完,间隔6～3小时重复1次,12小时内总剂量相当于12mg/kg。 肌注:每次2～3mg/kg,共给2次,2次之间间隔4～6小时。以上剂量均以盐基计算。	本品作用机制与破坏疟原虫复合膜和食泡结构及功能有关。作用优于咯啶,主要能杀灭裂殖体。临床多用于对氯喹有耐药性的疟疾,适用于治疗各种疟疾,包括脑型疟等凶险型疟疾的危重患者。 少数病例可出现轻度腹痛、胃部不适、头昏、恶心、心悸等反应,停药后即消失。严重心、肝、肾病患者慎用。

药名与剂量	用法与用量	临床应用与注意事项
卤泛群(氯氟菲醇,卤泛曲林) Halofantrine 片剂:0.25g(相当于基质0.233g) 混悬液:0.1g/5ml(相当于基质0.093g)	口服:0.5g/次,4次/日,或8mg/kg,每6小时给药1次,连服3次。	本品是具有杀灭裂殖体的9-菲甲醇衍生物。临床主要用于恶性疟和间日疟,包括抗氯喹感染株,在严重恶性疟中,奎宁注射给药后,可用本品。 偶有血清丙氨酸氨基转移酶暂时升高,咳嗽,胃肠道反应(如腹痛、恶心、呕吐、腹泻),皮炎,Q-T间期延长等。有心脏病、先天性Q-T延长家族史者、电解质紊乱和服用易产生心律失常的药物者、孕妇均禁用。肝、肾功能严重不足者慎用。

药名与剂量	用法与用量	临床应用与注意事项
羟哌喹(羟基哌喹,丙双哌喹) Hydroxypiperaquine 片剂:0.25g	口服:治疗间日疟,首剂1g,间隔8～12小时1次,第2、3次各服0.5g,总量2g为1个疗程;治疗恶性疟,第1、2次各服1g,间隔8～12小时1次,第3次服0.5g,总量2.5g为1个疗程。	本品对恶性原虫细胞内期均有较强的杀灭作用,但复发率略高于氯喹,对恶性疟的退热和血中原虫转阴的时间优于氯喹。临床主要用于间日疟和对氯喹不敏感的恶性疟疾。此外,可用作疟疾流行季节的抑制性预防药。 有口周围麻胀感、头痛、头晕、乏力、恶心、呕吐等,可自行消失。有严重心脏病、结核病、肝病、肾损害,以及过缓性心律失常患者均忌用。孕妇慎用。

药名与剂量	用法与用量	临床应用与注意事项
甲氟喹(六氟哌喹) Mefloquine 片剂：0.5g(相当于基质0.456g)	口服：成人用于治疗恶性疟疾，每日25mg/kg，分1～3次给药，用餐时吞服(不宜嚼碎)；治间日疟，用量可减少；预防恶性疟疾，1周1次，250mg/次。	本品对细胞胞内期疟原虫有杀灭作用，对细胞外期疟原虫和配子体无作用，为血液裂殖体杀灭剂。临床用于预防耐氯喹的恶性疟疾和抗多种药物的恶性疟原虫引起的疟疾。 常见有恶心、呕吐、腹痛、头昏、平衡失调，以及皮疹、瘙痒、视力紊乱、食欲不佳。肝、肾功能不全者禁用。孕妇禁用。2岁以下儿童或体重少于15kg儿童禁用。驾驶员、操作机床者禁用或服药后3周内不宜工作。

药名与剂量	用法与用量	临床应用与注意事项
氯胍（百乐君，氯苯胍）Chloroguanide 片剂：0.1g，0.2g	口服：预防疟疾，成人 0.2g/日；儿童 1 岁以下者 25mg/日，1～4 岁 50mg/日，5～8 岁 0.1g/日，9～14 岁 0.1g/日。均需服药至离开疟区后 4 周为止。	本品对红细胞前期的疟原虫有杀灭作用，对红细胞内期疟原虫作用弱，对血中配子体无效。 本品毒性较低，不良反应较少，大剂量时可引起腹部不适、恶心、呕吐、腹泻、口腔溃疡和血尿等。肾功能不良者慎用。

二、抗阿米巴病药

药名与剂量	用法与用量	临床应用与注意事项
依米丁(吐根碱) Emetine 注射剂:30mg	治疗阿米巴痢疾:成人深部肌注每日 1mg/kg (每日最高剂量不超过 60mg),分 2 次给药,连用 6～10 日为 1 个疗程;如未愈,间隔 1 个月后再用第 2 个疗程。	本品能杀灭溶组织阿米巴滋养体,主要是干扰其分裂与繁殖。用于急性阿米巴痢疾急需控制症状者。对肠外阿米巴病如肝、肺、脑、肾阿米巴性脓肿疗效亦佳。 本品不良反应较多,排泄缓慢,易蓄积中毒,不宜长期连续使用,对人的致死量为 10～20mg/kg。用药后期,多出现恶心、呕吐、腹痛、腹泻,对心肌有损害,表现为血压下降、心前区痛、心律失常等,如有心电图变化,应停药。有严重心脏病、高度贫血,肝、肾功能明显减退,老弱、孕妇和幼婴均禁用。

药名与剂量	用法与用量	临床应用与注意事项
巴龙霉素 Paromomycin 片剂：0.1g，0.25g	口服：治疗肠阿米巴病，成人每日 25～30mg/kg，分 3 次给药，连服 5～10 日；治疗绦虫病，成人 1g，每 15 分钟服 1 次，连服 4 次；一般肠道感染，成人0.5～0.75g/次，4 次/日。	本品有直接杀灭阿米巴原虫的作用，比依米丁强 2 倍。临床用于治疗肠阿米巴病、少数菌痢和绦虫病。 可引起恶心、呕吐、腹泻；注射给药可致听力减退、耳聋、肾能损害，偶可发生过敏性皮疹等。

药名与剂量	用法与用量	临床应用与注意事项
卡巴胂(对脲基苯胂酸) Carbarsone 片剂:0.1g,0.2g	口服:治疗阿米巴痢疾:成人0.1～0.2g/次,3次/日,连用10日,儿童每日8mg/kg,分3次服;治疗阴道滴虫:0.2～0.4g/次,每晚或隔晚置于阴道内,7日为1个疗程。	本品能杀死阿米巴滋养体及阴道滴虫。用于阿米巴轻症、慢性阿米巴痢疾及阴道滴虫病。 有皮疹、恶心、呕吐、腹泻,一旦出现症状应立即停药;还有多尿,偶有剥脱性皮炎、粒细胞缺乏症及肝炎等。有肝、肾疾病患者禁用。

药名与剂量	用法与用量	临床应用与注意事项
喹碘方(安痢生) Chiniofon 肠溶片： 0.25g	口服：成人0.5g/次，3次/日，3日后1g/次，3次/日，连用7～10日；儿童每次5～10mg/kg，3次/日，连用7～10日。慢性病人可做保留灌肠。	本品能抑制肠内与阿米巴滋养体共生性细菌及阿米巴滋养体的活性，从而使阿米巴滋养体的生长繁殖发生障碍，可用于治疗无症状或慢性阿米巴痢疾。 大剂量时有胃肠道反应。碘过敏者及甲状腺肿大，肝、肾功能不良者均慎用。

药名与剂量	用法与用量	临床应用与注意事项
双碘喹啉 Diiodohydroxyquinoline 片剂:0.2g	口服:成人0.25～0.5g/次,3次/日,连用10日。	本品作用与不良反应同喹碘方。
氯碘羟喹 Clioquinol 片剂:0.25g	口服:成人0.25～0.5g/次,3次/日,连用10日。	本品作用与不良反应同喹碘方。
安特酰胺(二氯散) Entamide 片剂:0.25g,0.5g	口服:成人0.5g/次,3次/日,10日为1个疗程。	本品为新型抗阿米巴药物,能直接杀灭阿米巴原虫,用于治疗肠内、外阿米巴病,作用较缓和。 有轻度胃肠道反应等。

药名与剂量	用法与用量	临床应用与注意事项
二氯散糖酸酯 Diloxanide Furoate 片剂:0.5g	口服:成人 0.5g/次,3 次/日,10 日为 1 个疗程。	本品作用与不良反应同安特酰胺。但不良反应较轻。
哌硝噻唑 Piperanitrozole 片剂:0.1g	口服:成人 0.1g/次,3 次/日,10 日为 1 个疗程,如原虫检查未转阴时,可连服 2 个疗程,直至治愈。	本品对阴道滴虫和阿米巴原虫均有抑制和杀灭作用。 可有紫癜及白细胞、血小板下降,停药后给予利血生等。肝功能异常的患者服药后可使丙氨酸氨基转移酶升高,并有肝区疼痛等。

三、抗滴虫病药

药名与剂量	用法与用量	临床应用与注意事项
甲硝唑 (灭滴灵) Metronidazol 片剂:0.2g	治疗滴虫病:成人口服 0.2g/次,3 次/日,连服 7～10 日(须男女同服);服药的同时,女方每晚以 0.2g 的栓剂放入阴道内。	本品有强大的杀灭滴虫作用,为治疗阴道滴虫病的首选药物。此外,对肠道及组织内阿米巴原虫也有杀灭作用。 可见食欲减退、恶心、腹泻、上腹部绞痛,以及舌炎、胃炎、口腔炎;口中有金属味,阴道和尿道有烧灼感,尿色深等;偶有头晕、荨麻疹、瘙痒、膀胱炎、排尿困难等。孕妇、哺乳期妇女均禁用。

续表

药名与剂量	用法与用量	临床应用与注意事项
哌硝噻唑(硝塞唑) Piperanitrozole 片剂:0.1g	口服:成人,0.1g/次,3次/日,7～10日为1个疗程,直至痊愈。治疗阴道滴虫时,配偶双方应同时用药。	本品为5-硝基噻唑类抗原虫药物,对阴道滴虫和阿米巴原虫均有抑制和杀灭作用。适用于阴道滴虫病,肠道滴虫病,急、慢性阿米巴痢疾及阿米巴肝脓肿等。 有肝功能异常者慎用。偶见全身性紫癜及白细胞、血小板减少,停药并给予利血生,可迅速恢复正常。

药名与剂量	用法与用量	临床应用与注意事项
奥硝唑(氯丙硝唑) Ornidazole 片剂:0.5g。 阴道栓剂。	口服:治疗肠道阿米巴病和肠贾第虫病,成人0.5g/次,2次/日,连服5~10日;1岁以下为成人量的1/4,1~6岁儿童为成人量的1/2,7~12岁为成人量的3/4。严重阿米巴痢疾和阿米巴脓肿,用5mg/ml溶液静脉滴注,开始0.5~1g,30分钟内滴注,接着0.5g/次,2次/日,连用3~5日。儿童每日0.02~0.03g/kg,静脉滴注。	本品是5-硝基咪唑的衍生物,作用与作用机制与甲硝唑相似,用于治疗原虫感染和预防厌氧菌感染。临床主要用于阿米巴病、肠贾第虫病、阴道滴虫病和厌氧菌感染。 不良反应与注意事项见甲硝唑。

药名与剂量	用法与用量	临床应用与注意事项
替硝唑(磺甲硝唑) Tinidazole 片剂:0.1g,0.5g	口服:成人治疗贾第虫病或阴道滴虫病,顿服 2g;儿童每日 50~70mg/kg,顿服。 治疗肠阿米巴病:成人 0.5g/次,4g/日或 2g/日,连服 3 日;儿童每日 60mg/kg,1 次/日,连服 3 日。 治疗肝阿米巴病:成人 0.8g/次,3 次/日,连服 5 日,或 2g/日,连服 5 日。	本品为 5-硝基咪唑类衍生物,作用类似甲硝唑,口服吸收完全,作用时间长,分布广泛,对阴道滴虫、阿米巴原虫、梨形鞭毛虫、厌氧菌均有抑制作用。临床主要用于治疗阴道滴虫、阿米巴病、贾第虫病、梨形鞭毛虫病,以及治疗和预防厌氧菌感染。

续表

药名与剂量	用法与用量	临床应用与注意事项
塞克硝唑（甲硝乙醇咪唑）Secnidazole 片剂：0.1g	口服：治疗肠阿米巴病，成人 2g/次，顿服；治疗肝阿米巴病，1.5g/次，顿服，连服 5 日。	本品为 5-硝基咪唑衍生物，作用与机制类似甲硝唑，但作用时间较长。临床主要用于治疗阿米巴病、阴道滴虫病。
替诺尼唑 Tenonitrozole 肠溶片：100mg 阴道栓：100mg	口服：成人 0.2g/次，2～3 次/日。 阴道给药：0.1g/次，1 次/日。	本品主要用于阴道滴虫病，也有抗白色念珠菌作用。

四、抗血吸虫病药

药名与剂量	用法与用量	临床应用与注意事项
吡喹酮(环吡异喹酮) Praziquantel 片剂:0.2g	口服:成人每次10mg/kg,3次/日,连服2日。治疗急性血吸虫病:可按上述剂量连服4～6日;治疗绦虫病:10～20mg/kg,顿服。	本品为一新型广谱抗寄生虫病药。对日本血吸虫、曼氏血吸虫、埃及血吸虫、华支睾吸虫、肺吸虫、姜片虫、绦虫和囊虫病均有效。 可有头昏、头痛、乏力、腹痛、腹胀、关节酸痛、恶心、腹泻、失眠、肌肉震颤、早搏等。有严重心、肝、肾病及精神病史与癫痫患者慎用。

药名与剂量	用法与用量	临床应用与注意事项
呋喃丙胺 Furapromide 片剂:0.125g	口服:治疗血吸虫病,成人每次 20mg/kg,3 次/日,每日最大量不超过 3g,连服 14 日。治疗姜片虫病:1～2g/日,分 2 次给药,连服 2～3 日;儿童每日 40～60mg/kg,分 2～3 次服。	本品为非锑剂口服抗日本血吸虫药,对幼虫、虫卵和成虫均有显著杀灭作用;对姜片虫、华支睾吸虫感染也有效。 常见有腹痛、腹泻、恶心、呕吐、食欲减退、阵发性肌痉挛。有上消化道溃疡及出血史、精神病史、肾炎及伴有腹水、黄疸、肝功能减退的晚期血吸虫病患者均忌用。

五、抗丝虫病药

药名与剂量	用法与用量	临床应用与注意事项
乙胺嗪(海群生,益群生) Diaethylcarbamazine 片剂:50mg,100mg	口服:一般用法,成人200mg/次,3次/日,连服7日。治疗马来丝虫病:1.5g顿服或分2次服;治疗班氏丝虫病:1g/日,分1~2次服,连用3日为1个疗程,以上治疗可服2~3个疗程,疗程间隔1个月以上。	本品与卡巴胂合用,能增强杀灭作用,是治疗班氏和马来丝虫病的首选药物。 常见有胃肠道症状;偶可出现弥漫性皮炎,肝功能不良及中毒性肝炎,也可出现异体蛋白变态反应,如寒战、高热、皮疹、哮喘、关节和肌肉酸痛,甚至喉头血管神经性水肿;局部淋巴结肿大等。

药名与剂量	用法与用量	临床应用与注意事项
呋喃嘧酮 Furapyrimidone 片剂：50mg，100mg	口服：成人每日20mg/kg，分2～3次服，7日为1个疗程。饭后30～60分钟给药。	本品对班氏和马来丝虫的微丝蚴和成虫均有杀灭作用，对成虫的作用优于微丝蚴。临床主要用于治疗丝虫病，对班氏丝虫病的疗效较马来丝虫病为优。 不良反应与注意事项与乙胺嗪相似。主要有发热、过敏和淋巴系统反应。孕妇和育龄妇女不宜服用。有严重心、肾、肝病和胃溃疡患者禁用。

六、驱肠虫药

药名与剂量	用法与用量	临床应用与注意事项
哌嗪（驱蛔灵） Piperazine 片剂:0.5g	口服:驱蛔虫:成人3～4g/日,睡前顿服,或分2次服,连服2～3日;儿童每日100～150mg/kg,每日最多不超过3g,睡前顿服或分2次服,连用2日。驱蛲虫:1～1.2g/次,2次/日,连服7～10日;儿童每日50mg/kg,分2次(剂量不得超过2g/日),连服7～10日。	本品临床主要用于驱肠蛔虫,亦可用于驱蛲虫。 本品毒性较低,但用量过大时亦可引起头晕、头痛、恶心、呕吐等;少数病例可出现荨麻疹、乏力、胃肠功能紊乱等。有肝、肾功能不良,神经系统疾病者禁用。

药名与剂量	用法与用量	临床应用与注意事项
左旋咪唑(左咪唑) Levamisole 片剂:25mg	口服:成人驱钩虫:每次 1.5～2.5mg/kg,1次/日,饭后 1 小时顿服,连服 2～3 日;驱蛔虫:每次 1.5～3mg/kg,1 次/日,饭后 1 小时顿服。儿童驱蛔虫:每日 2～3mg/kg,睡前顿服;驱蛲虫:每次 1mg/kg,睡前顿服,连服 7 日。	本品为一广谱驱虫药,除对钩虫、蛔虫有作用外,对丝虫成虫及微丝蚴也有较强作用。 可出现头晕、恶心、呕吐及腹痛等;偶有流感样症状,如头痛、畏寒、高热、肌肉酸痛、全身不适等。妊娠早期、肝功能异常及肾功能减退者慎用。

药名与剂量	用法与用量	临床应用与注意事项
氟苯达唑(氟化甲苯达唑)Flubendozole 片剂:0.2g	口服:驱蛔虫、鞭虫:0.2～0.5g/日,顿服,连服2日。治疗棘球蚴病:每日50mg/kg,顿服,连服14日,必要时反复治疗。	本品为广谱驱肠虫药,对蛔虫、鞭虫、钩虫、蛲虫、粪类圆线虫、盘尾丝虫、华支睾吸虫等都有较好疗效。 偶有恶心、腹痛、疲劳等轻微反应。
阿苯达唑(肠虫清)Albendazole 片剂:0.1g,0.2g	口服:成人驱蛔虫、蛲虫:400mg,顿服;儿童,200mg顿服。	本品对多种蠕虫感染均有良好疗效;对蛔虫、钩虫、蛲虫感染疗效显著。 可有口干、恶心、轻度腹痛、胃部不适及头晕、乏力等。孕妇、哺乳期妇女及2岁以上儿童禁用。

药名与剂量	用法与用量	临床应用与注意事项
甲苯达唑 Mebendazole 片剂：50mg，100mg	口服：驱钩虫和鞭虫：100～200mg/次，2次/日，连服3～4日，总量不超过600mg；治疗绦虫：300mg/次，2次/日，疗程3日；治疗包虫病：每日50mg/kg，分3次服，疗程3个月。	本品主要用于治疗钩虫、蛔虫、蛲虫、鞭虫、粪类圆线虫等。 本品偶有剥脱性皮炎、全身性脱毛症等。对本品过敏者、孕妇及不满2岁幼儿禁用。肝、肾功能不全者慎用。其他可见阿苯达唑片。

药名与剂量	用法与用量	临床应用与注意事项
奥苯达唑(奥苯达唑,丙氧咪唑) Oxibendazole 片剂:100mg 胶囊:100mg	驱蛔虫、钩虫、鞭虫:成人每日 10mg/kg,半空腹 1 次口服,连用 3 日。	本品为广谱驱虫药。对蛔虫、钩虫和鞭虫均有明显作用。与其他驱钩虫药比较,本品对十二指肠钩虫有效,而且对美洲钩虫也有效。临床主要用于驱蛔虫、钩虫、鞭虫。 有程度轻微的乏力,头昏,持续时间短暂,一般无须处理。

药名与剂量	用法与用量	临床应用与注意事项
噻苯达唑(噻苯咪唑)Thiabendazole 片剂:250mg,500mg	口服:成人,每次25mg/kg,2次/日,早晚饭后服,连服2～3日,每日量不超过3g。	本品为广谱驱蠕虫药,对蛲虫、圆线虫疗效较好,对钩虫、蛔虫次之,对鞭虫也有较好疗效。其作用机制是抑制寄生虫细胞内的延胡索酸酶,封闭虫体代谢必需的琥珀酸脱氢酶,使虫体麻痹而死亡。临床主要用于蛲虫、粪类圆线虫等。 常有恶心、呕吐、厌食、上腹部不适、眩晕、嗜睡、瘙痒、头痛等;偶见皮疹、视力障碍、麻木、高血糖、肝功能障碍、白细胞减少、心动过缓、结膜炎。肝、肾功能不全,有过敏史者禁用。有致畸作用,孕妇禁用。服药期间不适于驾驶工作。

续表

药名与剂量	用法与用量	临床应用与注意事项
噻乙吡啶(噻乙啶) Thioethyl Pyridine 片剂:125mg	口服:成人,250mg/次;儿童,每次 5mg/kg,半空腹时顿服。	本品是噻嘧啶衍生物,驱虫作用与噻嘧啶相似。临床主要用于驱钩虫、蛔虫、蛲虫及混合感染。对肝吸虫病也有效。 常见有头昏、恶心、呕吐,成人较儿童多见,可持续 5 小时,可自行消失。有肝炎病史者可引起血清丙氨酸氨基转移酶升高。

续表

药名与剂量	用法与用量	临床应用与注意事项
氯硝柳胺（灭绦灵，血防-67，育未生）Niclosamide 片剂：0.5g	驱牛绦虫、猪绦虫：首剂1g，早晨空腹咀嚼后服下，1小时后再服1g，两次服药后2小时加硫酸镁导泻，使绦虫节片在未被消化前排出。 驱短膜壳绦虫：第1次服1g，隔1小时再服1g，2次/日，连服7～8日。宜早晨空腹服，充分将药片咬碎后服下，尽量少喝水，使药物能在十二指肠上部达到较高浓度。	本品为驱绦虫的首选药物，是驱牛绦虫、猪绦虫和短膜壳绦虫、鱼绦虫均有效的药物；又为杀灭血吸虫中间宿主钉螺的有效药物。主治绦虫病及用于消灭钉螺。 偶有乏力、头晕、胸闷、恶心、呕吐、腹痛和胃、腹部不适。为防止服药后呕吐，使虫卵逆流入胃及十二指肠引起囊虫病，服本药前宜先服甲氧氯普胺等止吐药。

第七章　中枢神经系统药物

一、中枢兴奋药

药名与剂量	用法与用量	临床应用与注意事项
咖啡因(咖啡碱) Caffeine 片剂:0.1g 注射剂:(苯甲酸钠咖啡因)0.25g,0.5g	皮下或肌注:成人0.25～0.5g/次,2～4小时可重复注射。 口服:极量0.4g/次;儿童每次2～6mg/kg。用于调节大脑皮质活动:口服咖溴合剂10～15ml/次,3次/日。	本品临床用于各种原因引起的呼吸抑制和循环衰竭,对抗中枢抑制药物中毒等,与水杨酸类药物合用治疗一般性的头痛和偏头痛,与溴化物合用,治疗神经官能症。 本品安全范围大,过量中毒可兴奋脊髓,引起强直性惊厥等。孕妇慎用。

药名与剂量	用法与用量	临床应用与注意事项
尼可刹米(可拉明,二乙烟酰胺) Nikethamide 注射剂: 0.375g,0.5g	肌注或静注:成人0.25~0.5g/次,每1~2小时可重复1次,或与其他中枢兴奋药交替使用。6个月儿童,75mg/次;4~6岁,175mg/次。	本品用于各种原因引起的呼吸抑制和循环衰竭,麻醉药及其他中枢抑制药的中毒。注射1次可维持5~10分钟,对阿片类药物中毒的解救效力不如戊四氮,对巴比妥类解救不如印防己毒素及戊四氮。 本品不良反应少见,大剂量可引起血压升高、心悸、出汗、呕吐、震颤及僵直,应及时停药以防惊厥。对小儿高热而无呼吸衰竭时不宜使用本品。

药名与剂量	用法与用量	临床应用与注意事项
洛贝林(山梗菜碱) Lobeline 注射剂: 3mg,10mg	皮下或肌注:成人3～10mg/次,极量20mg/次,50mg/日;儿童1～3mg/次。 静注:成人3mg/次,极量20mg/日;儿童0.3～3mg/次,必要时30分钟可重复1次。	本品能兴奋颈动脉体化学感受器而反射性兴奋呼吸中枢。用于新生儿窒息,一氧化碳引起的窒息,吸入麻醉药及其他中枢抑制药引起呼吸衰竭。 大剂量可引起心动过速、传导阻滞、呼吸抑制,甚至惊厥等。由于进行性呼吸中枢衰竭而引起的呼吸停止和呼吸无力不宜使用。

药名与剂量	用法与用量	临床应用与注意事项
戊四氮(戊四唑) Pentetrazol 注射剂:0.1g	皮下、肌注或静注:成人 0.1～0.2g/次,每 2 小时 1 次,至苏醒为止。	本品能直接兴奋呼吸中枢和血管运动中枢,使呼吸增加,血压微升。用于急性传染病、麻醉药及巴比妥类药物中毒引起的呼吸抑制,急性循环衰竭等。 大量可致惊厥,静注 1 次不超过 0.5g,每分钟不超过 0.1g。急性心内膜炎及主动脉瘤者禁用。不宜用于吗啡、普鲁卡因中毒的解救。

药名与剂量	用法与用量	临床应用与注意事项
多沙普仑 Doxapram 注射剂:20mg	静注:用于麻醉药引起的中枢抑制,每次0.5～1mg/kg(不超过1.5～2mg/kg),5分钟内注完;用于其他药物引起的中枢抑制,2mg/kg,每1～2小时可重复1次,直到病人苏醒。	本品可兴奋呼吸中枢,并可增加心输出量。静注后可维持5～12分钟。用于解救麻醉药、中枢抑制药引起的呼吸抑制。 有头痛、无力、呼吸困难、心律失常、恶心、呕吐、惊厥。肺部疾病、高血压、冠心病者禁用。孕妇及12岁以下儿童慎用。不宜用于吗啡、普鲁卡因中毒的急救。

药名与剂量	用法与用量	临床应用与注意事项
二甲弗林(回苏灵) Dimefline 注射剂:8mg	肌注:8mg/次。 静注或静滴:8～16mg,用5%葡萄糖液释后缓慢静注;重症患者16～32mg,用生理盐水或葡萄糖液稀释后静滴。	本品对呼吸中枢作用较强,苏醒率较高。作用比尼可刹米强100倍,苏醒率可达90%～95%。用于各种原因引起的中枢性呼吸衰竭,麻醉药、催眠药所致的呼吸抑制等。 易引起抽搐或惊厥,小儿尤应注意。有惊厥病史者,肝、肾功能不全者,孕妇禁用。产生惊厥时可用阿米妥等急救。

药名与剂量	用法与用量	临床应用与注意事项
哌甲酯(哌醋甲酯，利他林) Methyl-phenidate 片剂:10mg 注射剂:20mg	口服:6岁以上儿童，用于脑功能轻微失调，5mg/次，2次/日，日总量不超过40mg；成人10mg/次，2～3次/日。 肌注或静注:10mg/次，1～3次/日。	本品为中枢兴奋药，能提高精神活动，消除抑郁症状。用于忧郁症、轻度脑功能失调(多动综合征)，发作性睡病等，以及巴比妥类、水合氯醛等中枢抑制药过量引起的昏迷。 有失眠、眩晕、心悸、厌食等。6岁以下儿童尽量避免使用。孕妇及癫痫、高血压患者慎用；青光眼不稳者禁用。

续表

药名与剂量	用法与用量	临床应用与注意事项
匹莫林(苯异妥英) Pemoline 片剂:20mg	口服:用于儿童多动症,每晨1次服20mg,如果效果不显著,可逐步加大剂量,但每日总量不宜超过60mg;用于过敏性皮疹,初剂量20mg,每2～3日递增20mg,直至止痒或达60～80mg/日为止,每周六及周日各停药1日。	本品作用与利他林相似。主要用于治疗小儿多动症,轻度抑郁症,发作性睡病等。 有失眠、眼球震颤及运动障碍;偶有恶心、头昏、头痛、轻度抑制;大剂量引起烦躁、心动过速等。肝、肾功能不全者,癫痫患者,孕妇及6岁以下儿童慎用。

续表

药名与剂量	用法与用量	临床应用与注意事项
右苯丙胺(非那明,苯齐巨林) Amphetamine 片剂:5mg 注射剂:10mg	口服:成人5～10mg/次。 肌注或皮下注射:成人5～10mg/次,2次/日。极量10mg/次。	本品能兴奋大脑皮质、呼吸中枢及血管运动中枢,使精神活动增加,提高情绪。用于发作性睡病、中枢抑制药中毒、精神抑郁症等。 常有血压升高、失眠、心律失常。有心血管疾病、甲亢患者,老年人及儿童忌用。肾功能不良者慎用。久用可成瘾。

续表

药名与剂量	用法与用量	临床应用与注意事项
贝美格(美解眠) Bemegride 注射剂:50mg	静滴:成人50mg,用5%葡萄糖注射液稀释后缓慢滴注。 静注:每3~5分钟注射50mg,至病情好转或出现中毒症状为止。	本品能兴奋延髓呼吸中枢,亦能直接兴奋血管中枢。用于解除巴比妥类及其他催眠药所致的呼吸抑制。本品作用迅速,应用时多采用静滴,注意滴速不可太快,以免引起惊厥。 注射剂量太大或速度过快时可引起中毒。主要表现为恶心、呕吐、肌肉震颤、惊厥等。如出现中毒可静注硫喷妥钠加以控制。

二、镇静催眠药

药名与剂量	用法与用量	临床应用与注意事项
苯巴比妥(鲁米那) Phenobarbital 片剂: 15mg, 30mg, 100mg	口服:镇静,成人15～30mg/次,1～3次/日;催眠,60～100mg,睡前服用。 肌注:抗惊厥,成人100～200mg/次,必要时可6小时重复1次,极量为1次200mg,1日500mg;麻醉前给药,术前0.5～1小时,100～200mg。	本品对中枢神经系统有抑制作用,随着剂量的增加可产生镇静、催眠、抗惊厥、麻醉等不同的作用。临床用于癫痫大发作、失眠、惊厥、麻醉前给药,也可用于焦虑不安、紧张、烦躁、高血压病等。 常见不良反应有倦睡、眩晕、头痛、精神不振;过敏体质者可出现剥脱性皮炎、血管神经性水肿、中毒性肝炎。对本品过敏者,肝、肾、肺功能严重障碍,支气管哮喘,颅脑损伤,呼吸抑制及卟啉病患者均禁用。新生儿、孕妇禁用。

药名与剂量	用法与用量	临床应用与注意事项
异戊巴比妥(阿米妥)Amobarbital 片剂:0.1g 注射剂:0.1g,0.25g	口服:成人用于镇静,20～40mg;用于催眠,睡前半小时服100～200mg。 肌注或静注:用于癫痫引起的惊厥,根据病情缓急,注射0.1～0.5g,极量0.25g/次,0.5g/日。	本品为中效巴比妥类催眠药。服药30分钟后维持3～6小时。主要用于催眠,亦用于麻醉前给药及抗惊厥等。 不良反应与注意事项见苯巴比妥。

药名与剂量	用法与用量	临床应用与注意事项
司可巴比妥(速可眠,舍可那)Secobarbital 片剂:0.1g 注射剂:50mg	口服:用于失眠,成人睡前服0.1～0.2g。 皮下注射:成人,睡前1次0.1g。	本品为短效巴比妥类催眠药。临床用于失眠症的治疗,特别是入睡困难者,也可用于焦虑、兴奋过度、癔症和麻醉及术前给药。口服药后15～20分钟可入睡,持续时间2～4小时。用于失眠症,也可用于术前给药。 不良反应与注意事项见苯巴比妥。
炔己蚁胺 Ethinamate 片剂:0.5g	口服:成人,0.5g睡前顿服。	本品为非巴比妥类催眠药。用于不易入睡者,以及对巴比妥类过敏者或肝病失眠患者。 有胃肠道反应,偶见皮疹等变态反应;大剂量可抑制呼吸、降低血压;久用成瘾。小儿、孕妇、哺乳期妇女忌用。

药名与剂量	用法与用量	临床应用与注意事项
氟西泮（氟安定） Flurazepam 胶囊剂:15mg,30mg	口服：成人 15～30mg，睡前顿服；年老体弱者开始用 15mg。	本品为较强的催眠药，能增加睡眠深度和总睡眠时间，抗焦虑作用约为地西泮的 8 倍。用于难以入睡，夜间易醒、早醒的各型失眠等。 偶有头痛、无力、运动失调、胃肠功能紊乱、视物模糊、精神错乱等。重症肌无力、急性闭角型青光眼患者禁用。心、肝、肾疾病及脑器质性疾病，妊娠头 3 个月，高龄，15 岁以下儿童均慎用。

药名与剂量	用法与用量	临床应用与注意事项
氟硝西泮（氟硝基安定）Flunitrazepam 片剂：1mg，2mg	口服：成人用于催眠，0.5～1mg，睡前顿服（老年人0.5～1mg）；手术前给药（通常肌注）或诱导麻醉（缓慢静注）：一般用1～2mg。	本品作用与硝基安定相似，但较其作用强，催眠作用时间较快，可持续时间5～7小时。临床主要用于各类型的失眠，特别是对神经性失眠效果更好。 大量连续服用可产生依赖性；偶见头昏、头痛、无力、运动失调、精神错乱、皮疹等。重症肌无力、孕妇妊娠早期禁用。肝功能不全的老年人慎用。

药名与剂量	用法与用量	临床应用与注意事项
溴替唑仑（溴噻二氮） Brotizolam 片剂:0.25mg	口服：成人 0.25mg（老年人 0.125mg），睡前顿服。	本品有镇静、催眠、抗惊厥及肌肉松弛作用。小剂量时催眠作用较满意，其作用强度是地西泮的 10～20 倍。适用于各种失眠。 偶有胃肠道反应、头痛、眩晕；大剂量时可见醒后疲乏。重症肌无力、急性闭角型青光眼、急性呼吸功能不全、肝功能不全患者及孕妇和哺乳期妇女均禁用。

续表

药名与剂量	用法与用量	临床应用与注意事项
咪达唑仑(速眠安) Midazolam 片剂:15mg 胶囊剂:15mg	口服:成人用于催眠,15mg(体弱者及老年人7.5mg),睡前顿服;术前给药:成人15mg,术前30~60分钟服。	本品能缩短入睡时间,改善睡眠质量,起效快。用于各种失眠症,特别适用于入睡困难的患者;也可用于术前给药。 本品对血常规及肝功能无影响。精神病和严重抑郁症中的失眠症禁用。孕妇禁用。长期用本品有可能有依赖性。

药名与剂量	用法与用量	临床应用与注意事项
格鲁米特(导眠能) Glutethimide 片剂:250mg	口服:成人用于镇静,250mg/次,3次/日;催眠,250~500mg,睡前服。	本品有镇静及催眠作用。临床用于失眠、焦虑、烦躁及麻醉前给药。 可引起恶心、延续效应、视物模糊、造血功能抑制,长期服用可成瘾。孕妇及12岁以下儿童忌用。肝、肾功能不全者慎用。

药名与剂量	用法与用量	临床应用与注意事项
卤沙唑仑(卤唑仑,溴氟唑仑) Haloxazolam 片剂:5mg,10mg	口服:成人5～10mg,临睡前顿服。	本品用于各种情绪障碍引起的失眠。 本品停药后可引起幻觉、妄想、痉挛等戒断症状;偶见头痛、眩晕、麻木等,以及丙氨酸氨基转移酶升高。急性闭角型青光眼、重症肌无力者禁用。老年人及体弱者、妊娠头3个月之内及妊娠后期妇女均慎用。

药名与剂量	用法与用量	临床应用与注意事项
度氟西泮(邻氟西泮) Doxefazepam 胶囊剂: 10mg,20mg	口服:成人 10～20mg,睡前顿服。	本品为强效镇静催眠药,其作用较氟西泮强。用于各种失眠。 可出现头晕、嗜睡、视物模糊、恶心、呕吐等。15 岁以下儿童、妊娠头 3 个月和哺乳期妇女慎用。老年人、体衰者应减量。重症肌无力、急性闭角型青光眼者禁用。
佐匹克隆(忆梦返) Zopiclone 片剂:7.5mg	口服:成人 7.5mg(老年人初始剂量为 3.75mg,慢慢增至 7.5mg),睡前顿服。	本品为速效催眠药,主要用于失眠症,特别是不能耐受后作用较大药物的病人。 偶有嗜睡、口干、口苦、肌无力、遗忘等,罕见较重的有痉挛、肌肉颤抖、神志模糊等。15 岁以下儿童禁用。

药名与剂量	用法与用量	临床应用与注意事项
水合氯醛 Chlorai Hydrate 糖浆剂:10%	①催眠:成人0.5～1.5g/次,睡前顿服;儿童每次10～15mg/kg,睡前口服或灌肠。②镇静:口服,儿童每次4～10mg/kg。③抗惊厥:灌肠,成人1.5g/次,必要时6～8小时可重复使用;儿童,每次40mg/kg,总量不超过1g。	本品为非巴比妥类、苯二氮䓬类长效催眠药,并有镇静和抗惊厥作用。优点是催眠作用强,吸收快,服后10～15分钟开始入睡,维持时间6～8小时,醒后无后作用。多用于神经性失眠,伴有显著兴奋的精神病及破伤风痉挛者;也用于士的宁中毒等。 口服易致恶心、呕吐,剂量过大时对肝、肾有损害,并可抑制呼吸中枢和血管运动中枢。心脏病,溃疡病,动脉硬化,肝、肾功能不良者禁用。久用可致耐受性和成瘾性。

续表

药名与剂量	用法与用量	临床应用与注意事项
甲磺酸氯普唑仑(氯硝唑仑) Loprazolam mesilate 片剂:1mg。	口服:成人1mg,睡前顿服(可酌情增至1.5~2mg);老年人酌情减量,不得超过1mg。	本品为苯二氮䓬类中效催眠药物,因代谢较快,不易引起白天困倦感,不易引起机敏动作受损,一般不易产生反跳现象。主要用于不易入睡和夜间易苏醒或两者兼而有之的患者。 有头痛、恶心、疲倦、视物模糊和共济失调等。对本品过敏者、急性肺功能不全和重症肌无力病人禁用。孕妇、哺乳期妇女、儿童禁用。用药期间不宜驾驶或操作机器。

药名与剂量	用法与用量	临床应用与注意事项
三唑仑(三唑苯二氮,海乐神) Triazolam 片剂:0.25mg,0.5mg	口服:成人0.25～0.5mg,临睡前服用。	本品为苯二氮类催眠药,具有很强的催眠作用,其作用是地西泮的30～60倍,为硝西泮的10倍,一般15～30分钟出现催眠作用,维持时间为6～8小时,后遗效应较轻。 常见有头痛、头晕、运动失调、食欲缺乏、恶心、呕吐、腹泻、皮疹、瘙痒、视物模糊等;偶见精神错乱、多梦等精神症状。肝功能不全者、呼吸系统障碍,有抑郁症者和抽搐史的患者均慎用。老年人和儿童慎用。

药名与剂量	用法与用量	临床应用与注意事项
艾司唑仑(舒乐安定,三唑氯安定) Estazolam 片剂: 1mg,2mg	口服:用于催眠,成人1～2mg,睡前服用;镇静、抗焦虑,成人0.5～2mg/次,3次/日;抗癫痫,2～4mg/次,3次/日。	本品为苯二氮䓬类催眠、镇静药,其作用是地西泮的2.5～4倍。起效快,服后很快入睡,睡眠时间延长,同时睡眠质量得到提高;本品有较强的抗惊厥作用。临床主要用于治疗各种类型的失眠、焦虑、紧张、恐惧,并可用于癫痫。 本品不良反应较轻微,有疲倦、思睡与乏力,一般可自行消失。年老、年幼及体弱者应注意减量。服药期间不得驾车和操作机器,久用有轻度依赖现象。

三、镇痛药

药名与剂量	用法与用量	临床应用与注意事项
吗啡 Morphine 片剂:5mg,10mg 注射剂:5mg,10mg	皮下注射、肌注或口服:成人一般5～10mg/次,1～3次/日。极量:皮下或肌注20mg/次,60mg/日;口服30mg/次,100mg/日。 静注:成人2.5～15mg/次。 儿童对本品十分敏感,用量为每日0.1mg/kg。	本品主要用于心肌梗死引起的心绞痛,创伤、手术、烧伤等引起的剧痛,心源性哮喘,麻醉辅助用药。 有眩晕、恶心、便秘、排尿困难、呼吸抑制等。连续使用易成瘾。婴儿及哺乳期妇女忌用。临产妇、慢性阻塞性肺疾患、支气管哮喘、肺源性心脏病、颅内压增高、颅脑损伤等疾病禁用。急性左心衰竭晚期出现呼吸衰竭时忌用。

药名与剂量	用法与用量	临床应用与注意事项
哌替啶(度冷丁) Pethidine 注射剂：100mg，50mg 片剂：25mg，50mg	皮下或肌注：成人25～100mg/次，两次用药间隔不少于4小时(极量150mg/次，600mg/日)；儿童每次0.5～1mg/kg。 口服：成人50～150mg。	本品作用与吗啡相似，镇痛作用是吗啡的1/10～1/8，但作用出现快，持续时间短(2～4小时)。对胆道、支气管平滑肌的张力较吗啡弱，呼吸抑制较吗啡轻。临床用于各种剧痛、内脏剧痛、心源性哮喘、心肌梗死及分娩时疼痛。还可用于人工冬眠、麻醉前辅助用药等。 不良反应与注意事项同吗啡。

药名与剂量	用法与用量	临床应用与注意事项
美沙酮 Methadone 片剂:2.5mg,10mg 注射剂:5mg	口服:成人5～10mg/次,3次/日;儿童每日0.7mg/kg,分4～6次给药。 肌注或皮下注射:2.5～5mg/次(极量10mg/次)。	本品为强镇痛药,临床用于创伤性、癌症剧痛及外科手术后镇痛。 易成瘾,有头痛、眩晕、恶心、出汗、嗜睡等。产前不宜用。呼吸中枢功能不全者及幼儿禁用。不宜静脉注射。

药名与剂量	用法与用量	临床应用与注意事项
芬太尼 Fentanyl 注射剂： 0.1mg	用于各种剧痛。肌注：0.1mg/次。麻醉前给药：于手术前30～60分钟肌注0.05～0.1mg。	本品作用是吗啡的80倍。镇痛时间短，不良反应小。用于各种疼痛及麻醉前给药。 有成瘾性。有肝肾功能不全、慢性梗阻性肺疾患、脑外伤昏迷、颅内压增高、脑瘤、呼吸抑制、心律失常者均慎用。孕妇慎用。

药名与剂量	用法与用量	临床应用与注意事项
喷他佐辛(镇痛新) Pentazocine 注射剂: 15mg,30mg 片剂:25mg	口服:成人25～50mg/次,必要时每3～4小时给药1次。 静注、肌注或皮下注射:成人30mg/次。	本品为镇痛药,用于产科、烧伤、创伤、术后等各种剧痛。亦用作麻醉辅助剂。 有成瘾性。有颅内压增高者,肾、肝功能损害者及孕妇慎用。

药名与剂量	用法与用量	临床应用与注意事项
布桂嗪(强痛定) Bucinnazine 片剂:30mg 注射剂:50mg	口服:成人30～60mg/次,3～4次/日;儿童每次1mg/kg。疼痛剧烈时量可酌增。 皮下注射:成人50mg/次。	本品适用于头痛、偏头痛、月经痛、肌肉痛、关节痛、外伤性疼痛、癌症引起的疼痛等。 偶有恶心、头晕、困倦。连续使用本品可致耐受和成瘾,故不可滥用。

药名与剂量	用法与用量	临床应用与注意事项
罗通定 Rotundine 片剂:30mg 注射剂:60mg	口服:成人30~60mg/次,3次/日。 肌注:成人60~90mg/次。	本品有镇痛、镇静、催眠作用。用于内脏疼痛、关节痛、痛经、头痛、分娩止痛等。 有嗜睡、眩晕、乏力、恶心等。
奈福泮(平痛新) Nefopam 片剂:20mg 注射剂:20mg	口服:成人20~60mg/次,3次/日。 肌注或静注:20mg/次,必要时6小时重复1次。	本品无成瘾性,镇痛作用强。用于术后痛、癌症痛、急性外伤、输尿管结石引起的疼痛等。 有嗜睡、恶心、出汗、口干、头晕、头痛。有心血管疾病、心肌梗死或惊厥史者禁用。严重肝、肾功能不良者慎用。

药名与剂量	用法与用量	临床应用与注意事项
乙基磺酸匹米诺定(去痛定) Piminodine Esylate 片剂:25mg 注射剂:10mg	口服:成人25～50mg/次,4次/日。 皮下注射或肌注:成人10～20mg/次,需要时每4～6小时1次。	本品作用类似哌替啶,但镇痛作用较强,成瘾性和呼吸抑制作用较轻,作用时间短。用于胆囊炎合并胆石症、癌症、胰腺炎等引起的剧痛。 注意事项见哌替啶。
阿尼利定(氨苄哌替啶) Anileridine 片剂:25mg 注射剂:25mg	口服:成人25mg/次,4次/日(极量40～50mg/次)。 肌注:成人25～50mg/次,4次/日(极量75mg/次)。	本品作用类似哌替啶,但较其强。作用时较短,有较弱解痉和抗组胺作用。应用同哌替啶。 有眩晕、出汗等。不可用于分娩及新生儿止痛。其他见哌替啶。

药名与剂量	用法与用量	临床应用与注意事项
二氢埃托啡 Dihydroetorphine 片剂:20μg 注射剂:20μg	用于止痛,舌下含服:20～40μg/次,1～2次/日,极量60μg/次,180μg/日。连续用药不得超过1周,晚期癌症不得超过30天。 肌注:10～20μg/次,极量30μg/次。一般10～15分钟起效,维持约4小时。	本品为阿片受体激动药。主要作用μ阿片受体,为高效麻醉性镇痛药。作用较吗啡强,起效快。有较强的镇静,解痉作用。临床用于各种晚期癌症疼痛及外伤剧痛等。 脑外伤、神志不清或肺功能不全者禁用。肝、肾功能不全者慎用。久用可致成瘾。

续表

药名与剂量	用法与用量	临床应用与注意事项
曲马朵(反胺苯环醇) Tramadol 胶囊剂:50mg 注射剂:50mg	口服:成人及14岁以上的儿童每日150～200mg,分3～4次给药。 肌注:50mg/次,每日50～200mg。 直肠给药:100mg/次,2次/日。	本品为新型高效镇痛药,有较强的镇痛作用。无呼吸抑制,无便秘,也不引起欣快,幻觉,耐受性和依赖性。临床用于严重慢性疼痛,如手术、癌痛、骨折、急性胰腺炎、妇科疼痛等。 孕妇和哺乳期妇女慎用。其他见其他止痛药的注意事项。

四、抗帕金森病(震颤麻痹)药

药名与剂量	用法与用量	临床应用与注意事项
左旋多巴(左多巴) Levodopa 片剂:0.25g	用于抗震颤麻痹:口服,开始100～250mg/次,4次/日,每隔2～4日增加日量250～750mg,直到2～5g/日,分4～6次饭后服用,连服2～3周见效。	本品用于震颤性麻痹症,对肌肉强直和运动障碍的症状可改善。 有消化道反应,直立性低血压,心律失常及幻觉、忧郁等。有严重心血管疾病、精神病、严重的器官实质性疾病、严重内分泌疾病者均忌用。糖尿病、消化性溃疡、闭角型青光眼患者均禁用。

药名与剂量	用法与用量	临床应用与注意事项
卡比多巴(甲基多巴肼) Carbidopa 片剂： 1号片含卡比多巴10mg及左旋多巴100mg。2号片含卡比多巴25mg及左旋多巴250mg	口服：成人，开始1次剂量，卡比多巴10mg，左旋多巴100mg，4次/日；以后每隔3～4/日，每次增加卡比多巴12.5mg，左旋多巴125mg，直到有效剂量。每日卡比多巴不超过75～150mg，左旋多巴不超过0.75～1.5g。	本品不易进入中枢，故仅抑制外周的左旋多巴转化为多巴胺，使循环中左旋多巴含量增高5～10倍，因而它进入中枢的量也增多。临床主要用于各种原因引起的帕金森病。 可出现恶心、呕吐，不随意运动，精神抑郁，面部、舌、上肢及手部的不自主运动。青光眼、精神病患者，孕妇禁用。

药名与剂量	用法与用量	临床应用与注意事项
苯海索（安坦） Trihexy-phenidyl 片剂:2mg	口服:成人开始1～2mg/次,1～3次/日,以后逐渐增至10～15mg/日,分3～4次服;用于锥体外系反应,开始1mg/日,并逐渐增加剂量直到5～15mg/日。	本品主要用于改善震颤麻痹的僵直、运动障碍、震颤等症状。尤其对僵直的改善较显著。而对平滑肌及腺体作用较弱,为阿托品的1/10～1/2,因此不良反应较轻。 有口干、散瞳、视物模糊、头晕;少数病人有精神错乱、激动、幻觉。青光眼、心动过速、尿潴留者禁用。

药名与剂量	用法与用量	临床应用与注意事项
溴隐亭(溴麦亭) Bromocriptine 片剂:2.5mg	口服:用于震颤麻痹,开始1.25mg/次,2次/日,每14～28日,增加2.5mg,以找到最佳疗效的最小剂量。	本品用于震颤麻痹、抑制生理性泌乳、肢端肥大症、女性不孕症。 有恶心、头痛、眩晕、呕吐等,以及低血压、多动、运动障碍及精神症状。对麦角生物碱过敏者,心脏病、周围血管性疾病患者及孕妇禁用。
金刚烷胺(三环癸胺) Amantadine 片剂:0.1g	口服:成人0.1g/次,2次/日;儿童酌减。	本品用于不能耐受左旋多巴的震颤麻痹患者,也用于抗病毒性流感所致的发热病人。 可出现过度激动、震颤、言语不清、运动失调、抑郁、恶心、眩晕等。

药名与剂量	用法与用量	临床应用与注意事项
美金刚(美金刚胺,二甲金刚胺) Memantine 片剂:10mg	口服:成人和14岁以上者,第1周,10mg/日,以后每周增加10mg;维持剂量成人10mg/次,2~3次/日。	本品主要用于震颤麻痹综合征。 有兴奋、不安、眩晕、口干等。严重肝功能不全、严重意识紊乱者,孕妇和哺乳期妇女禁用。
司来吉兰(司立吉林,优麦克斯) Selegiline 片剂:5mg	口服:成人5~10mg/日,于早晨1次服用,也可早晚分服,服用几周后,用量可减半。	本品用于任何阶段的帕金森病,亦可作为左旋多巴治疗帕金森病的辅助用药。 可出现失眠、幻觉、妄想、兴奋。家族遗传性震颤者禁用。

五、抗精神失常药

(一)抗精神病药

药名与剂量	用法与用量	临床应用与注意事项
氯丙嗪(冬眠灵) Chlorpromazine 片剂:12.5mg,25mg 注射剂:25mg,50mg	口服:成人12.5～50mg/次,1～3次/日;儿童每日0.5～1mg/kg,分3次给药;治疗精神分裂症,75～100mg/日,分次服,以后逐渐增至300～450mg/日或更大,症状减轻后减至100～150mg/日,极量150mg/次,600mg/日。 肌注或静注:成人25～50mg/次,2～4次/日。	①镇静、安定、抗精神病。②小剂量可抑制延髓的催吐化学感受区,大剂量抑制呕吐中枢。③"人工冬眠"状态。④加强催眠药、麻醉药和镇静药的效果等。用于精神分裂症、狂躁症,各种原因所致呕吐,强化麻醉,人工冬眠及低温麻醉。 本品不良反应较多,如困倦、心悸、口干、便秘、皮肤色素沉着、直立性低血压、锥体外系症状,过敏性皮炎、粒细胞减少等。忧郁症为主的精神病者禁用。肝功能严重减退者忌用。尿毒症、心血管疾病者慎用。

药名与剂量	用法与用量	临床应用与注意事项
奋乃静(羟哌氯丙嗪) Perphenazine 片剂: 2mg,4mg	口服:成人 2～4mg/次,1～3 次/日;用于精神病,8～64mg/日,分次服,对兴奋躁动者可先肌注 5～10mg/次,1～3 次/日。	本品与氯丙嗪相似,但作用较其强。对各种急慢性精神分裂症、躁狂症、焦虑不安有效;能稳定情绪,增进主动接触和改善睡眠。 不良反应与注意事项见氯丙嗪。
氟奋乃静 Fluphenazine 片剂:2mg, 5mg	口服:成人 1.25～2.5mg/次,逐渐增至 2～20mg/日,1 次或分次服。	本品作用与氯丙嗪相似,但有较强的中枢作用。抗精神病作用比奋乃静强。适用于妄想、紧张型精神分裂症。 不良反应与注意事项见氯丙嗪。

药名与剂量	用法与用量	临床应用与注意事项
氟哌啶醇(氟哌丁苯) Haloperidol 片剂:2mg 注射剂:5mg	治疗精神分裂症或躁狂症:口服,成人2～4mg/次,2～3次/日;逐渐增至8～12mg/次,2～3次/日;维持量2～4mg/次,2～3次/日;控制急性兴奋症状:肌注5～10mg/次,1～3次/日。	本品作用与氯丙嗪相似,特点是抗焦虑症,抗精神病作用强而久,镇静作用,降温作用明显,受体阻断作用及抗毒蕈碱作用较弱。用于急性青春型和伴有敌对情绪及攻击行为的偏执型精神分裂症。 不良反应与注意事项见氯丙嗪。本品锥体外系症状较明显;偶见白细胞减少,粒细胞缺乏。心功能不全者,孕妇、哺乳期妇女忌用。

药名与剂量	用法与用量	临床应用与注意事项
溴哌利多(溴哌醇) Bromperidol 片剂:1mg,3mg,6mg	口服:成人3～6mg/日,分3次服,每日最多可用至12mg。	本品作用持久,主要用于精神分裂症。 不良反应与注意事项见氯丙嗪,但反应较轻。
氟司必林(氟斯必林,氟螺利林) Fluspirilene 注射剂:2mg	深部肌注:成人2mg/次,1次/周;根据病情,可每周增加2mg。常用维持量2～8mg/周。	本品为长效抗精神病药,作用与三氟拉嗪相似。用于急、慢性精神分裂症,躁狂症及痴呆,中毒性精神病。 可发生锥体外系反应,偶有兴奋、不安、失眠、心电图改变等。

药名与剂量	用法与用量	临床应用与注意事项
替米哌隆（硫咪哌隆） Timiperone 片剂：0.5mg，1mg，3mg	口服：初始剂量0.5～3mg/日，然后逐渐增至3～12mg/日，分次服。	本品尤其对幻觉、妄想状态、兴奋状态等症状疗效好。用于精神分裂症。 有口干、便秘、焦躁、困倦；还可引起帕金森综合征，以及锥体外系症状。孕妇和哺乳期妇女禁用。癫痫、甲状腺功能亢进、肝病患者，老年人和儿童均慎用。驾驶员、机械操作者禁用。

药名与剂量	用法与用量	临床应用与注意事项
五氟利多 Penfluridol 片剂:5mg,20mg	口服:成人每周1次,首次剂量为20mg,每周递增20～40mg,一般治疗量为120mg/周。	本品用于控制幻觉、妄想、淡漠、退缩等症状。抗精神病作用强大,作用持久,对各型精神分裂症均有确切疗效。临床用于慢性精神分裂症病人的维持治疗,对急性精神分裂症也有效。 本品不良反应较轻、锥体外系反应多见。孕妇慎用。长期应用对肝、肾无任何损害,偶有丙氨酸氨基转移酶一过性升高。

药名与剂量	用法与用量	临床应用与注意事项
氯普噻吨(泰尔登) Chlorprothixene 片剂:15mg,25mg 注射剂:25mg	口服:治疗精神病,开始75～100mg/日,逐渐增量至200～450mg/日,分3～4次服。 肌注:对兴奋躁动、不合作者,开始可肌注90～150mg/日,分次给药,好转后改口服。	本品作用与氯丙嗪相似。但安定作用不及氯丙嗪,抗焦虑及抗抑郁作用较强。临床适用于以抑郁、焦虑、妄想为主症的精神分裂症等。 本品锥体外系反应较少,大剂量可能会引起癫痫大发作,还有嗜睡、无力、口干、直立性低血压等。

续表

药名与剂量	用法与用量	临床应用与注意事项
舒必利(舒宁,硫苯酰胺) Sulpiride 片剂:100mg 注射剂: 50mg, 100mg	口服:成人首次200mg/日,分2～3次给药,以后每隔2日增加200mg,直到治疗量600～800mg/日,分2～3次给药。 肌注:开始200mg/日,分2～3次给药,以后可增至400mg/日。	本品抗精神病、木僵、退缩、幻觉、妄想及精神错乱的作用较强,并有一定的抗抑郁作用。用于治疗呕吐、精神分裂症及慢性退缩和幻觉妄想病等。 有锥体外系反应,失眠、焦躁、兴奋头痛、运动失调等。孕妇、新生儿慎用。心血管疾病、低血压及高血压患者慎用。幼儿禁用。用药期间不能从事操作机械和驾驶等危险工作。

药名与剂量	用法与用量	临床应用与注意事项
硫必利(泰必利) Tiapride 片剂:50mg	口服:成人100mg/次,2～4次/日,最大用量不超过800mg/日,老年人宜从小剂量开始,50～100mg/次,2～3次/日。	本品用于多种疼痛,如三叉神经痛、血管性头痛、神经性头痛等;治疗运动障碍、抽动-秽语综合征等。 本品可出现头昏与乏力,偶见恶心、胸闷、兴奋、闭经、荨麻疹等。有严重肝脏损害、白细胞减少或造血功能不良者慎用。

药名与剂量	用法与用量	临床应用与注意事项
氯氮平(氯札平) Clozapine 片剂:25mg 注射剂:50mg	口服:成人开始 50~100mg/日,以后逐渐增至 150~300mg/日;维持量为 100mg/日,分 2~3 次服。 肌注:50mg/次,2 次/日,4~7 日见效。	本品作用类似氯丙嗪,临床用于急慢性精神分裂症,有控制精神病的幻觉、妄想及抗兴奋躁动作用。对幻觉妄想型及青春型有较好疗效,因有产生粒细胞缺乏的危险性,只对使用传统的抗精神病药无效或锥体外系反应严重者用之。 本品可出现便秘、皮疹、呕吐、发热、直立性低血压。有心血管疾病及癫痫患者慎用。

药名与剂量	用法与用量	临床应用与注意事项
舒托必利（乙基舒必利） Sultopride 片剂：100mg	口服：成人 0.4～1.2g/日，分 2～3 次给药，维持量为 0.4～0.6g/日，分 2～3 次给药，最大量为 1.6g/日。本品可控制部分兴奋躁动和行为紊乱的症状。	本品常出现锥体外系反应、嗜睡、流涎等。
氯噻平 Clotiapine 片剂：40mg 注射剂：50mg	口服：一般从 60mg/日开始，逐渐增至 120mg/日，最高可达 240mg/日，分次服。	本品有较好的抗幻觉、妄想及抗兴奋躁动作用。 可出现直立性低血压，偶见倦怠感等。

药名与剂量	用法与用量	临床应用与注意事项
曲美托嗪(三甲氧啉) Trimetozine 片剂:300mg	口服:成人 300mg/次,3～6 次/日。	本品为镇静安定药,可减轻紧张及焦虑状态。对血压、呼吸、运动神经无明显影响,用于紧张和情绪激动的神经精神症状及儿童行为障碍等。 大剂量时可见乏力、倦怠、恶心、嗜睡等;少数人可见变态反应;个别患者可出现血糖与尿糖升高。

(二)抗抑郁药

药名与剂量	用法与用量	临床应用与注意事项
丙咪嗪 Imipramine 片剂:25mg,12.5mg	口服:用于治疗抑郁症,成人 12.5～25mg/次,3 次/日;老年人及体弱者每日从 12.5mg 开始,逐渐增加剂量,极量 200～300mg/日;用于小儿遗尿,5 岁以上 12.5～25mg/次,睡前服。	本品有较强的抗抑郁作用。临床主要用于各种类型抑郁症、小儿遗尿等。 本品不良反应较多,如有心动过速、出汗、头晕、精神错乱、胃肠道反应、视物模糊、直立性低血压、便秘、尿潴留、白细胞减少等。老年人及青光眼、高血压、前列腺肥大患者慎用。心力衰竭、心绞痛、心动过速、肝及肾功能不全者及孕妇禁用。

药名与剂量	用法与用量	临床应用与注意事项
苯丙胺(非那明) Amphetamine 片剂:5mg 注射剂:10mg	口服:成人5～10mg/次,1～3次/日(极量20mg/次,30mg/日)。 肌注或皮下注射:5～10mg/次。	本品用于发作性睡眠病、麻醉药及其他中枢抑制药中毒、精神抑郁症等。 服后有欣快感,久用成瘾。高血压、动脉硬化、冠状动脉疾病、神经衰弱者,老年人及儿童均忌用。

药名与剂量	用法与用量	临床应用与注意事项
阿米替林 Amitriptyline 片剂:10mg,25mg	口服:用于抗抑郁症,75～150mg/日,分3次给药;小儿遗尿症,6岁以上10～25mg/次,睡前服,疗程不要超过3个月。	本品主要用于各种类型抑郁症(如内源性抑郁症、更年期抑郁症、反应性抑郁症),对焦虑和抑郁症病人有效。 常见有丙咪嗪样反应,但较轻。有严重心脏病、青光眼、前列腺肥大及尿潴留患者禁用。
多塞平(多虑平) Doxepin 片剂:50mg,100mg	口服:成人50～300mg/日,分3次给药。	本品用于各种抑郁症和神经官能症;对慢性酒精中毒性精神病也有效果。 有轻度嗜睡、口干、便秘、视物模糊等。

药名与剂量	用法与用量	临床应用与注意事项
马普替林(路滴美) Maprotiline 片剂:10mg,25mg 注射剂:25mg	口服:成人25mg/次,3次/日,连续用数周;重症,50mg/次,3次/日,连续数周。 静注:25～50mg/次,日剂量不超过150mg;老年人和儿童开始10mg/次,3次/日,如病情需要,可逐渐增加剂量,最后可增至25mg/次。	本品能提高患者情绪,有缓解焦虑、激动和精神运动阻滞的作用。临床用于内源性抑郁症、精神源性抑郁症、心因性抑郁症、隐匿性抑郁症等。 常有嗜睡、头晕、口干、震颤、心动过速、便秘等。心血管疾病、肝肾功能不全、青光眼、尿潴留者及孕妇慎用;对心力衰竭或新近发生的心肌梗死患者禁用。

药名与剂量	用法与用量	临床应用与注意事项
哌甲酯(利他林) Methyl-phenidate 片剂:10mg 注射剂:20mg	口服:成人10mg/次,2～3次/日;用于6岁以上儿童轻微脑功能失调综合征,开始5mg/次,2次/日,于早饭及午饭前服,每周递增5～10mg,每日总量不超过60mg。	本品能兴奋中枢的多种精神活动,促使思维敏捷,解除疲劳,精神振奋,欣快,制止小动作,引起阵发性安静,延长注意力集中时间。临床用于儿童轻微脑功能失调(多动综合征),也用于轻度抑郁症、神经官能症等。 偶有神经过敏、失眠、眩晕、心悸、过度兴奋。青光眼患者禁用。癫痫、高血压患者慎用。6岁以下儿童尽量不用。

(三)抗焦虑药(弱安定药)

药名与剂量	用法与用量	临床应用与注意事项
氯氮䓬(利眠宁) Chlordiazepoxide 片剂:10mg	口服:用于镇静,成人10mg/次,3次/日;用于催眠10~20mg/次,睡前服。用于抗焦虑,5~10mg/次,3次/日;严重者20mg/次,3次/日,病情改善后改为5~10mg。	本品一般用于神经官能症、焦虑紧张、情绪烦躁、一般性失眠;也可用于抗惊厥和抗癫痫的辅助治疗。 有头痛、皮疹、乏力等不良反应。白细胞减少、共济失调、肝、肾功能减退者慎用。哺乳期妇女及孕妇忌用。

药名与剂量	用法与用量	临床应用与注意事项
地西泮（安定） Diazepam 片剂:2.5mg 注射剂:10mg	口服：成人 2.5～5mg/次，3 次/日，最大量 30mg/日；用于催眠，5～10mg，睡前服。 肌注、静注：10mg/次，40mg/日。	本品作用同氯氮䓬，但较氯氮䓬强，是控制癫痫持续状态的首选药物，也用于单纯失眠、焦虑、情绪烦躁、神经官能症等。 不良反应同氯氮䓬。婴儿、有青光眼病史者、重症肌无力者禁用。
硝西泮（硝基安定） Nitrazepam 片剂:5mg，10mg	口服：成人用于催眠，5～10mg/次，睡前服；用于抗癫痫，5～30mg/日，分 1～3 次给药。	本品主要用于催眠、抗焦虑、抗癫痫（主要治疗肌阵挛性癫痫），对婴儿痉挛也有效。 不良反应见地西泮。妊娠早期忌用。老年人、肝功能不全者、呼吸障碍者慎用。服药期间不可驾车和操作机器。

药名与剂量	用法与用量	临床应用与注意事项
氯美扎酮(芬那露)Chlormezanone 片剂:0.2g	口服:成人0.2g/次,3次/日;催眠用量,400mg/次,睡前服。	本品有镇静、抗焦虑、催眠及肌松作用,可用于精神紧张、恐惧、焦虑性神经病、慢性疲劳,以及由焦虑、激动等引起的失眠等。 有嗜睡、潮红、药疹、厌食、抑郁、眩晕、言语模糊、运动失调、精神错乱、口干等不良反应。用药期间不宜驾驶车辆和操作机器。肝肾功能不全者慎用。

药名与剂量	用法与用量	临床应用与注意事项
艾司唑仑(舒乐安定) Estazolam 片剂:1mg	口服:成人用于镇静1～2mg/次,3次/日;用于催眠2～4mg,睡前服;用于抗癫痫2～4mg/次,3次/日。	本品为苯二氮䓬类药物。镇静、安眠、抗惊厥、抗焦虑作用较强。用于焦虑、失眠、紧张、恐惧,也用于癫痫大发作、小发作等。 常出现乏力、嗜睡,对老年人、体弱者应减量。重症肌无力者禁用。孕妇,肝、肾功能不良者慎用。
三唑仑(海乐神) Triazolam 片剂:0.25mg	口服:成人0.25～0.5mg,临睡前服用。	本品适用于焦虑、神经紧张、入睡困难等。 常见厌倦、乏力、眩晕、肌肉无力、偏头痛、皮疹、视物模糊、心悸等。孕妇、哺乳期妇女及极度虚弱者,急性闭角型青光眼及重症肌无力患者均禁用。肝功能不全、呼吸系统障碍及有抽搐史者慎用。

药名与剂量	用法与用量	临床应用与注意事项
阿普唑仑(佳静安定) Alprazolam 片剂: 0.25mg, 0.5mg	口服:成人用于抗焦虑:0.25～0.5mg/次,3次/日;用于抗抑郁:2～4mg/日,分3次给药,个别病人需用至10mg/日。	本品有抗焦虑、抗抑郁、肌肉松弛、镇静和抗癫痫作用。作用是地西泮的3～5倍。适用于焦虑不安、恐惧、顽固性失眠及抑郁症等。 不良反应与地西泮相似,但较轻,有嗜睡、口干、头晕、头痛、眩晕、无力。孕妇、哺乳期妇女,闭角型青光眼、重症肌无力者禁用。

药名与剂量	用法与用量	临床应用与注意事项
替马西泮(羟基安定) Temazepam 胶囊剂:10mg,20mg	口服:用于失眠,10～30mg睡前服;手术前给药:20～40mg手术前0.5～1小时口服。本品有较好的抗焦虑作用。用于失眠、神经官能症、内源性抑郁症等。	本品不良反应较少,偶有口干、无力。孕妇和可能怀孕妇女忌用。儿童慎用。
溴替唑仑 Brotizolam 片剂:0.25mg	口服:成人0.25mg,睡前服用。	本品是主要用于失眠症的催眠药,并有抗惊厥、抗焦虑和肌肉松弛作用。 不良反应见苯二氮䓬类药物。

续表

药名与剂量	用法与用量	临床应用与注意事项
氟硝西泮(氟硝基安定) Flunitrazepam 片剂:2mg	口服:用于催眠,2mg睡前服。	本品主要用于手术前镇静及各种失眠症。 有头晕、头痛、心动过速和出汗等。小儿忌用。肺功能不全者禁用。长期应用有依赖性。
美沙唑仑(美唑仑) Mexazolam 片剂:0.5mg,1mg	口服:成人0.5~1mg/次,3次/日。	本品主要用于不安、紧张、抑郁、强迫恐怖症、自主神经失调及身心疾病等。 有口渴、血压下降、丙氨酸氨基转移酶升高者,患心、肝、肾疾病者及孕妇慎用。驾驶员和机械操作者不宜用。

六、抗癫痫药

药名与剂量	用法与用量	临床应用与注意事项
苯妥英钠(苯妥英，大仑丁) Phenytoin Sodium 片剂:50mg，100mg 注射剂：100mg	口服：抗癫痫，成人100mg/次，2～3次/日，极量，0.3g/次，0.5g/日；儿童开始时每日5mg/kg，分2～3次给药，以后剂量个体化，最大剂量0.3g/日，维持量每日4～8mg/kg；治疗三叉神经痛：100mg/次，3次/日。 静注：100～250mg/次，必要时30分钟后再注射100mg。	本品主要用于抗癫痫，能有效控制大发作和局限性发作，对精神运动性发作也有效，但对小发作无效。还可以治疗三叉神经痛和抗心律失常。 常见有胃肠道反应，偶有共济失调、白细胞减少、血小板减少，再生障碍性贫血、精神错乱等。

药名与剂量	用法与用量	临床应用与注意事项
苯巴比妥(鲁米那) Phenobarbital 片剂:15mg,30mg 注射剂:100mg	口服:用于癫痫大发作和局限性发作,成人100～200mg/日,分3次给药;儿童每次0.5～2mg/kg,2～3次/日。 肌注:用于癫痫持续状态,成人50～200mg/次,必要时4～6小时可重复注射(极量0.25g/次,0.5g/日)。	本品主要用于癫痫大发作和局限性发作,但对小发作较差。尤其适用于6岁以下儿童。 不良反应及注意事项同苯妥英钠。

药名与剂量	用法与用量	临床应用与注意事项
扑米酮（扑酮） Primidone 片剂:0.25g	口服：成人 0.25g/次，2～3 次/日，极量 2g/日；儿童每日12.5～25mg/kg，分 2～3 次给药。	本品用于治疗癫痫大发作、局限性发作和精神运动性发作。 常见有嗜睡、共济失调症，偶见白细胞减少。肝、肾功能不全者忌用。
三甲双酮（解痉酮） Trimethadi-one 片剂:0.15g	口服：成人 0.15～0.3g/次，2～3 次/日，极量 0.5g/次，2g/日；儿童每日 20～30mg/kg，分 2～3 次给药。	本品为抗癫痫药。主要用于癫痫小发作。 常见有恶心、嗜睡、眩晕、畏光等；少数病人有药物热、粒细胞缺乏症、肾病综合征、中毒性肝炎、造血功能障碍。肝、肾功能不良者忌用。

药名与剂量	用法与用量	临床应用与注意事项
苯乙酰脲 Phenacemide 片剂:0.5g	口服:成人 0.5g/次,3 次/日;5～10 岁儿童,用成人的 1/2 量。	本品用于治疗癫痫,对精神运动性发作疗效较好,对大发作、小发作或混合型发作疗效较差。 常有恶心、呕吐、发热、皮疹、嗜睡、头痛、眩晕、肝及肾损害、骨髓抑制,严重的可致性格改变。肝、肾及造血功能异常者及有性格异常史者禁用。

药名与剂量	用法与用量	临床应用与注意事项
苯丁酰脲 Ethylphenacemide 片剂:0.5g	口服:成人0.6～1g/日,分次服;儿童6个月至2岁50mg/日,分次服;2～5岁100～200mg/日,分次服;6～10岁200～600mg/日,分次服。	本品主要用于治疗癫痫大发作和精神运动性发作。 常有厌食、运动失调、白细胞减少、皮疹、性格异常、再障。严重肝、肾疾病患者禁用。
贝克拉胺(苄氯丙酰胺) Beclamide 片剂:0.5g	口服:成人1.5～4g/日,分次服;5岁以下儿童0.75～1g/日,分次服;5～10岁1.5g/日,分次服。	本品为抗惊厥药。用于治疗癫痫大发作和精神运动性发作。 不良反应可有眩晕、神经过敏、胃肠道不适等;偶见皮疹和暂时性白细胞减少等。

续表

药名与剂量	用法与用量	临床应用与注意事项
卡马西平(痛痉宁) Carbamazepine 片剂:100mg,200mg	口服:用于治疗癫痫,成人开始剂量为100~200mg/次,1~2次/日,根据需要可增加200mg/日,逐渐增加到维持量0.8~1.2g/日,分2~4次;儿童1岁以内100~150mg/日,1~5岁200~300mg/日,5~10岁400~600mg/日,10~15岁0.5~1g/日,分3次服。	本品对癫痫大发作,精神运动性发作,局限性发作及混合型癫痫均有效。也可用于三叉神经痛、心律失常、神经源性尿崩症、偏头痛等。 常见有眩晕、嗜睡、运动失调、口干、恶心、呕吐,偶见白细胞减少、血小板减少、再障和肝、肾功能异常。长期应用要定期检查肝功能、血常规、尿常规。孕妇、哺乳期妇女、有骨髓抑制史及心、肝、肾功能不全者禁用。青光眼及老年患者慎用。

药名与剂量	用法与用量	临床应用与注意事项
丙戊酸钠（抗癫灵）Sodium Valproate 片剂：0.2g 糖浆剂：50mg/ml	口服：成人开始用量为0.6g/日，分3次给药，每隔3日增加0.2g，直至常用量1～1.6g/日；儿童体重20kg以上者，每日20～30mg/kg；体重20kg以下者，每日20mg/kg，分3次给药。	本品对癫痫小发作特别有效，对肌阵挛性、局限性发作、大发作和混合型癫痫均有效。 常有厌食、恶心、呕吐、腹泻、脱发、共济失调。应定期检查肝功能。孕妇忌用，肝功能不良者慎用。

药名与剂量	用法与用量	临床应用与注意事项
舒噻美(舒噻嗪,磺斯安) Sultiame 片剂:50mg,100mg	口服:成人0.2g/次,3次/日;1岁儿童25mg/次,2~5岁100mg/次,6~12岁150mg/次,3次/日。	本品用于精神运动性发作,对大发作和局限性发作也有效。 常见有厌食、感觉异常,以及由于酸血症引起的呼吸过度、头痛、共济失调等。肾病者慎用。
抗痫灵 Antiepilepsirin 片剂:50mg	口服:成人50~100mg/次,2次/日,儿童酌情减量。	本品作用与苯巴比妥相似。对大发作及外伤性癫痫疗效显著。 偶有轻度头痛、恶心、食欲减退、嗜睡等。

药名与剂量	用法与用量	临床应用与注意事项
丙戊酰胺(癫健安) Valpromide 片剂:0.1g,0.2g	口服:成人0.6~1.2g/日,分3次服;儿童每日10~30mg/kg,分3次服。	本品为广谱抗癫痫药,作用强,而毒性较低。试用于多种类型癫痫均有效。 有食欲缺乏、恶心、头晕、头痛、乏力及皮疹等。
氨己烯酸 Vigabatrin 片剂:0.5g	口服:成人和9岁以上儿童,建议剂量为2g/日,如需要可增加到4g/日,分次服;3~9岁儿童,建议剂量为1g/日,分次服。	本品对耐药性的部分发作型癫痫特别有效。 有嗜睡、共济失调、头痛、头晕、激动、记忆力障碍等。

药名与剂量	用法与用量	临床应用与注意事项
香草醛(抗癫香素) Vanillin 片剂:0.2g	口服:成人 0.1～0.2g/次,3 次/日。	本品用于癫痫小发作及其他各型癫痫、多动症、眩晕等。 偶有头晕等轻度反应外,未见其他不良反应。严重肝、肾功能不全者慎用。

七、解热、镇痛药

药名与剂量	用法与用量	临床应用与注意事项
阿司匹林(乙酰水杨酸) Aspirin 片剂:40mg,50mg,0.3g,0.5g	口服:成人解热镇痛,0.3～0.6g/次,3次/日。用于抗风湿,成人0.5～1g/次,3～5次/日,3个月为1个疗程;儿童每日0.1g/kg,分3次给药。用于预防心肌梗死、动脉血栓、动脉粥样硬化,一般宜用小剂量0.1g/次,1次/日,最少可用40mg/次,1次/日。	本品有解热、镇痛作用,抗炎、抗风湿作用较强。并有促进尿酸排泄作用。此外,尚有抗血小板聚集作用。临床主要用于发热、头痛、神经痛、风湿热、急性风湿性关节炎及类风湿关节炎等。还用于预防心肌梗死、动脉血栓、动脉粥样硬化等。 对胃有刺激,可引起胃出血、皮疹、血管神经性水肿。哮喘、胃及十二指肠溃疡病患者慎用或不用。少数人有过敏性休克;长期大剂量应用可引起肾乳头坏死,甚至有全身出血倾向。

续表

药名与剂量	用法与用量	临床应用与注意事项
三柳胆镁(痛炎宁) Choline Magnesium Trisalycylate 片剂:293mg	口服:治疗类风湿关节炎,成人 1.5g/次,(按水杨酸计),2 次/日;治疗骨关节炎,1g/次(按水杨酸计),2 次/日。	本品有镇痛、解热作用,用于类风湿关节炎、骨关节炎等。疗效比阿司匹林、布洛芬好。对阿司匹林不耐受者可用本品。 有上腹烧灼感、目眩、耳鸣、皮疹,偶见胃肠道出血等。孕妇,12 岁以下儿童禁用。慢性肾功能不全者禁用。

药名与剂量	用法与用量	临床应用与注意事项
二氟尼柳(双氟尼酸) Diflunisal 片剂:0.25g,0.5g	口服:用于镇痛,开始1g,以后每8~12小时服0.5g;用于骨关节炎,0.5~1g/日,维持量每日不超过1.5g,分次服。	本品有镇痛、抗炎及解热作用。临床适用于轻、中度疼痛的镇痛,如骨关节炎、类风湿关节炎。 可有恶心、呕吐、腹泻、头痛、头晕及皮疹等。有消化道溃疡、阿司匹林过敏、心肾功能不全、高血压等病人及哺乳期妇女均禁用。

续表

药名与剂量	用法与用量	临床应用与注意事项
贝诺酯(扑炎痛) Benorilate 片剂:0.5g	口服:用于类风湿、风湿关节炎,4g/次,2次/日,早晚服用,或2g/次,3～4次/日;用于一般解热镇痛,0.5～1.5g/次,3～4次/日。	本品为新型消炎、解热、镇痛、抗风湿药,不良反应小。临床主要用于风湿性、类风湿关节炎,感冒发热,神经痛等。 有呕吐、消化不良、便秘、耳鸣、耳聋。肝、肾功能损害者慎用。阿司匹林过敏者禁用。
对乙酰氨基酚(扑热息痛) Paracetamol 片剂:0.3g,0.5g	口服:成人0.25～0.5g/次,3～4次/日;儿童2～3岁160mg/次;4～5岁240mg/次,6～8岁320mg/次,9～10岁400mg/次;11岁480mg/次,4次/日。	本品用于解热,镇痛。解热作用较强、镇痛作用较弱。用于感冒发热、关节痛、神经痛及偏头痛等。 有恶心、呕吐、出汗、腹痛等;剂量过大可引起肝损害,严重者可致昏迷,甚至死亡。3岁以下儿童及新生儿因肝、肾功能不全,应避免使用。

续表

药名与剂量	用法与用量	临床应用与注意事项
复方阿司匹林(APC) 每片含乙酰水杨酸 0.22g、非那西丁 0.162g、咖啡因 0.035g	口服:成人1～2片/次,3次/日,儿童酌减。	本品为复方制剂,用于感冒发热、神经痛、关节痛、牙痛等。 不良反应与注意事项见阿司匹林。
索米痛(去痛片)Somiton 每片含氨基比林 0.15g、非那西丁 0.15g、咖啡因 0.05g、苯巴比妥 0.015g	口服:成人1～2片/次,3次/日,儿童酌减。	本品临床主要用于各种慢性钝痛及手术后疼痛。 本品含氨基比林、非那西丁,服后可引起上腹不适、呕吐、皮疹、大量出汗,还可致粒细胞减少等,如长期服用,可引起中毒。

药名与剂量	用法与用量	临床应用与注意事项
速效伤风胶囊 含有人工牛黄、咖啡因、氯苯那敏、对乙酰氨胺基酚	口服：成人 1～2 粒/次，3 次/日。	本品适用于感冒引起的发热、头痛、咽喉痛、鼻塞等。 驾驶人员及机械操作者、高血压者慎用。
感冒清 含有清热解毒中药、盐酸吗啉胍、氯苯那敏、对乙酰氨基酚	口服：成人 2～4 粒/次，3 次/日；儿童酌减。	本品适用于各种类型感冒、流感症状等。 注意驾驶人员及机械操作者慎用。

续表

药名与剂量	用法与用量	临床应用与注意事项
感冒通 片剂:含有双氯芬酸钠、人工牛黄、氯苯那敏等	口服:成人2～3片/次,3次/日;儿童酌减。	本品适用于感冒引起的头痛、关节痛、肌肉痛等。
重感灵 片剂:含有氯苯那敏、安乃近等	口服:成人5粒/次,2～3次/日;儿童酌减。	本品有解毒、清热、消炎、止痛作用。用于治疗恶寒、高热、头痛、四肢酸痛、咽喉痛、咳嗽等。

续表

药名与剂量	用法与用量	临床应用与注意事项
康必得 含有对乙酰氨基酚、葡萄糖酸锌、二氧异丙嗪、板蓝根等	口服:成人4片/次,3次/日;儿童酌减。	本品有解热镇痛、抗过敏、抗病毒、增强机体免疫功能作用。用于感冒引起的鼻塞、流涕、发热、头痛、咳嗽、多痰等。 少数患者可出现嗜睡、口干、多汗等不良反应。司机和从事高空作业者慎用。

药名与剂量	用法与用量	临床应用与注意事项
感康(复方氨酚烷胺片) 每片含金刚烷胺 100mg、对乙酰氨基酚 250mg、人工牛黄 10mg、咖啡因 15mg 等	口服:成人 1～2 片/次,2 次/日;12 岁以下儿童和孕妇服用遵医嘱。	本品主要用于流行性感冒及普通感冒有效,可减轻和消除发热、周身疼痛、头痛、流鼻涕、咳嗽等症状。 对乙酰氨基酚等解热镇痛药过敏者禁用。驾驶员或操作机器者慎用。

药名与剂量	用法与用量	临床应用与注意事项
泰诺(酚麻美敏片) 每片含对乙酰氨基酚、伪麻黄碱、右美沙芬、氯苯那敏	口服:成人和12岁以上儿童1～2片/次,4次/日,24小时不超过8片。6～12岁儿童1片/次,4次/日,24小时不超过4片。	本品适用于感冒和上呼吸道过敏,能缓解因感冒引起的鼻塞、头痛、发热、咳嗽等症状。

八、抗炎镇痛药

药名与剂量	用法与用量	临床应用与注意事项
吲哚美辛(消炎痛) Indomethacin 胶囊剂:25mg 栓剂:100mg	口服:成人25mg/次,3次/日,饭后立即服用可减少对胃肠道刺激。 肛门给药:栓剂成人100mg/次,1～2次/日。	本品主要用于急性与慢性风湿性关节炎、痛风性关节炎、类风湿关节炎等。亦可用于退热、痛经、偏头痛等。 常见有头痛、眩晕及胃肠道反应,有时可引起胃出血和胃穿孔、再生障碍性贫血、白细胞减少。有胃溃疡、震颤麻痹、精神病、癫痫、支气管哮喘、肾功能不全者,婴幼儿及孕妇均忌用。

药名与剂量	用法与用量	临床应用与注意事项
苄达明(炎痛静) Benzydamine 片剂:25mg	口服:成人 25～50mg/次,3 次/日,饭后服。	本品具有镇痛、抗炎、解热。用于手术及外伤所致的各种疼痛及关节炎、气管炎、咽炎等。可与抗生素合用。 可有食欲缺乏、腹泻等。
甲芬那酸(甲灭酸,扑湿痛) Mefenamic Aicd 片剂:250mg	口服:成人首剂 500mg,以后 250mg/次,4 次/日,连续用药不宜超过 1 周。	本品有解热、镇痛和抗炎作用。用于风湿性关节炎、类风湿关节炎、头痛、牙痛、神经痛、月经痛等。 常见有胃肠道反应、溶血性贫血、粒细胞缺乏症、血小板减少性紫癜等。胃肠炎、溃疡病、癫痫患者禁用。肝、肾功能损害,支气管哮喘者慎用。

续表

药名与剂量	用法与用量	临床应用与注意事项
氯芬那酸(氯灭酸,抗炎灵,抗风湿灵) Clofenamic Acid 片剂:0.2g	口服:成人0.2～0.4g/次,3次/日。	本品能抑制前列腺素的合成,具有消炎、镇痛、解热作用。临床主要用于风湿性关节炎、类风湿关节炎和其他炎症性疼痛等。 常见有头晕、头痛。严重肝、肾功能减退者及孕妇慎用。
甲氯芬那酸钠(抗炎酸钠) Meclofenamate Sodium 胶囊剂:50mg,100mg	口服:成人0.2～0.4g/日,分3～4次给药,最大剂量不超过0.4g。	本品有抗炎、镇痛、解热作用。用于风湿性关节炎、类风湿关节炎、骨关节炎、强直性脊柱炎等。 常见的不良反应有胃肠道反应、皮疹等。有出血性疾病、心血管病、消化道溃疡者慎用。

续表

药名与剂量	用法与用量	临床应用与注意事项
格拉非宁(苯胺喹啉) Glafenine 片剂:0.3g	口服:成人 0.6～1.2g/日,分 2～4 次给药。	本品镇痛作用比阿司匹林强。用于炎症引起的牙痛、关节痛、腰背痛、神经痛、头痛及手术后痛。 常见不良反应有恶心、呕吐、腹泻、胃痛、皮疹等。超大剂量可引起肾衰竭及间质性肾炎。
尼氟酸(尼氟灭酸,阿克通) Niflumic Acid 胶囊剂:0.25g	口服:成人 0.5～1g/日,分 3 次给药。	本品有抗炎、镇痛作用。用于风湿性关节炎、风湿性脊椎炎、骨关节炎等疾病。 不良反应有胃肠道反应、头痛、肾损害等。

药名与剂量	用法与用量	临床应用与注意事项
双氯芬酸钠（扶他林，双氯灭痛）Diclofenac Sodium 片剂：25mg 注射剂：75mg 栓剂：50mg 霜剂：1%	口服：成人 25～50mg/次，3 次/日，饭后服；儿童每日 2～3mg/kg，分 3 次给药。 肌注：75mg/次，1 次/日。 栓剂：50mg/次，2 次/日。 霜剂：外用。	本品有镇痛、抗炎和解热作用。用于风湿性关节炎、类风湿关节炎、骨关节炎、强直性脊柱炎、脊椎关节炎、非风湿性疼痛等。 常见不良反应有胃部不适、恶心、呕吐、皮疹、黄疸等。有肝、肾损害及溃疡病史者慎用。孕妇及有阿司匹林过敏史者忌用。

药名与剂量	用法与用量	临床应用与注意事项
桂美辛(吲哚拉新) Cinmetacin 胶囊剂: 150mg	口服:成人 0.15～0.3g/次,3 次/日,饭后服用,3～4 周为 1 个疗程。	本品有抗炎、镇痛、解热作用。较吲哚美辛强,且不良反应小。作用与应用同吲哚美辛。 常见有食欲缺乏、恶心、胃痛、便血、皮疹、水肿、嗜睡等不良反应。结核、溃疡病患者慎用。
舒林酸(苏灵大) Sulindac 片剂:0.1g, 0.2g	口服:成人 0.1～0.2g/次,2 次/日,饭后服。	本品有镇痛、抗炎及解热作用。抗炎作用强度是吲哚美辛的 1/2。用于类风湿关节炎、强直性脊柱炎、急性痛风性关节炎、肩关节痛、骨关节炎等。 常见有恶心、便秘、腹痛、皮疹、瘙痒、发热,偶见肝功能异常,其他不良反应见吲哚美辛。

药名与剂量	用法与用量	临床应用与注意事项
托美丁(痛灭定) Tolmetin 片剂:0.2g	口服:成人0.6～1.2g/日,分3～4次给药,一般1周后见效。	本品有镇痛、抗炎、解热作用。用于治疗类风湿关节炎、骨关节炎、强直性脊柱炎、青年型慢性多发性关节炎。 常见有胃肠道反应、中枢神经系统反应,偶有皮疹等。有溃疡病史慎用。有出血倾向者禁用。
丁苯羟酸(丁苯乙肟,皮炎灵) Bufexamac 片剂:0.25g 霜剂:0.5g/10g	口服:成人0.75～1.5g/日,分次服用。 霜剂:外用。	本品有镇痛、抗炎及解热作用。用于类风湿关节炎、骨关节炎。5%霜剂可用于各种皮肤病引起的瘙痒及银屑病等。 常见有胃肠道刺激作用,偶见过敏性皮疹,接触性皮炎等。肝病、消化性溃疡患者忌用。

药名与剂量	用法与用量	临床应用与注意事项
吡罗昔康（炎痛喜康）Piroxicam 片剂：20mg	口服：成人 20～40mg/次，1 次/日，7 日为 1 个疗程。	本品能抑制前列腺素的生物合成。有很强的镇痛、消炎和解热作用，作用略强于吲哚美辛。用于风湿关节炎、类风湿性关节炎、强直性脊柱炎、肩周炎、急性痛风等。 不良反应常有头痛、水肿、胃肠道反应，长期应用可引起胃溃疡及胃肠道出血。孕妇慎用。

药名与剂量	用法与用量	临床应用与注意事项
布洛芬(异丁苯丙酸,拔怒风) Ibuprofen 片剂:0.1g,0.2g	口服:成人 0.6g/日,分 3 次给药,饭后服用。	本品有消炎、镇痛、解热作用与阿司匹林相似,比保泰松及对乙酰氨基酚强。临床用于风湿性关节炎、类风湿关节炎、骨关节炎。 常见有消化道反应,偶有溃疡和出血、丙氨酸氨基转移酶升高。有支气管哮喘、鼻息肉综合征及血管神经性水肿病人禁用。肝、肾功能不良患者慎用。孕妇及 14 岁以下儿童禁用。

续表

药名与剂量	用法与用量	临床应用与注意事项
酮洛芬(优洛芬,酮基布洛芬) Ketoprofen 片剂:50mg	口服:成人 50mg/次,3～4 次/日,或开始 100mg/次,3 次/日,以后改为 2 次/日。	本品抗炎作用是阿司匹林的 150 倍,解热作用比吲哚美辛强 4 倍,而毒性为吲哚美辛的 1/20。 常见有胃肠道反应、过敏。消化道溃疡病人慎用。其他见布洛芬。
芬必得 Fenbid 胶囊剂:0.3g	口服:成人早晚各 1 粒。	本品为布洛芬的缓释剂。作用及不良反应同布洛芬。

药名与剂量	用法与用量	临床应用与注意事项
非诺洛芬(苯氧布洛芬) Fenoprofen 片剂:0.15g	口服:成人 0.3g/次,4 次/日。	本品有解热、镇痛、消炎作用。用于关节痛、骨关节炎、强直性脊柱炎、痛风等。 常见有消化不良、胃部不适、鼻塞、皮疹。肾功能不全者慎用。消化道溃疡者禁用。
芬布芬(联苯丁酮酸) Fenbufen 片剂:0.3g	口服:0.6g/次,晚上服 1 次,每日剂量不超过 900mg。	本品主要用于类风湿关节炎、风湿性关节炎、骨关节炎、强直性脊柱炎及痛风。 常见有胃肠道反应,对肝有毒性。孕妇、哺乳妇女及消化道溃疡者慎用。14 岁以下儿童忌用。

药名与剂量	用法与用量	临床应用与注意事项
卫矛醇 Dulcitol 片剂:50mg	口服:成人 100mg/次,3 次/日,3 个月为 1 个疗程。	本品有镇痛、消炎作用。用于类风湿关节炎。 常见有口干、皮肤瘙痒、严重胸闷感等。
氟芬那酸(氟灭酸) Flufenamic Acid 片剂:0.2g	口服:成人 0.2g/次,3 次/日。	本品作用同氯芬那酸,但作用较强。用于风湿性关节炎、类风湿关节炎和急性风湿热等有效。 常见有胃部不适、腹泻、皮疹、蛋白尿、血尿、水肿等。严重肝、肾功能减退者及孕妇慎用。

药名与剂量	用法与用量	临床应用与注意事项
咪唑酯 Imidazate 片剂:0.5g,0.75g 栓剂:0.1g,0.5g 注射剂:0.5g	口服:成人 0.5～1.5g/次,1～2 次/日;6～12 岁儿童 0.25～0.5g/次,1～2 次/日。 肌注:成人 0.5～1g/日,1 次或分 2 次给药。	本品有消炎、镇痛、解热、抗风湿作用,并可抑制血小板凝集,延长出血时间,防止血栓形成。多用于关节炎、风湿病、发热、肌肉痛等。 常有胃肠道反应、眩晕、凝血时间延长。胃溃疡患者、孕妇禁用。

药名与剂量	用法与用量	临床应用与注意事项
环氯茚酸(克力丹酸)Clidanac Acid 片剂:15mg	口服:成人30～45mg/日,分2～3次给药,饭后服用。	本品有抗炎、镇痛、解热作用。用于变形性关节病、颈肩腕综合征等。 偶见水肿、蛋白尿、血尿素氮增高,皮疹、胃肠道出血。消化性溃疡、肝肾功能不良、严重血液异常病人禁用。孕妇、哺乳期妇女不宜用。老年人及儿童慎用。

药名与剂量	用法与用量	临床应用与注意事项
舒洛芬(噻吩甲酰布洛芬) Suprofen 胶囊剂:0.2g	口服:成人 0.2g/次,3~4 次/日。	本品有较强镇痛作用。用于外周性轻度、中度疼痛,如肌肉痛、术后痛、骨关节痛、类风湿关节炎等。 常见有胃肠道反应。溃疡病、鼻炎、荨麻疹等疾病患者应禁用。
普拉洛芬(吡喃洛芬,尼呋喃) pranoprofen 胶囊剂:75mg	口服:成人 75mg/次,3 次/日,饭后服。	本品有镇痛、抗炎和解热作用。其作用比吲哚美辛、布洛芬、阿司匹林强。用于外伤和小手术后疼痛。 常有恶心、呕吐、头晕、头痛、丙氨酸氨基转移酶升高、血尿素氮上升。严重血液异常,肝、肾疾病患者禁用。有消化道溃疡史、支气管哮喘者慎用。

药名与剂量	用法与用量	临床应用与注意事项
阿明洛芬(米兰芬) Alminoprofen 片剂:150mg	口服:成人首次0.3g,以后根据疗效适当减量,2次/日;治疗子宫疼痛时,0.4~0.6g/日,分2次给药。	本品有抗炎、镇痛、解热及抗风湿作用。用于慢性腰椎风湿性关节炎、神经根炎、肌腱炎及各种外伤疼痛。 可有嗜睡、头痛、恶心、胃痛、腹泻、皮疹、瘙痒感、困倦、头痛、水肿、心悸、丙氨酸氨基转移酶升高等。消化道溃疡、严重血液异常、妊娠期及授乳妇女禁用。

续表

药名与剂量	用法与用量	临床应用与注意事项
氟比洛芬(苯氟布洛芬,氟布洛芬) Flurbiprofen 片剂:50mg	口服:成人150～200mg/日,分3～4次给药;重症可增至300mg/日,分3次给药。	本品有抗炎、镇痛、解热作用。消炎作用是阿司匹林的250倍,镇痛是其50倍。用于类风湿关节炎、风湿性关节炎、强直性脊柱炎等。 常见有胃肠道反应。有消化性溃疡者忌用。妊娠或哺乳期妇女的安全用药性尚未确定。

续表

药名与剂量	用法与用量	临床应用与注意事项
吡酮洛芬(吡酮托胺) Piketoprofen 霜剂:1.8% 气雾剂:2%	局部涂敷:3 次/日。 气雾剂:于患处喷1～2 下/次,3 次/日。	本品为外用长效速效消炎镇痛药。作用与布洛芬相似,有镇痛、消炎、解热作用。其解热作用较苄达明羟布宗强,热热作用相当于水杨酸甲酯。用于骨关节炎、肌炎、风湿性关节炎、类风湿肌炎等。 偶见有皮肤变态反应。有伤口破溃者禁用。
非普拉宗(戊烯松,非普拉酮) Feprazone 片剂:50mg	口服:成人 200mg/次,2 次/日。	本品有镇痛、消炎、解热作用。用于关节痛、类风湿关节炎、风湿性关节炎、牙周炎等。 常有恶心、呕吐、头痛。肝功能不良者慎用。

续表

药名与剂量	用法与用量	临床应用与注意事项
草乌甲素(滇西嘟拉碱甲)Bulleyaconitini A 注射剂:0.3mg	肌注:成人0.3mg/次,1~2次/日。	本品可用于风湿性关节炎、类风湿关节炎、腰肌劳损、肩周炎、挫伤等。也用于牙痛、带状疱疹及术后镇痛等。 可有头晕、恶心、心悸、唇舌麻木等。
伊索昔康Isoxicam 胶囊剂:0.1g	口服:成人0.2g/次,1次/日,必要时增加至0.3g,但不得超过每日0.4g。	本品有解热、镇痛、抗炎作用。用于类风湿病、变性关节炎、坐骨神经痛、风湿性关节炎等。 有胃肠道反应、头晕、皮肤和下肢水肿等。有胃肠道出血、溃疡病史、肝肾功能不全的患者,以及孕妇、哺乳期妇女、儿童、驾驶员及机械操作者均不宜使用。

九、抗痛风药

药名与剂量	用法与用量	临床应用与注意事项
丙磺舒(羧苯磺胺) Probenecid 片剂:0.25g,0.5g	口服:成人 0.25g/次,2 次/日,用药 1 周后增至 0.5g/次,2 次/日;用于青霉素类辅助治疗时,2g/日,分次服;儿童(2～14 岁)每日 40mg/kg,分次服。	本品有排泄尿酸作用,其功能是抑制肾小管对尿酸盐的再吸收,促进尿酸排泄,降低血浆尿酸盐的浓度。临床用于治疗痛风及痛风性关节炎。也可作为青霉素治疗的辅助药。 有轻度胃肠道反应、药物热、皮疹等。在治疗初期可使痛风发作加重。与磺胺药有交叉变态反应。

药名与剂量	用法与用量	临床应用与注意事项
别嘌醇（痛风宁，痛风立克） Allopurinol 片剂：0.1g	口服：成人，开始50mg/次，2～3次/日，逐渐增量，2～3周后增至0.2～0.4g/日，分2～3次给药；儿童每日8mg/kg，分2～3次给药。	本品主要用于痛风、痛风性肾病。 偶有腹泻、间歇性腹痛、低热、暂时性丙氨酸氨基转移酶增高、出血、过敏等。孕妇、哺乳期妇女、肾功能和肝功能不全者禁用。
磺吡酮（苯磺唑酮） Sulfinpyrazone 片剂：100mg	口服：成人0.1～0.2g/日，分3次给药，1周后，逐渐增加至0.4g/日。	本品可以促进尿酸的排泄。主要用于痛风。 有胃肠道反应、消化性溃疡、皮疹、血常规异常等。

药名与剂量	用法与用量	临床应用与注意事项
苯溴马隆（痛风利仙） Benzbromarone 片剂：0.1g	口服：成人50mg/次，1次/日，早晨服，当病情控制后，须先检查血尿酸值，1～3周再服用50～100mg/次的维持量。	本品用于原发性高尿酸血症及各种原因引起的痛风，以及继发性高尿酸血症。 有腹泻。严重肾功能不良者禁用。
秋水仙碱（秋水仙素） Colchicine 片剂：1mg 针剂：1mg	口服：成人急性痛风，初次1mg，以后0.5mg/2小时，直至剧痛缓解，总量不超过6mg/日。 静脉注射：0.5mg/次，4次/日。本品用于急性痛风性关节炎。	本品毒性较大，可有骨髓抑制、胃肠道反应、尿道刺激症状，并可引起麻痹性肠梗阻；静脉注射如漏出血管外可引起局部坏死，重者可致死亡。严重肾功能不全者及孕妇禁用。

十、抗偏头痛药

药名与剂量	用法与用量	临床应用与注意事项
氟桂利嗪(氟脑嗪，西比灵) Flunarizine 胶囊剂:5mg	口服:成人 5～30mg/日,维持量 10mg/日,1 次或分次给药。治疗偏头痛:65 岁以下每晚 10mg,65 岁以上,每晚 5mg。	本品对组胺引起的头痛和真性组胺性偏头痛具有一定的效果,由供血不足引起的眩晕及血管性单纯性眩晕也有效果。 常见有嗜睡、体重增加、乏力、抑郁等,老年人易引起震颤。孕妇慎用。
尼莫地平 Nimodipine 片剂:20mg,40mg	口服:治疗偏头痛,成人 40mg/次,3 次/日,12 周为 1 个疗程。	本品用于偏头痛、缺血性脑血管病、突发性耳聋等。 偶有头晕、嗜睡、皮肤瘙痒。脑水肿及颅内高压者慎用。孕妇和哺乳期妇女慎用。

续表

药名与剂量	用法与用量	临床应用与注意事项
麦角胺咖啡因 Tab Ergotamune and Coffeine 片剂:20mg	口服:偏头痛开始发作时,立即服2片,如30分钟以后仍不缓解,可再服1～2片,但24小时内不超过6片,1周内不超过10片。	本品用于偏头痛。 有恶心、呕吐、指(趾)麻木和刺痛;颈部、腹部、股部、四肢肌肉疼痛;偶见变态反应。冠心病、孕妇禁用。
苯噻啶 Pizotifen 片剂:0.5mg	口服:成人0.5～1mg/次,1～3次/日。	本品用于典型和非典型性偏头痛。 因有嗜睡,故驾驶员、高空作业者慎用。青光眼、前列腺肥大患者及孕妇忌用。

十一、肌肉松弛药

药名与剂量	用法与用量	临床应用与注意事项
氯唑沙宗(氯唑) Chlorzoxazone 片剂:0.2g，0.5g	口服：成人 0.2～0.4g/次，3 次/日，饭后给药。	本品主要用于中枢神经病变引起的肌肉痉挛及慢性筋膜炎等。 有恶心、头晕、头痛、嗜睡、胃肠道不适，罕见有胃肠道出血、皮疹。肝、肾功能不良者慎用。
氟喹酮(氨氟喹酮) Afloqualone 片剂:20mg	口服:成人20mg/次，3 次/日。	本品为肌松药。临床用于脑性麻痹、痉挛性脊髓麻痹、颈椎病等。 有恶心、呕吐、腹泻、步态不稳、头痛等不良反应。孕妇、婴儿、哺乳期妇女一般不用。

药名与剂量	用法与用量	临床应用与注意事项
环苯扎林(胺苯庚烯) Cyclobenzaprine 片剂:10mg	口服:成人10mg/次,3次/日,每日总剂量不宜超过60mg,连续用药不超过2～3周。	本品用于缓解全身肌肉痉挛性疾病。 常有嗜睡、口干、眩晕、失眠。闭角型青光眼、眼压升高、甲亢、充血性心力衰竭、心律失常患者,以及驾驶员、机械操作者均慎用。
替扎尼定(痉痛停) Tizanidine 片剂:4mg	口服:成人用于疼痛性肌痉挛,2～4mg/次,3次/日;严重疼痛,可于晚间加用2～4mg。	本品为中枢性骨骼肌松弛药。用于源于神经障碍性强直状态的颈、腰椎综合征、慢性脊髓病等。 仅见轻微的一过性倦睡、疲劳、头晕、口干、恶心等。肝、肾功能不良者应减量。驾驶员和机械操作者慎用。

药名与剂量	用法与用量	临床应用与注意事项
美索巴莫(舒筋灵)Methocarbamol 片剂:0.5g 注射剂:0.5g	口服:成人1.5～2g/日,分4次服,服2～3日后,维持量1g/次,1次/日。 肌注:成人0.5g/次,1～3次/日。	本品为中枢性肌肉松弛药。临床用于损伤、骨骼肌疾病及其他疾病引起的肌肉痉挛或强直,也可用于震颤麻痹、脑性麻痹。 可有困倦、眩晕、胃肠道不适、视物模糊等。肾功能不良、重症肌无力者慎用。

十二、大脑复健药

药名与剂量	用法与用量	临床应用与注意事项
乙胺硫脲(克脑迷,抗利痛) Antiradon 注射剂:1g	静滴:成人1g/次,1次/日,溶于5%葡萄糖液500ml中,一般以40滴/分的速度滴入。	本品用于脑外伤性昏迷、脑外伤后遗症、一氧化碳中毒、脑缺氧、催眠药中毒等。 偶有皮疹。孕妇、产妇、严重冠心病患者忌用。
吡硫醇(脑复新) Pyritinol 片剂:0.1g,0.2g	口服:成人0.1～0.2g/次,3次/日。	本品用于脑震荡综合征,脑外伤后遗病,脑炎及脑膜炎后遗症引起的头晕、记忆力减退、老年性痴呆等。 少数病人有皮疹、恶心等。孕妇慎用。

药名与剂量	用法与用量	临床应用与注意事项
胞磷胆碱 Citicoline 注射剂：0.2g	肌注：成人 0.2g/日。 静滴：0.2～0.6g/日，分 1～2 次给药，5～10 日为 1 个疗程。	本品用于急性脑外伤和脑手术所引起的意识障碍、震颤麻痹、神经性耳聋、耳鸣等。 脑出血急性期，不宜大剂量应用。
醋谷胺(乙酰谷酰胺) Aceglutamide 注射剂： 100mg	肌注或静滴：成人 0.1～0.6g/日，静滴时以 5%或 10%葡萄糖液 250ml 稀释后缓慢滴注；儿童剂量酌减。	本品用于脑外伤昏迷、肝性脑病、偏瘫、高位截瘫、小儿麻痹后遗症、腰痛等。 可能引起血压下降，应注意。

药名与剂量	用法与用量	临床应用与注意事项
都可喜(阿米三嗪,罗巴辛) Duxil 片剂:每片含烯丙哌三嗪30mg和阿吗碱10mg	口服:成人1～2片/次,1次/日。	本品能增强大脑组织氧供应,尤其在供氧不足情况下,可明显提高脑组织含氧量,改善脑代谢和微循环。临床用于脑老化所引起的功能性障碍、智力衰退、神经障碍、暂时性脑缺血、亚急性和慢性脑功能不全、神经或脉管性视网膜病、耳蜗前庭失调,以及视觉、注意力或集中力减退、记忆力减退等。 偶见恶心、头晕等。孕妇禁用。

药名与剂量	用法与用量	临床应用与注意事项
氢麦角碱(二氢麦角碱,喜得镇,海得琴) Dihydroergotoxine 片剂:1mg	口服:成人1～2mg/次,3次/日,饭前服用,一般3～4周后才见效,通常3个月为1个疗程。	本品能降低脑血管阻力,使脑血流增加,脑氧含量增加,改善代谢。临床用于老年退化性脑循环障碍,老年性痴呆,脑动脉硬化及卒中后遗症等引起的头晕、头痛、记忆力减退、抑郁等。 常出现恶心、面红、直立性低血压等。心脏病、肾功能减退病人及孕妇禁用。驾驶员、机械操作人员慎用。

药名与剂量	用法与用量	临床应用与注意事项
艾地苯醌(阿文,雅伴) Idebenone 片剂:30mg	口服:成人30mg/次,3次/日,饭后服。剂量可根据年龄、症状等适当调整。	本品用于脑梗死、脑出血后遗症、情绪障碍和语言障碍等。 常有恶心、胃痛、眩晕、兴奋及痉挛发作等。偶见丙氨酸氨基转移酶升高及尿素氮升高。孕妇、哺乳期妇女禁用。
心脑灵 Seniovita 胶囊剂(复方制剂)	口服:成人1粒/次,3次/日,饭前服。	本品主要用于脑动脉硬化、冠状动脉供血不足、记忆力减退、老年抑郁状态等。 对碘及碘化物过敏者慎用。

药名与剂量	用法与用量	临床应用与注意事项
活血素(复方二氢麦角隐亭) Vasobral Co. 溶液剂： 1mg/ml	口服：成人每次 1～2 吸管(每吸管 2ml,相当于 2mg),稀释于少量水中,2 次/日,饭前服。	本品为脑蛋白的水解提出物,促进蛋白质合成,促进葡萄糖代谢正常化,有催醒作用和恢复记忆功能。临床主要用于脑血管意外后遗症、脑功能障碍、失眠、记忆力衰退、智能减退、多动症等。 偶有胃肠道反应。
脑活素(脑蛋白水解物) Cerebrolysin 注射剂： 5ml,10ml	静滴：成人 10ml/次,加生理盐水 250ml 缓慢滴注,1～2 小时滴完。开始时每日 1 次,随后每周 2～3 次,或每日滴注,连用 8～10 日,10～20 次为 1 个疗程。	本品用于脑外伤后遗症、脑软化、卒中后遗症、大脑发育不全、痴呆或老年性痴呆、脑震荡后遗症等。 本品可引起发热,偶有变态反应。对本品过敏者慎用。严重肾功能不全、癫痫患者及孕妇禁用。

药名与剂量	用法与用量	临床应用与注意事项
吡拉西坦(脑复康,酰胺吡咯烷酮) Piracetam 片剂:0.4g	口服:成人0.8～1.6g/次,3次/日。	本品可增加大脑对氨基酸、葡萄糖的吸收和利用,促进脑细胞对氨基酸和葡萄糖的利用,促进脑细胞代谢,增强抗缺氧能力。临床用于脑缺氧、脑外伤引起的损害;也用于酒精中毒、老年性痴呆、脑血管意外、思维障碍等的治疗;还可用于药物中毒和一氧化碳中毒引起的记忆思维障碍。
γ-氨基丁酸(γ-氨酪酸) γ-Aminobutyric Acid 片剂:0.25g 注射剂:1g/5ml	口服:成人1g/次,3～4次/日;儿童酌减。 静滴:1～4g/次,用5%或10%葡萄糖液250～500ml稀释后于2～3小时滴完。	本品用于治疗脑血管障碍所致的偏瘫、记忆障碍、语言障碍,以及儿童发育迟缓等。 大剂量可使血压下降、呼吸抑制等;如有胸闷、气急、头昏、恶心等症状应停药。

药名与剂量	用法与用量	临床应用与注意事项
爱维治 Actovegin 注射剂:2ml,5ml,10ml	静滴:成人用生理盐水 250ml 或 5%、10%葡萄糖液 250ml 加入本品 20～50ml,以 2ml/分钟的速度滴入,1次/日,或每周数次。	本品用于脑血管疾病、脑缺血发作、脑外伤及大脑器质性疾病后遗症、老年性痴呆;也可用于外周动脉或静脉阻塞性疾病。 有心力衰竭、肺水肿、少尿或无尿、水分过多者忌用。对本品过敏者禁用。

药名与剂量	用法与用量	临床应用与注意事项
尼麦角林(脑通片,脑通,麦角溴烟酯) Nicergoline 片剂:10mg 粉针剂:4mg	口服:成人1~2片/次,3次/日,空腹服。 肌注、静注:成人2~4mg/次,1~2次/日,静滴时溶于100ml生理盐水中,缓慢滴入。	本品还能促进多巴胺的代谢、增强神经传导,促进蛋白质的合成,恢复神经元的正常功能,改善慢性脑功能不全等。本品尚有抑制血小板聚集和抗血栓的作用。临床用于慢性脑功能不全所致的行动不便、语言不清、耳鸣、头晕、目眩、视觉障碍、感觉迟钝、头痛、失眠、记忆力衰退、注意力不集中、缺乏意念、精神抑郁、不安、激动等精神障碍。 偶见眩晕及直立性低血压、耳鸣、倦怠、食欲缺乏、尿频、口裂及尿素氮上升等。

药名与剂量	用法与用量	临床应用与注意事项
二氢麦角隐亭(复方双氢麦角碱,舒脑宁) Ischelium Retard 缓释片:2.5mg 片剂:1mg,1.5mg,4.5mg	口服:成人,早晚各1片,饭前服。	本品可改善中枢血管与末梢血管的不良循环,防治老年时期的循环变化,特别是中枢神经系统。临床用于脑循环障碍性疾病、急性缺血性脑血管病、脑动脉硬化症、外伤引起的头痛、头晕、恶心等,老年性退化性脑循环不全、疲劳感、知觉异常、情绪不定、记忆力减退、智能障碍、周围血管障碍、闭塞性动脉硬化、偏头痛等。 偶有直立性低血压、心动过速或心律失常、皮疹、皮肤潮红、鼻塞、恶心、呕吐等。低血压、动脉硬化、心绞痛、心肌梗死、肾功能减退者和孕妇均慎用。

药名与剂量	用法与用量	临床应用与注意事项
溴长春胺富马酸盐(溴长春胺) Brovincamine Fumarate 片剂: 25.39mg	口服:成人1片/次,3次/日。	本品有改善脑循环及代谢作用,具有加速椎动脉、颈动脉与脑血流的作用,还可增加脑组织内葡萄糖的消耗量、氧消耗量及ATP含量。临床主要用于脑梗死后遗症、脑动脉硬化症的各种症状。 有轻度消化道症状、眩晕、步态不稳、困乏、耳鸣、心悸、皮疹等。颅内出血尚未完全止血者忌用。肝功能减退及低血糖者慎用。妊娠妇女、哺乳期妇女禁用。

药名与剂量	用法与用量	临床应用与注意事项
素高捷疗 Solcosery Injection 注射剂： 10ml,5ml,2ml 片剂：40mg	静滴：成人急性期 10～20ml 加入葡萄糖液或生理盐水 250～500ml 内静脉滴入，1次/日，连续 2 周；也可 5～10ml 静脉推注。病情好转后改为肌注，2～5ml/次。慢性病患者一般 2～5ml 肌注，1次/日或隔日使用。一般婴幼儿每日 2ml，学龄前儿童 2～4ml。 口服：2～4 片/次，3次/日。	本品促进毛细血管的生成，并可降低血液黏度，具有如生长因子的活性，保护细胞的作用。临床主要用于脑动脉硬化、脑梗死、脑出血、脑供血不足、脑功能不全、器质性精神综合征、老年性痴呆、颅脑外伤及颅脑手术后的恢复，以及脑缺氧、CO 中毒、脑代谢紊乱等。 对本品过敏者慎用或不用。

第八章　麻醉药及其辅助药物

一、静脉全麻药

药名与剂量	用法与用量	临床应用与注意事项
硫喷妥钠 Thiopental Sodium 粉针剂:0.5g,1g	静脉麻醉:多用5%或2.5%溶液。成人1次用量不超过0.5g,总用量应少于1g。 诱导麻醉:用2.5%溶液缓慢静注,0.3g/次,继以乙醚吸入。	本品为注射用全麻药。用于静脉麻醉、诱导麻醉、基础麻醉及复合麻醉等。单用适合于小手术或抗惊厥。 静注时应注意呼吸和循环。有严重肝病、心脏病、贫血、哮喘、休克先兆等均慎用。新生儿禁用。

药名与剂量	用法与用量	临床应用与注意事项
羟丁酸钠(γ-羟基丁酸钠) Sodium Oxybate 注射剂:2.5g	用于成人全麻诱导:静注,每次60～80mg/kg,注射速度为1g/分钟;全麻维持量,每次12～80mg/kg,总量不得超过每次300mg/kg。	本品为全麻药,但作用很弱,镇痛效能不强,肌肉松弛不完全,但作用平稳,毒性小。 注射过快易引起兴奋、谵妄、肌肉抽搐等,甚至呼吸停止。严重高血压、房室传导阻滞及癫痫患者禁用。低血钾及糖尿病患者慎用。
盐酸氯胺酮 Ketamine Hydrochloride 注射剂:0.1g,0.2g	肌注:小儿每次4～8mg/kg,必要时追加量为首次剂量的1/2至全量。 静注:成人首次1～2mg/kg,缓缓注射,约在1分钟内注入,全麻可持续5～10分钟。	本品为静脉全麻药。镇痛作用强,出现作用快,持续时间短,无肌肉松弛作用。用于外科小手术、诊断检查操作、诱导麻醉。 可产生呼吸抑制、恶心、呕吐、听视幻觉,偶有谵妄等。心功能不全、颅内高压、青光眼、高血压、脑出血患者均禁用。

药名与剂量	用法与用量	临床应用与注意事项
依托咪酯 Etomidate 注射剂:20mg	静注:成人 0.3mg/kg,于 15～30 秒钟注射完毕。	本品注射后 20 秒钟产生麻醉,持续时间约 5 分钟。全麻效能比硫喷妥钠强 12 倍。用于诱导麻醉。 可出现阵挛性肌肉收缩,静注可产生静脉炎。
米那索龙 Minaxolone 注射剂:5mg	静注:成人 0.5mg/kg;最大剂量为 1mg/kg。	本品麻醉效能强,无镇痛作用。其出现作用快,用药后 10～15 秒钟出现作用,持续时间 6～84 分钟。对呼吸影响小。易引起兴奋现象。

药名与剂量	用法与用量	临床应用与注意事项
丙泮尼地 Propanidid 注射剂：500mg	静注：成人首次 5～7mg/kg，20 秒钟以上注完；追加剂量为首次剂量的 1/2～3/4。	本品为超短时静脉麻醉药，持续时间短。血压有一过性骤降，呼吸常先短暂增快而后微弱、间断、暂停。用于短小手术、检查、外科处置、诱导麻醉等。

二、局部麻醉药

药名与剂量	用法与用量	临床应用与注意事项
盐酸普鲁卡因 Procaine Hydrochloride 注射剂： 40mg， 100mg	浸润麻醉：0.25%～1%，1次注入量不超过1g。 神经阻滞麻醉：1.5%～2%，1次注入量不得超过1g。 蛛网膜下隙阻滞麻醉：3%～5%，1次不得超过150mg。 局部封闭：用0.25%～0.5%。	本品为局麻药。临床上主要用于浸润麻醉、神经传导阻滞、腰麻、硬膜外麻醉，局部封闭疗法等。 药物不宜注射过快，可出现眩晕、震颤、兴奋、惊厥以至于昏迷。不得误入血管内。注意有的病人对本品有变态反应。

药名与剂量	用法与用量	临床应用与注意事项
利多卡因 Lidocaine 注射剂： 0.2g，0.4g	硬膜外及腰麻：用1%～2%溶液，总剂量不超过0.4g。 表面麻醉：用2%～4%。 浸润麻醉：用0.25%～0.5%，总剂量不得超过400mg。	本品局部麻醉较强，维持时间比普鲁卡因长1倍，但毒性也较大。穿透性强，用于神经节阻滞麻醉及硬膜外麻醉及表面麻醉。 肝功能不全者应适当减量。二、三度房室传导阻滞者、对本品过敏者、有癫痫大发作者及休克患者均禁用。

药名与剂量	用法与用量	临床应用与注意事项
辛可卡因 Cinchocaine 注射剂:10mg	硬膜外麻醉及腰麻:用0.2%～0.25%溶液,总剂量为7.5～12mg。 表面麻醉:用0.05%～0.2%。 浸润麻醉:用0.01%～0.1%,可与肾上腺素合用,总剂量不得超过15mg。	本品因毒性较大,少用于浸润麻醉,多用于硬膜外麻醉和腰麻,也用于表面麻醉。 不良反应与注意事项见普鲁卡因。

药名与剂量	用法与用量	临床应用与注意事项
布比卡因(布卡因) Bupivacaine 注射剂： 12.5mg， 25mg	局部注射：酌情选用其0.25%、0.5%或0.75%溶液，1次极量200mg。1日极量为400mg。	本品局麻作用强于利多卡因4倍。临床用于局麻和手术后镇痛。 不得误入血管内，否则易引起严重心律失常。严重肝、肾功能不良，对本品过敏者禁用。孕妇、12岁以下儿童慎用。

药名与剂量	用法与用量	临床应用与注意事项
丁卡因(地卡因) Tetracaine 注射剂:1%溶液:5ml(50mg)	表面麻醉:用0.5%~1%溶液。 阻滞麻醉:用0.1%~0.3%溶液,极量0.1g。 硬膜外麻醉:用0.3%溶液,极量60mg。 眼科:用0.5%~1%等渗溶液。 鼻喉科:1%~2%溶液。	本品有较强的局麻作用和很强的黏膜穿透力。临床用于黏膜表面、硬膜外麻醉和蛛网膜下隙阻滞。更适用于眼科表面麻醉;不收缩血管,不损伤角膜上皮,但可升高眼内压。 毒性较大,不宜注入体内,大剂量时可抑制心脏传导系统及中枢神经系统。

药名与剂量	用法与用量	临床应用与注意事项
甲哌卡因(卡波卡因) Mepivacaine 注射剂： 100mg， 200mg	浸润麻醉：用0.25%～0.5%溶液。 表面麻醉：用1%～2%溶液。 硬膜外麻醉：用1.5%～2%溶液。首次注射5ml，最多20ml，一般用量为10～15ml	本品局麻作用强，作用持久，毒性较小。用于腹部手术，四肢及会阴部手术。 本品能通过胎盘影响胎儿，故孕妇禁用。
苯佐卡因 Benzocaine 乳剂：5% 软膏：5% 栓剂：	一般配成软膏外用。	因本品不溶于水，故多配成5%软膏用于创伤、烧伤、皮肤擦伤以止痛止痒。其栓剂(含0.2～0.3g)用于痔疮止痛。

药名与剂量	用法与用量	临床应用与注意事项
依替卡因(益替多卡因) Etidocaine 注射剂: 300mg/30ml	硬膜外麻醉:用1%溶液。 阻滞麻醉:用0.5%溶液。 浸润麻醉:用0.5%溶液。1次最大剂量300mg。	本品作用与布比卡因相似,作用时间较其长一些。临床用于硬膜外麻醉、神经阻滞麻醉、浸润麻醉等。 注意事项见其他局麻药物。
达克罗宁 Dyclonine 溶液剂: 0.5%~1% 软膏剂:1% 喷雾剂:0.5%	黏膜用1%溶液,1次不超过10ml;皮肤用1%软膏或0.5%洗剂;喷雾用0.5%溶液,1次不超过20ml。	本品有局麻作用,穿透力较强。临床用于皮肤及黏膜麻醉,也用于局部止痛止痒。

第九章 主要作用于自主神经(植物神经)系统的药物

一、拟肾上腺素药

药名与剂量	用法与用量	临床应用与注意事项
肾上腺素 Epinephrine 注射剂: 0.5mg,1mg	皮下注射:成人0.5~1mg/次,极量1mg/次。 局部黏膜止血:将纱布浸以本品1:1000~20000溶液,填塞出血处。	本品用于过敏性休克,心搏骤停,荨麻疹、血清反应等变态反应,支气管哮喘;与局麻药配伍延缓吸收,用于鼻黏膜及牙龈出血的止血。 有心悸、头痛、心律失常等。高血压、冠状动脉硬化、甲亢、糖尿病等患者均禁用。

续表

药名与剂量	用法与用量	临床应用与注意事项
去甲肾上腺素 Norepinephrine 注射剂： 2mg,10mg	静滴：成人，用1～2mg加入生理盐水或5%葡萄糖液100ml内滴入，根据血压和循环情况，调整滴速，以维持血压于正常范围。 静注：对危急病例，可用1～2mg稀释成10～20ml，徐徐推入。	本品用于过敏性休克（但出血性休克禁用）以提高血压，保证对重要器官的血液供血。 注意应用时不得漏出血管，以免引起局部组织缺血坏死。急性肾功能不全者，注射时间不能过长过快或剂量过大。高血压、动脉硬化症、严重心脏病、甲亢、无尿病人，以及晚期妊娠妇女均禁用。

药名与剂量	用法与用量	临床应用与注意事项
间羟胺(阿拉明) Metaraminol 注射剂:10mg	肌注:成人 10～20mg/次,0.5～2 小时/次;儿童每次 0.04～0.2mg/kg。 静滴:15～100mg,加入生理盐水或 5%或10%葡萄糖溶液 250～500ml 中,每分钟 20～30 滴,视血压上升情况,控制用量及滴速。	本品作用较去甲肾上腺素弱而持久,略增强心肌收缩力。用于各种休克早期及低血压状态以维持血压。 有头痛、头晕、神经过敏、血压激增及反射性心动过缓;静脉用药外溢可引起组织坏死。高血压、甲亢、充血性心力衰竭、糖尿病患者均禁用。

药名与剂量	用法与用量	临床应用与注意事项
甲氧明(美速克新命) Methoxamine 注射剂： 10mg,20mg	用于升血压：肌注5～10mg,30分钟后重复注射1次。静注10mg加入5%葡萄糖液20ml静脉注入。极量肌注每次不超过20mg,1日不超过60mg;静脉注射1次不超过10mg。	本品用于全身麻醉时引起的低血压，也用于大出血、创伤及外科手术引起的低血压，心肌梗死所致的休克等。 大剂量可引起高血压、心动过缓、头痛等。冠心病、严重动脉粥样硬化、高血压、甲亢、嗜铬细胞瘤等患者，以及老年人、孕妇均慎用。

药名与剂量	用法与用量	临床应用与注意事项
吉培福林(间氨丙酚) Gepefrine 胶囊剂:30mg	口服:成人,30mg/次,1～2次/日,应在起床前或起床时,或午后服用,疗程一般14日,特殊病例可增至4～6周,一般不作长时间连续治疗。	本品用于治疗直立性低血压及青少年低血压,以及更年期、手术、分娩、感染和长期卧床所致的循环功能低下。 器质性心血管病、心律失常者慎用。嗜铬细胞瘤、甲状腺功能亢进、闭角型青光眼、前列腺肥大患者,以及孕妇、哺乳期妇女均禁用。

续表

药名与剂量	用法与用量	临床应用与注意事项
去氧肾上腺素(新福林) Phenylephrine 注射剂:10mg	肌注:成人用于升高血压 2～5mg,10～15分钟可重复1次。 静注:0.25～0.5mg/次,稀释成0.02%浓度,严密观察下缓注。极量0.5mg/次。	本品临床主要用于感染中毒性休克和过敏性休克,室上性心动过速,以及全身麻醉及腰麻时的低血压。亦用于散瞳检查。 可出现胸痛、眩晕、震颤、呼吸困难,皮下注射或外溢引起皮肤坏死。心肌病、甲亢、高血压、动脉粥样硬化、心动过缓患者及妊娠晚期妇女慎用。传导阻滞、室性心动过速者忌用。

二、抗肾上腺素药

药名与剂量	用法与用量	临床应用与注意事项
酚妥拉明(瑞支亭) Phentolamine 注射剂: 5mg,10mg	肌注或静注:成人5mg/次,1～2次/日;用于抗休克时,以每分钟0.3mg的剂量进行静脉滴注。	本品用于血管痉挛性疾病,如肢端动脉痉挛症、手足发绀症和感染中毒性休克,以及嗜铬细胞瘤的诊断试验。试用于室性早搏亦有效。 有直立性低血压等。低血压、严重动脉硬化、心脏器质性损害、肾功能减退者忌用。

药名与剂量	用法与用量	临床应用与注意事项
妥拉唑啉(妥拉苏林,苄唑啉) Tolazoline 片剂:25mg 注射剂:25mg	口服:成人25mg/次,3次/日。 肌注:25mg/次。	本品用于末梢血管痉挛性疾病,如雷诺病、闭塞性或血栓栓塞性脉管炎;局部外用于冻疮等。 可产生心律失常、直立性低血压。消化性溃疡、肾功能不全者禁用。
酚苄明(酚苄胺) Phenoxy-benzamine 胶囊剂:10mg 注射剂:100mg	口服:成人10～20mg/次,3次/日。 静滴:用于抗休克,0.5～1mg/kg,用5%葡萄糖溶液250～500ml稀释,于1～2小时滴完,必要时重复使用。	本品用于抗休克和嗜铬细胞瘤,也用末梢血管痉挛性疾病。 可出现直立性低血压和心动过速等。充血性心力衰竭、心脑血管粥样硬化及肾功能不良者慎用。

药名与剂量	用法与用量	临床应用与注意事项
氢麦角碱(海得琴) Dihydroerg-otoxine 注射剂： 0.3mg	皮下、肌注：成人0.3mg/次，每日或隔日1次。	本品主要用于动脉内膜炎、肢端动脉痉挛症、血管痉挛性偏头痛等。 可出现直立性低血压。低血压症、严重的动脉硬化、心脏器质性损害、肾功能障碍患者及老年人禁用。

三、拟胆碱药

药名与剂量	用法与用量	临床应用与注意事项
水杨酸毒扁豆碱(依色林) Physostigmine Salicylate 滴眼剂: 0.2%~0.5%	滴眼:0.2%~0.5%溶液,1滴/次,2次/日。	本品主要用于青光眼的治疗。 有恶心、呕吐、腹痛、流泪、流涎等。

药名与剂量	用法与用量	临床应用与注意事项
溴新斯的明 Neostigmine Bromide 片剂:15mg 注射剂: 0.5mg,1mg 滴眼剂: 0.05%	口服:成人15mg/次,3次/日;极量20mg/次,100mg/日。 肌注:成人0.5～1mg/次,2次/日。 滴眼:0.05%溶液1～2滴/次,2次/日,3个月为1个疗程。	本品多用于重症肌无力及腹部手术后的肠麻痹,也用于对抗筒箭毒碱、三碘季胺酚肌松药中毒。 有恶心、呕吐、腹泻、流泪等。机械性肠梗阻、尿路梗阻、心绞痛、室性心动过速、癫痫及哮喘者禁用。

药名与剂量	用法与用量	临床应用与注意事项
溴吡斯的明（美斯地浓）Pyridostigmine Bromide 片剂:60mg	口服:成人60mg/次，3次/日，或遵医嘱。	本品作用与新斯的明相似，但较弱而持久。用于重症肌无力，手术后腹胀和尿潴留等。 不良反应和注意事项见新斯的明。

药名与剂量	用法与用量	临床应用与注意事项
氢溴酸加兰他敏(强肌片)Galantamine Hydrobromide 片剂:5mg,注射剂:1mg,2.5mg	口服:成人10mg/kg,3次/日;儿童每日0.5～1mg/kg,分3次给药,脊髓灰质炎后遗症可连续服药40～50日,一般20～40日为1个疗程。 皮下或肌注:成人2.5～10mg/次,1次/日;儿童每日0.05～0.1mg/kg,1次/日。	本品用于重症肌无力、进行性肌营养不良、脊髓灰质炎后遗症、儿童脑型麻痹、外伤性感觉运动障碍等。 可有流涎、心动过缓、腹痛等。癫痫、运动功能亢进、心绞痛、心动过缓及支气管哮喘者禁用。

药名与剂量	用法与用量	临床应用与注意事项
硝酸毛果芸香碱(匹鲁卡品) Pilocarpine Nitrate 滴眼剂:1% 眼膏:1%	滴眼:1%滴眼液,遵医嘱;眼膏:涂眼,遵医嘱。	本品用于治疗青光眼或与扩瞳药交替应用治疗青光眼睫状体炎综合征。 有远视模糊、眼睑和结膜过敏等。孕妇和虹膜睫状体炎者禁用。

药名与剂量	用法与用量	临床应用与注意事项
地美溴铵 Demecarium Bromide 滴眼剂： 0.25%	滴眼剂：1～2滴/次，2次/日。	本品为胆碱酯酶抑制药，用于缩瞳或用于开角型青光眼。
青光胺(碘三甲糠胺) Furamon 滴眼剂： 2.5%，5%	滴眼：遵医嘱。	本品对各类青光眼有效，作用产生快。适用于急性青光眼发作。 有结膜炎样充血、流泪，也可出现远视力下降等。

药名与剂量	用法与用量	临床应用与注意事项
碘依可酯滴眼液（碘磷灵滴眼液） Ecothiopate Iodide Eye Drops 滴眼剂： 0.03%～0.05%	滴眼：0.03%～0.05%，每日1～2次。	本品用于原发性青光眼、慢性单纯性开角型青光眼、调节内斜视。 有眼充血、过量可引起缩瞳和调节痉挛、头痛、眼睑抽搐。长期应用可引起白内障。

四、抗胆碱药

药名与剂量	用法与用量	临床应用与注意事项
硫酸阿托品 Atropine Sulfate 片剂:0.3mg 注射剂: 0.5mg,1mg	口服:成人 0.3～0.6mg/次,3 次/日;皮下、肌注或静注:0.5～1mg/次。抗休克,先补充血容量,再按 0.02～0.05mg/kg,用 50%葡萄糖液稀释后在 5～10 分钟内静注,每 10～20 分钟 1 次,直到病人出现面色潮红、四肢温暖、瞳孔中度散大。 用于解救有机磷中毒:轻度中毒,皮下注射 0.5～1mg,隔30～120 分钟 1 次;中度中毒,皮下注射 1～2mg,隔 15～60 分钟 1 次;重度中毒,即刻静注 2～5mg,以后 1～2mg/次,隔 15～60 分钟 1 次。	本品用于解除内脏绞痛,抢救中毒性休克,麻醉前给药,阿-斯综合征,解救有机磷中毒,解除迷走神经对心脏的抑制,使心跳加快,兴奋呼吸中枢。 常见有口干、心悸,大剂量时有皮肤干热、潮红、瞳孔散大、视物模糊、尿潴留、中枢神经兴奋。前列腺肥大、胃幽门梗阻、贲门痉挛、青光眼者禁用。

药名与剂量	用法与用量	临床应用与注意事项
东莨菪碱 Scopolamine 片剂:0.2mg 注射剂: 0.3mg	口服:成人,0.6～1mg/日,分3次给药(极量0.6mg/次,2mg/日)。 皮下注射:0.3～0.5mg/日,分次给药(极量0.5mg/次,1.5mg/日)。 静注或静滴:乙型脑炎呼吸衰竭,以1ml含药0.3mg的注射剂直接静注或稀释于10%葡萄糖溶液30ml内静滴,常用量为每次0.02～0.04mg/kg,间歇时间为20～30分钟,用药总量最高达6.3mg。用于震颤麻痹0.2mg/次,3～4次/日。	本品用于镇静、晕动病、震颤麻痹、狂躁型精神病,也用于解除胃肠道痉挛等。 少数病人有口渴口干、视力调节障碍、嗜睡、心悸、恶心、呕吐、眩晕、头痛、心动过速等。青光眼,前列腺肥大所致的排尿困难,以及严重心脏病、幽门狭窄及麻痹性肠梗阻等患者均禁用。

药名与剂量	用法与用量	临床应用与注意事项
山莨菪碱(654-2) Anisodamine 片剂:5mg,10mg 注射剂:5mg	口服:成人5~10mg/次,2~3次/日,或酌情用药。 静注:感染中毒性休克,成人10~20mg/次,15~20分钟重复给1次;用于血栓闭塞性脉管炎,10~15mg/次,1次/日。 静滴:用于治疗脑血管栓塞,30~40mg/日,用5%葡萄糖液稀释滴入。 肌注:5~10mg/次。	本品用于感染中毒性休克(如暴发型流脑、中毒性痢疾),血管性疾病(脑血栓、脑栓塞、瘫痪、脑血管痉挛、血管神经性头痛、血栓闭塞性脉管炎),视网膜炎,突发性耳聋。 有口干、面红、轻度扩瞳、视物模糊等。脑出血急性期及青光眼患者忌用。

药名与剂量	用法与用量	临床应用与注意事项
红古豆碱 Cuscohy-grine 片剂:50mg	口服或直肠给药:成人50～100mg/次,3～4次/日,3周为1个疗程。	本品用于平滑肌痉挛性疼痛。 有口干、视物模糊和嗜睡。低血压者慎用。
氢溴酸樟柳碱 Amisodine Hydrobro-mide 注射剂:5mg 片剂:1mg,3mg	口服:成人1～4mg/次,3～4次/日。 穴位注射或静注:成人2～5mg/次,1～3次/日;儿童和老年人用量酌减。	本品用于血管性头痛、视网膜血管痉挛、缺血性视神经病变、急性瘫痪、震颤麻痹、支气管哮喘等。 有口干、头晕、视物模糊、排尿困难。出血性疾病、青光眼患者禁用。

药名与剂量	用法与用量	临床应用与注意事项
格隆溴铵(胃长宁) Glycopyrronium Bromide 片剂:0.5mg,1mg 注射剂:0.2mg	口服:成人1~2mg/次,2~3次/日。 静注或肌注:成人0.2~0.4mg/次。	本品作用同阿托品,但作用较弱。用于消化性溃疡、慢性胃炎、胃酸分泌过多等,也可用于麻醉前给药。 不良反应与注意事项见阿托品。

第十章　作用于循环系统的药物

一、强心药

药名与剂量	用法与用量	临床应用与注意事项
地高辛(狄戈辛) Digoxin 片剂:0.25mg 注射剂: 0.5mg	口服:成人饱和量1～1.5mg。缓给法,未用过强心苷的患者,首服0.25～0.5mg,以后每6～8小时服0.25mg,于2～3日获全效量。儿童饱和量,新生儿0.03～0.05mg/kg,2岁以上0.04～0.06mg/kg,2岁以下0.06～0.08mg/kg,在24小时内分3～4次服,以后维持量为全效量的1/4,分2次服。	本品作用同洋地黄,能有效地加强心肌收缩力,减慢心率、抑制传导。本品吸收快、蓄积性较小。用于充血性心力衰竭、室上性心动过速、心房颤动和扑动。 有恶心、呕吐、食欲缺乏、心动过缓等。近期用过洋地黄类强心药者慎用。

续表

药名与剂量	用法与用量	临床应用与注意事项
毒毛花苷 K(毒毛旋花子苷 K) Strophanthin-K 注射剂：0.25mg	静注：成人首次 0.125～0.25mg，加入25%葡萄糖液 40ml 中缓慢注入(不少于 5 分钟)，1～2 小时后重复0.125～0.25mg，总量0.25～0.5mg/日，病情好转后改口服以维持疗效。	本品为高效、短效、速效强心苷。作用较毛花苷 C 快，排泄快，蓄积作用小。用于急性充血性心力衰竭。动脉硬化性心脏病患者发生心力衰竭时，如心率不快者、慢性心功能不全急性加重者，可选用本品。 不良反应与注意事项同地高辛。

药名与剂量	用法与用量	临床应用与注意事项
洋地黄毒苷(狄吉妥辛) Digitoxin 片剂:0.1mg 注射剂:0.2mg	口服:成人饱和量0.7～1.2mg,维持量0.1mg/次,1次/日;儿童,饱和量,2岁以下0.03～0.04mg/kg,2岁以上0.02～0.03mg/kg,维持量为全效量的1/10,1次/日。	本品是紫花洋地黄的纯品制剂,效价为洋地黄的1000倍,作用与用途同洋地黄片。 不良反应与注意事项同洋地黄。
甲地高辛(甲基狄戈辛) Metildigoxin 片剂:0.1mg 注射剂:0.2mg	口服或静注:成人0.2mg/次,2次/日,2～3日后改维持量,口服0.1mg/次,2～3次/日;静注0.2～0.3mg/日。	本品作用同地高辛,但较地高辛强。具有口服吸收好,起效快和安全性高等优点。用于急性和慢性心力衰竭。其排泄较地高辛快,蓄积性小。 个别有恶心、呕吐、头昏等。其他见地高辛。

药名与剂量	用法与用量	临床应用与注意事项
毛花苷 C(西地兰,毛花苷丙) Lanatoside C 片剂 :0.5mg 注射剂:0.4mg	口服:缓慢饱和量 0.5mg/次,4 次/日;维持量 1mg/日,分 2 次服。 静注:饱和量 1～1.2mg,首次剂量 0.4～0.6mg,2～4 小时后可再给予 0.2～0.4mg。	本品作用较地高辛产生快,排泄更快,蓄积性小。用于急性心力衰竭、室上性心动过速、心房颤动伴有心室率增快者。 有恶心、食欲缺乏、头痛、心动过缓、黄视等。其他见地高辛。
去乙酰毛花苷(去乙酰毛花苷丙,西地兰 D) Deslanoside 注射剂: 0.2mg, 0.4mg	静注或肌注:成人快速饱和量,首次为 0.4～0.8mg,以后每 2～4 小时再给 0.2～0.4mg,总量为 1～1.6mg;儿童每日 20～40μg/kg,分 1～2 次给药。	本品作用比毛花苷 C 迅速,蛋白结合率低,易分布全身组织。适用于急性心力衰竭及心房颤动、心房扑动等。 有恶心、呕吐、食欲缺乏、头痛、心动过缓。其他见地高辛。

续表

药名与剂量	用法与用量	临床应用与注意事项
黄夹苷(强心灵) Thevetin 片剂:0.25mg 注射剂: 0.25mg	口服:成人0.25mg/次,3次/日,全效量1.5~2mg,维持量0.25~0.5mg/日。 静注:常用量0.125~0.25mg/次,1~2次/日。	本品作用类似于地高辛。作用迅速,蓄积作用小。对高血压、冠心病所致的心力衰竭,特别是左心衰竭疗效显著,也可用于阵发性室上性心动过速、房颤等。
羊角拗苷 Divaside 注射剂: 0.125mg, 0.25mg	静注:成人首次0.25mg,以5%葡萄糖注射液20ml稀释后缓慢注射;病情需要者3小时后再注射0.125~0.25mg,极量:0.5mg/次,1mg/日。	本品作用与毒毛花苷K相似,作用快而维持时间短。适用于充血性心力衰竭的急性治疗。 不良反应与注意事项同毒毛花苷K。

药名与剂量	用法与用量	临床应用与注意事项
铃兰毒苷 Convallatoxin 注射剂： 0.1mg	静注：成人全效量为0.15～0.3mg/日，分2～3次在24小时内注完；维持量为0.05～0.1mg/次，1次/日。	本品为高效、速效、短效的强心苷，作用与用途与毒毛花苷K相似。适用于急性和慢性充血性心力衰竭、阵发性室上性心动过速、克山病的心力衰竭等。注射时应在5～6分钟缓慢注入，太快可能引起休克。克山病患者使用易诱发心律失常。

药名与剂量	用法与用量	临床应用与注意事项
氨力农(氨利酮) Amrinone 片剂:100mg 注射剂: 50mg, 100mg	口服:成人100～200mg/次,3次/日,最大剂量600mg/日。 静滴:每次0.5～3mg/kg,滴注速度为每分钟5～10μg/kg,最大量每日不超过10mg/kg。	本品能增加心肌收缩力,增加心排血量,降低前后负荷,改善心脏功能,降低左心室充盈压,改善左心室功能,增加心脏指数。用于各种原因引起的心力衰竭。 有恶心、呕吐,可引起心律失常。严重主动脉和肺动脉瓣膜疾病患者禁用。孕妇、哺乳期妇女及小儿慎用。

二、抗心律失常药

药名与剂量	用法与用量	临床应用与注意事项
利多卡因(赛罗卡因) Lidocaine 注射剂: 0.1g,0.2g	静注:成人,每次1~2mg/kg,30秒至1分钟注射完毕,如无效,10~15分钟后再注射1次,见效后改为静滴,100mg用5%葡萄糖液100~200ml稀释,滴速1~2ml/分钟(静注累积剂量不得超过200~300mg)。	本品临床用于室性心动过速、频发室性早搏,也用于急性心肌梗死发生后预防心律失常。对洋地黄中毒所致的室性心动过速疗效显著。 有嗜睡、感觉异常、耳鸣等。过量可致肌震颤、房室传导阻滞乃至惊厥。严重房室传导阻滞、心力衰竭及肝功能严重减退者忌用。有药物过敏史者慎用。

续表

药名与剂量	用法与用量	临床应用与注意事项
苯妥英钠(大仑丁) Phenytoin Sodium 片剂:0.1g 注射剂:0.25g	口服:抗心律失常,成人0.1～0.2g/次,3次/日。 静注:0.125～0.25g加入0.9%氯化钠注射液20～40ml中,于5～15分钟静脉缓慢推注(每分钟不超过50mg),必要时每隔5～10分钟重复静注100mg,2小时内总量不超过0.5g。	本品用于室性心律失常,如室性早搏或室上性早搏,心脏手术后引起的室性心律失常,特别是对洋地黄中毒引起的室性心动过速有效。 偶见心动过缓或心脏停搏、血压降低等,心肌收缩力减弱。大量过快静注可出现房室传导阻滞。

药名与剂量	用法与用量	临床应用与注意事项
美西律(慢心律) Mexiletine 片剂:50mg	口服:成人150～250mg/次,3～4次/日,以后可酌情减量维持。	本品抗心律失常作用与利多卡因相似,对心肌抑制作用较小。用于急、慢性心律失常,如室性早搏、室性心动过速、心室纤颤及洋地黄中毒引起的心律失常。 有恶心、呕吐、嗜睡、心动过缓、低血压等。
阿普林定(安搏律定,茚丙胺) Aprindine 片剂:0.1g	口服:成人首次100mg,其后6～8小时用50～100mg,24小时内200～300mg。第2、3日各为100～150mg,分2～3次服用,维持量50～100mg/日,分2次服。	本品用于室上性和室性心动过速及预激症候群,特别是对其他抗心律失常药物治疗无效者疗效较好。 有眩晕、感觉异常、恶心、手颤等。中、重度房室传导阻滞,有癫痫病史,以及黄疸和肝功能异常者禁用。

药名与剂量	用法与用量	临床应用与注意事项
胺碘酮(乙胺碘呋酮) Amiodarone 片剂:0.2g 注射剂:100mg	口服:成人开始200mg/次,3次/日,1周后改为维持量100mg/次,2～3次/日。 静滴:300mg加入250ml生理盐水中,30分钟内滴完。	本品用于室上性和室性心动过速、阵发性心房扑动和颤动、预激综合征,也用于顽固性阵发性心动过速,慢性冠状动脉功能不全及心绞痛等。 偶见药疹、角膜色素沉着及皮肤色素沉着。房室传导阻滞及心动过缓者忌用。碘过敏者忌用。
维拉帕米(异搏定) Verapamil 片剂:40mg 注射剂:10mg	口服:成人开始40～80mg/次,3～4次/日;维持量为40mg/次,3次/日,2～4周为1个疗程。 静注:5～10mg/次,隔15分钟可重复1次,如仍无效即停药。	本品为钙离子拮抗药。临床用于阵发性室上性心动过速,也用于急、慢性冠状动脉功能不全或心绞痛、心房颤动、心房扑动、房性早搏等。 可有口干、恶心、腹胀、便秘、头晕等。房室传导阻滞、窦性心动过缓、支气管哮喘、心力衰竭及低血压者慎用。心源性休克者禁用。

药名与剂量	用法与用量	临床应用与注意事项
普罗帕酮(心律平) Propafenone 片剂:50mg,100mg,150mg 注射剂:35mg,70mg	口服:成人100～200mg/次,3～4次/日,不宜超过900mg/日;维持量为150mg/次,2次/日。 静注:必要时可在严密监护下,静脉注射70mg/8小时。	本品用于预防和治疗室性或室上性异位搏动、室性及室上性心动过速、预激综合征、高血压引起的心律失常等。 有口干、头痛、眩晕。窦房结功能障碍、严重房室传导阻滞、心源性休克者禁用;肝肾功能不全、严重窦性心动过缓、低血压者慎用。

药名与剂量	用法与用量	临床应用与注意事项
阿替洛尔(氨酰心安) Atenolol 片剂： 12.5mg， 50mg， 100mg	口服：成人25～50mg/日，分1～4次给药或根据病情需要。用于心绞痛，100mg/次，或每次25～50mg/次，2次/日；用于高血压，50～200mg/次，1次/日。	本品用于窦性心动过速及早搏等，也用于心绞痛，高血压及青光眼。本品用药一般需个体化。个别病人可出现心动过缓。 严重窦性心动过缓、房室传导阻滞、心力衰竭患者及孕妇禁用。

药名与剂量	用法与用量	临床应用与注意事项
妥卡尼(妥克律,妥卡胺,室安卡因)Tocainide 片剂:200mg 注射剂:100mg,200mg	口服:成人 0.4～0.6g/次,每 8 小时或 12 小时 1 次,每日最大剂量不超过 2.4g。 静注:每分钟 0.5～0.75mg/kg,共用 15 分钟,一般总量为 0.5～0.75g。	本品适用于预防和治疗各种器质性心脏病引起的室性心律失常,对室性早搏的疗效尤为显著,对功能性心律失常也有一定疗效。 有厌食、恶心、呕吐、便秘、眩晕、头痛、嗜睡、出汗、耳鸣等。严重传导阻滞及过敏者慎用。

药名与剂量	用法与用量	临床应用与注意事项
溴苄胺(特兰新,溴苄乙胺) Bretylium Tosilate 片剂:0.1g 注射剂:0.25g	肌注:成人3～5mg/kg,1次/日,必要时4～6小时再用1次。 口服:用于治疗锑剂中毒所致的阿-斯综合征,0.1g/次,3次/日,以后递增至有效量后即作为维持量,最大量不超过1.5g/日。	本品能提高心室致颤阈并能直接加强心肌收缩力,改善房室传导。用于各种病因所致的室性心律失常,尤其适用于兼有心力衰竭及传导阻滞的病例,对阿-斯综合征也有效。 常见有直立性低血压、头晕、鼻塞、恶心、呕吐、腹泻、排尿困难等。

药名与剂量	用法与用量	临床应用与注意事项
普萘洛尔(心得安) Propranolol 片剂:10mg	口服:成人10～20mg/次,3次/日。治疗心绞痛,40～80mg/日,分3～4次服;治疗高血压,5mg/次,4次/日。	本品用于房性及室性早搏、窦性及室上性心动过速、心绞痛、急性心肌梗死、高血压等。 有乏力、嗜睡、头晕、失眠、恶心、腹胀、皮疹、低血压、心动过缓等不良反应。哮喘、心动过缓、重度传导阻滞、心源性休克、低血压者忌用。

续表

药名与剂量	用法与用量	临床应用与注意事项
恩卡尼(英卡胺) Encainide 片剂:50mg,25mg 注射剂:25mg	口服:成人25～75mg/次,3～4次/日,总量限制在200mg/日为宜。 静注:成人25～50mg/次,于15分钟内缓慢注入。	本品抗心律失常作用较强,临床主要用于室性早搏和室性心动过速,对伴室上性心动过速也有效。对伴有心绞痛的室性心律失常患者,与钙拮抗药或β受体阻滞药合用效果较好。 有头晕、发热、皮疹、共济失调、心动过缓、传导阻滞等。

药名与剂量	用法与用量	临床应用与注意事项
劳卡尼(劳卡胺,氯卡胺,哌苯醋胺) Lorcainide 片剂:50mg,100mg 注射剂:50mg	口服:成人50~100mg/次,2~3次/日。 静注:成人每次1~2mg/kg,于5~10分钟缓慢注入,8~12小时可重复1次,总量不超过每日200mg。	本品为苯乙酰胺衍生物,作用与恩卡尼相似,对室性心律失常,特别是室性早搏和复发性室性心动过速疗效显著。但对房颤、房扑无效。 有口渴、恶心、出汗、头痛、失眠等。有房室或室内传导阻滞者慎用。病窦综合征,严重心动过缓、低血钾患者及孕妇慎用。

药名与剂量	用法与用量	临床应用与注意事项
氟卡尼(氟卡胺,哌氟酰胺) Flecainide 片剂:0.1g,0.2g 注射剂:50mg,100mg	口服:成人开始0.1g/次,2次/日,然后增加为0.1~0.2g/次,2~3次/日。 静注:成人每次1~2mg/kg,缓慢注入。	本品用于室性心律失常,也用于抑制阵发性交界性折返性心动过速,对窦房结功能失调的心律失常及预激综合征有效。 有头晕、耳鸣、视物模糊、感觉异常,嗜睡、四肢无力等。心源性休克、传导阻滞、严重肝肾功能不全者,以及孕妇和哺乳期妇女忌用。

药名与剂量	用法与用量	临床应用与注意事项
安他唑啉(安他心) Antazoline 片剂:100mg 注射剂:100mg	口服:成人100~200mg/次,3次/日 肌注或静注:成人100~200mg/次。本品作用与奎尼丁相似,但较弱,可增加周围血管阻力。	本品用于房性、房室交界性或室性早搏,阵发性心动过速等。不宜用于心房颤动,心力衰竭和显著心脏传导阻滞者。 偶有恶心、呕吐、嗜睡和粒细胞减少。心力衰竭患者慎用。
苄普地尔(苄丙洛) Bepridil 片剂:0.2g	口服:成人400~600mg/日,分次服。	本品用于治疗心绞痛,室上性、室性心律失常等。 有一、二度房室传导阻滞,病窦综合征及失代偿的心力衰竭等患者禁用。

药名与剂量	用法与用量	临床应用与注意事项
醋丁洛尔(醋丁酰心安) Acebutolol 片剂:100mg,200mg	口服:成人用于心律失常,100～200mg/次,2～3次/日,每日最高剂量1.2g。用于心绞痛,300mg/次,2～3次/日。	本品作用与普萘洛尔相似,但较弱,作用持久。临床用于窦性心动过速、房性或室性早搏、心房颤动、心房扑动、心绞痛、原发性高血压和肾性高血压。 不良反应、注意事项同普萘洛尔。

药名与剂量	用法与用量	临床应用与注意事项
莫雷西嗪(乙吗噻嗪) Moracizine 片剂:0.2g 注射剂:50mg	口服:成人0.2～0.3g/次,3次/日。 肌注:成人2.5%溶液2ml,加入0.5%普鲁卡因溶液1～2ml中注射。 静注:2.5%溶液2ml,加入10ml生理盐水中2～5分钟缓慢注射,2次/日。	本品用于房性和室性早搏、阵发性心动过速、房颤和房扑有显著疗效;对冠心病、高血压、心肌梗死的阵发性房性和室性心动过速及房早、室早效果较好,对慢性者较差。 有恶心、头晕、震颤、血压下降等。严重传导阻滞,肝肾功能不全者忌用。

药名与剂量	用法与用量	临床应用与注意事项
阿普洛尔(烯丙心安) Alprenolol 片剂:50mg 注射剂:5mg	口服:成人25~50mg/次,3次/日;用于心绞痛及高血压50mg/次,4次/日,可逐渐增至400mg/日。 静注:成人每次5~10mg,以1mg/分钟的速度缓慢注入。	本品适用于窦性心动过速及早搏等;对室上性和室性早搏疗效显著;也适用于心绞痛、陈旧性心肌梗死、冠脉功能不全和高血压等。 不良反应与注意事项见普萘洛尔。

药名与剂量	用法与用量	临床应用与注意事项
吲哚洛尔(吲哚心安，心得静) Pindolol 片剂:1mg,5mg 注射剂:0.2mg	口服:成人用于心律失常,1～5mg/次,3次/日;高血压和心绞痛,15～60mg/日,分3次给药。	本品用于窦性心动过速、阵发性室上性心动过速和早搏等;也用于心绞痛和高血压等。 有头痛、胃肠道反应。支气管哮喘、房室传导阻滞、严重心动过缓者忌用。
常咯啉(常心定) Changluolin 片剂:0.2g	口服:成人0.2g/次,3次/日,总量不超过1.2g/日。	本品用于阵发性心动过速及频发性室性早搏,对房性、室性早搏及阵发性房颤也有效。 有头晕、乏力、视物模糊、皮肤变黄、传导阻滞、抑制心肌等。肝、肾功能不全者慎用。有传导阻滞者及孕妇忌用。

续表

药名与剂量	用法与用量	临床应用与注意事项
普拉马林(丙缓脉灵) Prajmaline 片剂:20mg 注射剂:7.5mg	口服:成人20～40mg/次,3次/日,可逐渐减量至10～20mg/日。 静注:成人7.5mg/次,按每分钟1mg推注,10mg/日。	本品作用比阿义马林强5～10倍,但不良反应也强5～10倍。临床用于室性及室上性心动过速疗效显著,对室性早搏和预激综合征也有效。 有胃肠道反应、瘙痒、困倦及肝功能损害等。

药名与剂量	用法与用量	临床应用与注意事项
美托洛尔(美多心安,倍他乐克) Metoprolol 片剂:25mg,50mg 注射剂:5mg,10mg	口服:成人用于高血压 50～100mg/次,2次/日;预防心绞痛,100～150mg/日,分2～3次给药。 静注:用于心律失常,开始5mg(1～2mg/分钟),隔5分钟重复注射,直到生效,一般总量为10～15mg。	本品用于窦性心动过速、室上性心动过速,也用于各型高血压、心绞痛等。 常出现心动过缓。糖尿病、肝肾功能不良、甲亢患者及孕妇均慎用。一、二度房室传导阻滞、严重心动过缓及对洋地黄无效的心衰病人禁用。

药名与剂量	用法与用量	临床应用与注意事项
蝙蝠葛碱(利心片) 片剂:50mg	口服:6片/次,3次/日,病情控制后酌情减量,以每日3～12片维持。	本品用于各类心律失常及心律失常合并高血压。 有嗜睡、腹胀、丙氨酸氨基转移酶升高等。老年人、病重、心肌受损者慎用。肝病患者禁用。

续表

药名与剂量	用法与用量	临床应用与注意事项
普鲁卡因胺(普鲁卡因酰胺,奴佛卡因胺) Procainamide 片剂:0.125g,0.25g 注射剂:0.1g,0.2g,0.5g	口服:成人0.25～0.5g/次,3～4次/日,心率正常后,逐渐减至0.25g/次,2～6次/日。极量:1g/次,3g/日。 肌注:成人0.5～1g/次,1次/4～6小时。 静注、静滴:紧急复律时,每5分钟内静脉注入100mg或20分钟内注入200mg,直至有效或总量达到1～2g,有效后以1～4mg/分钟静脉滴注维持。	本品临床应用同奎尼丁,但对心房扑动和心房颤动的疗效不如奎尼丁。用于室性早搏、阵发性室性或室上性心动过速等。 有恶心、腹泻、食欲缺乏、皮疹、药物热、粒细胞减少症,长期应用可出现红斑狼疮反应。药量过大时可引起窦性停搏、房室阻滞、室性期前收缩甚至室颤。静脉注射太快可使血压下降,甚至虚脱。严重心力衰竭、低血压、完全性房室传导阻滞及肝、肾功能不良者禁用。

药名与剂量	用法与用量	临床应用与注意事项
安搏律定(茚丙胺、茚满丙二胺,阿普林定) Aprindine 片剂 :25mg,50mg 注射剂:100mg	口服:成人首次一般100mg,其后6~8小时,50~100mg,24小时内一般200~300mg。第2、3日各为100~150mg,分2~3次服用,维持量为50~100mg/日。 静滴:首次100~200mg,用5%~10%葡萄糖液100~200ml稀释,滴速为2~5mg/分钟,30分钟滴完,24小时总量不超过300mg。	本品为新型麻醉作用的抗心律失常药,其抗心律失常作用持续有效时间较长。用于室性和室上性心律失常,心肌梗死引起的频发室性和房性早搏,阵发性心动过速及预激症候群,特别是对其他抗心律失常药物治疗无效者疗效较好。 不良反应有眩晕、感觉异常、恶心、手颤等,停药后即消失。中、重度房室传导阻滞,有癫痫样发作史,以及黄疸和肝功能异常者,窦性心动过缓、帕金森病患者均禁用。

续表

药名与剂量	用法与用量	临床应用与注意事项
丙吡胺(异脉定,异脉停)Disopyramide 片剂:100mg 注射剂:50mg	口服:成人 100~200mg/次,3 次/日,最大量不超过 0.8g/次。 静注:50~100mg/次,最大量不超过150mg/次,5~10 分钟内注完。	本品抗心律失常作用与奎尼丁相似,减慢传导、延长房室不应期的作用比奎尼丁强。临床用于室上性和室性早搏及心动过速,房颤和电击复律后维持窦性节律。 较常见的不良反应有口干、便秘、视物模糊、排尿困难等;对心衰及休克病人可加重心室功能的抑制。孕妇及肝、肾功能不全者慎用。传导阻滞、青光眼、前列腺肥大者禁用。

药名与剂量	用法与用量	临床应用与注意事项
英地卡尼(英地卡胺) Indecainide 片剂:50mg 注射剂:50mg	口服:成人推荐剂量为 50mg/次,4 次/日,逐渐增至 75～100mg,4/日。 静脉给药:成人 60～100mg/次, 极量为 0.4g/日。	本品为安搏律定的衍生物,能减慢房室结、心肌传导系统和心室肌传导,对心房或心室肌不应期影响不明显。临床主要用于室性早搏和潜在恶性心律失常。疗效类似氟卡胺。 长期应用有头昏、唇舌麻木、视物模糊、复视、腹泻、头痛和神经错乱等不良反应。

药名与剂量	用法与用量	临床应用与注意事项
西苯唑啉(环苯唑啉) Cibenzoline 胶囊剂:94mg 注射剂:50mg	口服:成人130～160mg/次,2次/日。 静脉给药:0.25mg/kg,随后每小时0.2～0.4mg/kg维持。	本品为咪唑类衍生物,有抗心律失常的作用。临床主要用于室性心律失常如室性早搏,也可用于房颤和房扑恢复后维持窦性心律,预激综合征伴有室上性心动过速、阵发性室上性心动过速发作等。 常见有恶心、呕吐、口干、腹泻、头晕、视物模糊等不良反应。长期口服可引起低血糖、低血压。有严重心衰、传导阻滞者及孕妇禁用。

药名与剂量	用法与用量	临床应用与注意事项
门冬氨酸钾镁(脉安定) Potassium Magnesium Aspartate 片剂:50mg,100mg,150mg 注射剂:35mg,70mg	静滴:成人1～2g/日,用时以10倍的5%葡萄糖液体稀释后,缓慢滴注。 口服:成人0.15g/次,3次/日。	钾与镁是机体必需的无机离子。钾离子改善心肌代谢,促进细胞除极化,维持心肌收缩力,从而改善心肌收缩功能并降低心肌耗氧量;镁离子是心肌膜Na^{+}-K^{+}-ATP酶的激活因子不可缺少的离子之一,保持细胞内足够的含量对心肌有重要作用。门冬氨酸与细胞亲和力强,在体内可作为转运钾、镁离子进入细胞的载体。对洋地黄中毒引起的心律失常,如早搏、阵发性心动过速、心绞痛、心力衰竭有效。 注射过快可致恶心、呕吐、面部潮红、血管痛、血压下降。高血钙、严重肾功能障碍、严重房室传导阻滞患者禁用。

三、抗心绞痛药

药名与剂量	用法与用量	临床应用与注意事项
硝酸甘油(三硝酸甘油酯) Nitroglycerin 片剂:0.5mg 注射剂:5mg	舌下含服:0.5mg/次,心绞痛发作时含舌下。 静注:用于缓解心肌梗死及心绞痛,1mg 或 5mg,溶于5%葡萄糖注射液 100ml 中,以每分钟 10～20 滴的速度滴入(一般每分钟滴注 10μg 或 50μg 的硝酸甘油)。一般从小剂量开始,根据病人的反应,每 10 分钟或 15 分钟递增使用剂量的 25%～50%。	本品直接松弛血管平滑肌,特别是小血管平滑肌,使全身血管扩张,外周阻力下降,静脉回流减少,减轻心脏前后负荷,降低心肌耗氧量,解除心肌缺氧。临床用于心绞痛急性发作,也用于急性左心衰竭。 可有头痛、头晕、心率加快,也可出现直立性低血压。青光眼、冠状动脉闭塞及血栓形成、脑出血、颅内压增高者均忌用。

续表

药名与剂量	用法与用量	临床应用与注意事项
亚硝酸异戊酯（亚硝戊酯） Amyl Nitrite 每管装:0.2ml	吸入:将小玻璃管装的本品裹在手帕中压碎,由鼻腔吸入。常用量为0.1～0.2ml/次,极量为0.25ml/次,1ml/日。	本品作用类似于硝酸甘油,但起效快。用于心绞痛急性发作,也用于氰化物中毒的解救。 不良反应与注意事项见硝酸甘油。
戊四硝酯（硝酸戊四醇酯,长效硝酸甘油） Pentaerith-rityl Tetranitrate 片剂:10mg,20mg	口服:成人10～20mg/次,3次/日,饭前服。	本品为长效硝酸酯类抗心绞痛药。作用类似硝酸甘油,但较弱,缓慢而持久。用于预防心绞痛发作。 不良反应与注意事项同硝酸甘油。

药名与剂量	用法与用量	临床应用与注意事项
复方硝酸甘油(复方硝酸戊四醇酯) 片剂：每片含硝酸戊四醇酯20mg、硝酸甘油0.5mg。	口服或口含：每次1片，3次/日。	本品用于预防和缓解心绞痛的发作，既有速效又有长效作用。 不良反应与注意事项同硝酸甘油。
硝酸异山梨酯(消心痛，硝异山梨醇) Isosorbide Dinitrate 片剂：5mg，10mg	口服：成人5～10mg/次，3次/日；心绞痛急性发作时舌下含服5～10mg。	本品为长效硝酸酯类抗心绞痛药，其作用类似于硝酸甘油，但作用持久。用于缓解急性心绞痛发作。 不良反应与注意事项同硝酸甘油。

药名与剂量	用法与用量	临床应用与注意事项
单硝酸异山梨酯 Isosorbide Mononitrate 片剂:20mg,40mg	口服:成人 20～40mg/次,2 次/日。需要时可增加剂量,饭后临睡前服。	本品适用于冠状动脉血流障碍的长期治疗和预防心绞痛发作,也适用于心肌梗死后的治疗及肺循环高压的治疗。 不良反应类似于硝酸甘油。严重低血压、休克、急性心肌梗死伴有低血压患者及孕妇均禁用。
奥昔非君(麻黄苯丙酮,安心酮) Oxyfedrine 片剂:4mg	口服:成人 4～8mg/日,分 3 次给药。	本品主要用于冠心病、心绞痛、心肌缺血、窦性心动过缓、轻度心衰等。 偶有头痛、头晕及胃肠道反应。

药名与剂量	用法与用量	临床应用与注意事项
布库洛尔(盐酸香豆心安) Bucumolol 片剂:5mg,10mg	口服:成人 5mg～10mg/次,3 次/日。	本品应用类似于普萘洛尔,用于预防心绞痛发作,对心律失常(窦性心动过速、室上性及室性期前收缩)也有效。 偶见充血性心力衰竭、低血压、心动过缓、眩晕、恶心等。
纳多洛尔(萘羟心安,康加多尔) Nadolol 片剂:80mg	口服:成人 80mg/次,1 次/日。在治疗过程中根据疗效调整剂量。	本品临床用于治疗心绞痛,特别适用于对常规治疗无效的心绞痛患者;也可用于高血压,对原发性高血压效果较好。但不得用于高血压危象。 不良反应与注意事项类似于普萘洛尔。

药名与剂量	用法与用量	临床应用与注意事项
硝苯地平(硝苯吡啶,心痛定) Nifedipine 片剂:10mg	口服或舌下含服:成人10～20mg/次,3次/日。	本品用于防治心绞痛,特别适用于变异型心绞痛和冠状动脉痉挛所致的心绞痛;还适用于各种类型的高血压,对顽固性、重度高血压和伴有心力衰竭的高血压患者也有疗效。 常出现头痛、面部潮红、嗜睡、心悸,剂量过大可引起心动过缓和低血压。

药名与剂量	用法与用量	临床应用与注意事项
地尔硫䓬(硫氮酮) Diltiazem 片剂:30mg	口服:成人用于心律失常、心绞痛,30~60mg/次,3次/日;用于高血压,120~240mg/日,分2~4次给药。	本品用于室上性心律失常、心绞痛,尤其变异型心绞痛、老年性高血压等。 常见有潮红、头痛、眩晕、疲劳感及心动过缓、直立性低血压等。
苄普地尔(双苯吡丁胺) Bepridil 肠溶衣片:100mg	口服:成人300mg/日,分3次服。	本品主要用于心绞痛发作的治疗与预防。 有室性心动过速,老年患者可发生低血钾。二度和三度房室传导阻滞、心功能不全及窦房结功能异常患者禁用。

药名与剂量	用法与用量	临床应用与注意事项
双嘧达莫(潘生丁) Dipyridamole 片剂:25 mg 注射剂:10mg	口服:成人 25～50mg/次,3 次/日,饭前1小时服,症状改善后,50～100mg/日,分次服。 肌注或静注:10～20mg/次,2～3 次/日。	本品用于慢性冠状动脉功能不全、心绞痛、心肌梗死等;抑制血小板凝集、防止血栓形成等。 常见有头痛、眩晕、疲劳、皮疹、潮红。低血压病人慎用。心肌梗死的低血压病人禁用。

药名与剂量	用法与用量	临床应用与注意事项
吗多明(脉心导敏) Molsidomine 片剂:1mg,2mg 气雾剂:14g/瓶(含本品 42mg)	舌下含服:成人 1～2mg/次,2～3 次/日,或发作时舌下含 2mg。 喷雾吸入:每次 1～2 揿(相当于本品 0.2～0.4mg),每日数次。	本品能直接扩张血管平滑肌,使血压下降,回心血量减少,心排血量降低,从而减轻心脏负担,心肌耗氧减少。用于防治心绞痛。 低血压、青光眼患者禁用。
尼可地尔(烟浪丁) Nicorandil 片剂:2.5mg,5mg	口服:成人 15mg/日,分 3 次给药。	本品抗心绞痛作用优于硝酸甘油。适用于各种心绞痛。 偶见心悸、潮红、下肢水肿、头痛等。青光眼、严重肝病患者及孕妇慎用。

药名与剂量	用法与用量	临床应用与注意事项
曲美他嗪(心康宁) Trimetazidine 片剂:2mg,3mg 注射剂:4mg	口服:成人2～6mg/次,3次/日,饭后服,总剂量不超过18mg/日;维持量为1mg/次,3次/日。 肌注:4～8mg/次,1～2次/日。	本品为血管扩张药。用于预防心绞痛发作,也适用于冠状动脉功能不全,陈旧性心肌梗死等。 可有头晕、皮疹。新近心肌梗死患者禁用。
曲匹地尔(乐可安,唑嘧胺) Trapmin 片剂:50mg 注射剂:50mg	口服:成人50～100mg/次,3次/日;极量为0.2g/次,0.6g/日。静注:成人100mg/次,1～3次/日。	本品为选择性冠状血管扩张药。作用较双嘧达莫强。用于防治心绞痛发作及心肌梗死。 偶有胃肠道反应及血压下降等。

药名与剂量	用法与用量	临床应用与注意事项
哌克昔林(心舒宁,沛心达) Perhexiline 片剂:50mg	口服:成人100mg/次,2次/日,以后逐渐增至300～400mg/日,最大量为600mg/日。	本品用于持续性心绞痛,对室性期前收缩也有效。 有头晕、头痛。肝肾功能损害、心肌梗死急性期患者禁用。糖尿病患者慎用。
卡波罗孟(延通心) Carbocromen 片剂:75mg 注射剂:40mg	口服:成人75～150mg/次,3次/日。 肌注或静注:20～40mg/次,1～2次/日。	本品对冠状血管有选择性扩张作用,能增加冠脉流量,作用出现慢而持久,长期服用可能促进侧支循环形成,并有抑制血小板聚集作用。临床用于慢性冠状动脉功能不全及预防心绞痛的发作。 有恶心、呕吐、失眠、头痛、潮红、胸部热感、心悸等反应不良。

药名与剂量	用法与用量	临床应用与注意事项
乙氧黄酮(心脑舒通) Efloxate 片剂:30mg	口服:成人 30～60mg/次,3 次/日。	本品有选择性冠状动脉扩张作用,增加冠脉流量,改善心肌缺氧,并能促进侧支循环。尚有降低血胆固醇和三酰甘油的作用。临床用于慢性冠状动脉功能不全、心肌梗死及心绞痛等。 偶有恶心、呕吐、头痛、失眠等。妊娠初期禁用。
长效消心痛(长效易顺脉) Iso Mack Retard 片剂:20mg	整片吞服:20mg/次,2 次/日;严重患者可用 40mg/次,2 次/日。	本品为硝酸异山梨酯的为长效制剂,作用与用途同硝酸异山梨酯。 不良反应与注意事项同硝酸异山梨酯。

药名与剂量	用法与用量	临床应用与注意事项
礼顿片(缓释硝酸甘油) Nitro Mack Retarad 片剂:2.6mg	口服:成人早晚各吞服 2.6mg。	本品为三硝酸甘油酯的缓释制剂,作用同硝酸甘油。用于冠心病的长期治疗和预防,心绞痛、心肌梗死后的康复等。 不良反应与注意事项见硝酸甘油。

药名与剂量	用法与用量	临床应用与注意事项
长效心痛治-20 Pentacard-20 片剂:20mg	口服:成人 40～60mg/日,分 2～3 次服,饭后用温开水送服,根据病情可以适当增减。	本品主要含有 5-单硝酸异山梨酯,生物利用度较好,显著减少心绞痛发作的次数,应用同单硝酸异山梨酯。
地拉(地位齐普,克冠) Dilazep 片剂:30mg	口服:60mg/次,3 次/日,2 个月为 1 个疗程。	本品用于冠状动脉功能不全,心绞痛,也用于心肌梗死的预防及恢复期。 偶有头晕、胃肠道不适等。新近心肌梗死患者禁用。

药名与剂量	用法与用量	临床应用与注意事项
川芎嗪(四甲吡嗪) Ligustrazine 片剂:50mg 注射剂:40mg	口服:成人,2片/次,3次/日,1个月为1个疗程。 肌注:40mg/次,1～2次/日。	本品有抗血小板聚集和溶血栓的作用,并能扩张小动脉,改善微循环和脑血流,阻止血栓形成。临床用于缺血性脑病的急性期、恢复期及后遗症,如脑供血不足、脑血栓形成、脑梗死及冠心病等。 偶有胃部不适、嗜睡。对脑出血及有出血倾向者忌用。

药名与剂量	用法与用量	临床应用与注意事项
复方丹参注射液 注射剂:2ml	肌注:成人2～4ml/次,1～2次/日。 静滴:8～16ml加入5%葡萄糖注射液250ml中应用,1次/日,2～4周为1个疗程。	本品有活血化瘀、通脉养心的功能。用于冠心病胸闷、心绞痛及心肌梗死,对脑血栓形成的后遗症亦有效;还可用于脉管炎、神经性聋等。 偶见有皮疹,停药后即消失。部分患者肌注时有局部疼痛等。

四、脑血管及周围血管扩张药

药名与剂量	用法与用量	临床应用与注意事项
烟酸(尼古丁酸，维生素PP) Nicotinic Acid 片剂:100mg 注射剂:50mg	口服:成人50～100mg/次，3～6次/日。 静注或肌注:10～15mg/次，1～3次/日。	本品有较强的扩张周围血管作用。临床用于治疗头痛、偏头痛、耳鸣、内耳眩晕症、冻伤、脉络膜视网膜炎及血栓闭塞性脉管炎等。 可有皮肤潮红、瘙痒、视觉障碍等。溃疡病、青光眼、严重糖尿病及肝功能严重危损者禁用。

药名与剂量	用法与用量	临床应用与注意事项
烟酸肌醇酯 Inositol Nicotinate 片剂:0.2g	口服:成人 0.2～0.6g/次,3 次/日,疗程 1～3 个月。	本品用于各种原因引起的末梢血管障碍,如闭塞性动脉硬化症、肢端动脉痉挛症、冻伤、高血压和高血脂等;也可用于治疗各种血管性疾病,如闭塞性动脉硬化、肢端动脉痉挛及偏头痛等。 有恶心、发汗、瘙痒等。但没有服烟酸后的潮红和胃部不适等。

药名与剂量	用法与用量	临床应用与注意事项
罂粟碱 Papaverine 片剂:30mg 注射剂:30mg	口服:成人 30～60mg/次;3 次/日;极量 200mg/次,600mg/日。 肌注、静注:成人30～60mg/次,极量,100mg/次,300mg/日。	本品为非特异性平滑肌解痉药。多用于脑血管痉挛、脑血栓形成,高血压、心绞痛、胆绞痛、肢端动脉痉挛症、动脉栓塞性疼痛等。 有恶心、呕吐、头痛、便秘;过量可致房室传导阻滞、心室颤动等;久服成瘾。
环扁桃酯(抗栓丸) Cyclandelate 胶囊剂:100mg	口服:成人 100～200mg/次,3～4 次/日,症状改善后,可减至 300～400mg/日,分 3 次给药;用于脑血管疾病,200～400mg/次,3 次/日。	本品能显著扩张脑、肾、四肢血管及冠状动脉,增加血流量,尚能促进侧支循环。临床用于脑血栓形成、脑动脉硬化、卒中及脑外伤后遗症、冠状动脉功能不全等。 偶有潮红、眩晕、头痛、心悸、皮疹、胃肠道功能障碍、低血压等。

药名与剂量	用法与用量	临床应用与注意事项
桂利嗪(脑益嗪) Cinnarizine 片剂:25mg 注射剂:20mg	口服:成人 25～50mg/次,3次/日。 缓慢静注:20～40mg/次。	本品可直接扩张脑血管,改善脑循环,缓解血管痉挛。适用于脑血管障碍、脑血栓、脑动脉硬化、脑外伤后遗症及内耳眩晕等。 偶见嗜睡、胃肠道反应、皮肤过敏、锥体外系症状。孕妇禁用。
氟桂利嗪(西比灵) Flunarizine 片剂:5mg	口服:成人开始时早晚各10mg,以后每晚服10mg。	本品用于脑血管灌注不足和外周肢体血管硬化有关的疾病,如偏头痛、眩晕及间歇性跛行,脑梗死后遗症、脑动脉硬化等所致的脑血流障碍、记忆力减退、失眠等。 驾驶员、高空作业者慎用。颅内出血者、脑梗死急性期、青光眼、前列腺肥大患者,以及孕妇、哺乳期妇女禁用。

药名与剂量	用法与用量	临床应用与注意事项
倍他司汀（培他啶） Betahistine 片剂：4mg 注射剂：2mg，4mg	口服：成人4～8mg/次，2～4次/日。 肌注：成人2～4mg/次，2次/日。	临床用于治疗内耳眩晕症、脑动脉硬化、脑供血不足所引起的眩晕、呕吐及耳鸣等。 有恶心、头痛、心悸。消化性溃疡、支气管哮喘、嗜铬细胞瘤患者及孕妇等均慎用。小儿禁用。
尼可占替诺（烟胺羟丙茶碱，脑脉康） Xanthinol Nicotinate 片剂：150mg 注射剂：150mg	口服：成人开始150mg/次，3次/日，必要时可增至900mg/日。 肌注：300mg/次，1～2次/日。 缓慢静注：900mg/日。	本品主要改善外周循环，同时具有短暂纤维蛋白的溶解作用。用于治疗外周及脑血管障碍性疾病。 不良反应少见。

药名与剂量	用法与用量	临床应用与注意事项
草酸萘呋胺酯 Naftidro-furyl Oxalate 胶囊剂:100mg 注射剂:200mg	口服:成人 100mg/次,3 次/日。 肌注或静注:成人 40mg/次,1～2 次/日。	本品为血管扩张药。临床用于治疗外周及脑血管障碍等。
前列地尔(前列腺素 E_1) Alprostadil 粉针剂:666.7μg(其中含前列腺素 E120μg,α-环糊精 646.7μg)	动脉输注:开始剂量为每分钟 0.1ng/kg,5～10 分钟后可提高到每分 0.15ng/kg,再过 5 分钟后,每分钟提高到 0.2ng/kg。	本品直接作用于血管平滑肌而产生扩张作用,可改善血液循环,抑制和解除血小板聚集。用于慢性动脉闭塞症。 有头痛、食欲减退、腹泻、低血压、心动过速、可逆性骨质增生,注射部位发热、发红等。妊娠、哺乳期妇女禁用。

药名与剂量	用法与用量	临床应用与注意事项
长春胺(长春花胺) Vincamine 片剂:10mg 注射剂:10mg	口服:成人5～20mg/次,2～3次/日。 肌注:成人5～15mg/次,1～2次/日。	本品用于脑血管障碍、脑栓塞、脑血栓形成和出血后遗症等;改善记忆力,也用于早及中期高血压,神经性心动过速和自主神经功能紊乱。 有口干、便秘,对心脏有一定毒性。
适脑脉(长效长春胺) Aethroma-30 片剂:30mg	口服:成人30mg/次,2次/日,早晚服;严重病人90mg/日。此药需服3～6周后开始显效。维持量30mg/日,1次/日。	本品能扩张小血管,提高脑对血氧的利用率,改善脑循环,但不影响全身循环。用于脑血管障碍、早衰性脑退化、脑栓塞后遗症、内耳血流障碍引起的眩晕。 颅内肿瘤、颅内压高、脑源性痉挛病人及妊娠妇女禁用。

药名与剂量	用法与用量	临床应用与注意事项
长春西丁(卡兰片,长春乙酯,康维脑) Vinpocetine 片剂:5mg	口服:成人5mg/次,3次/日。	本品有增强血管平滑肌松弛的信使环磷酸鸟苷(cGMP)的含量,能选择性地增加脑血流量,提高脑血流速度,改善循环和脑代谢作用。用于脑梗死后遗症、脑出血后遗症、脑动脉硬化症所引起的眩晕、头痛、四肢麻木等。 可出现皮疹、荨麻疹、头痛、眩晕。偶有血细胞减少。孕妇禁用。

药名与剂量	用法与用量	临床应用与注意事项
尼莫地平(硝苯吡酯) Nimodipine 片剂:20mg 注射剂:10mg	口服:成人 40～60mg/日,分 2～3 次服用;缺血性脑血管病,80～120mg/日,分 3～4 次服;治疗偏头痛,40mg/次,3 次/日;突发性耳聋;40～60mg/日,分 3～4 次口服;治轻、中度高血压病,40mg/次,3 次/日,每日最大剂量为 240mg。	本品为选择性血管平滑肌的钙拮抗药。能选择性扩张脑血管,解除脑血管痉挛,增加脑血流量。用于预防和治疗蛛网膜下隙出血后脑血管痉挛所致的缺血性神经障碍、高血压、偏头痛等。 可出现头痛、胃肠道不适、恶心、热感和血压下降等。脑组织积水、脑压升高患者,以及孕妇和哺乳期妇女慎用。

药名与剂量	用法与用量	临床应用与注意事项
尼卡地平 Nicardipine 片剂：10mg，20mg	口服：成人 10～20mg/次，3次/日。	本品用于原发性高血压、脑梗死后遗症、脑出血后遗症、脑动脉硬化症等。 有恶心、呕吐、便秘、发热、心悸、皮疹、耳鸣、头晕、直立性低血压，肝及肾功能异常。青光眼慎用。颅内出血、脑血管意外急性期颅内压增高者，孕妇及哺乳期妇女禁用。
尼群地平（硝苯甲乙吡啶） Nitrendipine 片剂：10mg，20mg	口服：成人 20mg/次（可增至 40mg），1次/日；低剂量为每日 10mg，可连服 2～4个月。	本品为选择性作用于血管的钙拮抗药。临床主要用于冠心病及高血压，也可用于充血性心力衰竭。 有头晕、头痛、眩晕和心悸等。

药名与剂量	用法与用量	临床应用与注意事项
尼鲁地平(硝苯丙氧乙啶) Niludipine 片剂:30mg	口服:成人60～120mg/日,分2～3次给药。	本品主要用于高血压,降血压作用较强而持久。 可有轻度腹胀、便秘、皮疹等。
尼索地平(硝苯异丙啶) Nisoldipine 片剂:10mg	口服:成人10～30mg/日,分3次服。	本品主要用于心绞痛、缺血性心脏病、充血性心力衰竭及高血压。 可出现脸红、头痛、心悸、倦怠等。

续表

药名与剂量	用法与用量	临床应用与注意事项
非洛地平(二氯苯吡啶) Felodipine 片剂:5mg,10mg(缓释剂)	吞服:起始剂量5mg/日,一般在2周后可增至10mg/日,最大剂量为20mg/日,分次服。	本品作用与硝苯地平相似。用于高血压病,缺血性心脏病和心力衰竭患者。 有头痛、周围性水肿、潮红、头昏、四肢乏力、消化不良等。
曲克芦丁(维脑路通,羟乙基芦丁) Troxerutin 片剂:100mg 注射剂:100mg	口服:成人200mg/次,3次/日。 肌注:100~200mg/次,2次/日。 静滴:400mg/次,用5%或10%葡萄糖液稀释后滴入,1次/日,20日为1个疗程。	本品临床主要用于急性缺血性脑损伤,有显著的保护作用。能防止血栓形成、血栓性静脉炎、中心性视网膜炎、冠心病梗死前综合征。 本品不良反应少见。

五、降血压药

药名与剂量	用法与用量	临床应用与注意事项
利舍平(利血平,蛇根碱) Reserpine 片剂:0.25mg 注射剂: 0.5mg	口服:成人 0.25～0.5mg/日,分 1～3 次服。 肌注或静注:成人 1mg,无效时,可 6 小时后重复 1 次。	本品可促进交感神经递质(去甲肾上腺素)等释放增加,另一方面阻止其再摄入囊泡内,从而使囊泡内递质的合成与储存逐渐减少,以至于耗竭,使去甲肾上腺素能神经冲动传递受阻。本品为较温和降血压药,降血压作用持久,并有中枢安定作用。用于早期轻症高血压;肌注或静注可以用于高血压危象。 可有鼻塞、四肢无力、疲倦、嗜睡、胃肠道障碍及精神忧郁等。胃和十二指肠溃疡患者忌用。

药名与剂量	用法与用量	临床应用与注意事项
胍乙啶(依斯迈林) Guanethidine 片剂:10mg	口服:成人开始10mg/日,分2次给药,以后逐渐增加至10～20mg/次,2～3次/日。	本品有较强而持久的降血压作用。用于中度和重度高血压,特别适用于以舒张压增高为主的高血压,较顽固的高血压及肾性高血压。 有直立性低血压、腹泻、胃酸分泌增加、鼻塞。有明显动脉硬化,心、肾、脑功能不全者慎用。
倍他尼定(硫酸苄甲胍) Betanidine Sulphate 片剂:10mg	口服:成人初量10～20mg/日,可逐渐增至200mg/日,分数次服用。	本品作用类似于胍乙啶,用于严重高血压、肾性高血压也有效。 不良反应与胍乙啶相似,偶有血小板减少。

药名与剂量	用法与用量	临床应用与注意事项
硫酸异喹胍（胍喹啶）Debrisoquine Sulphate 片剂:10mg	口服：成人开始10mg/次，1～2次/日，根据病情每3～4日增加10～20mg，维持量为40～120mg/日。	本品作用类似于苄胍。用于治疗中度和重度高血压，或其他降压药无效的中度高血压患者。 有口干、嗜睡、直立性低血压等。
甲基多巴（α-甲基多巴，爱道美）Methyldopa 片剂:0.25g	口服：成人开始0.25g/次，3次/日，以后可每隔2日递增0.25g，直至见效。最大量为3g/日。	本品用于某些中度和重度原发性高血压、恶性高血压，尤适用于肾性高血压，降血压作用比利舍平强而快。 有嗜睡，偶见有轻度眩晕、口干、腹胀、排气、腹泻等。不适用治疗嗜铬细胞瘤所致的高血压。

药名与剂量	用法与用量	临床应用与注意事项
洛非西定(氯苯氧唑啉) Lofexidine 片剂:0.1mg,0.2mg	口服:成人0.2～0.8mg/次,2次/日。	本品作用类似于可乐宁,但较可乐宁弱。适用于轻至中度原发性高血压。 有口渴、疲劳等不良反应。
帕吉林(优降宁) Pargyline 片剂:10mg,20mg	口服:成人开始10mg/次,1～2次/日,适应后,可逐渐增至30～40mg/日,分阶段1～2次服。维持量20mg/日,1次服。	本品为单胺氧化酶抑制药,具有明显降血压作用,缓慢而持久。用于其他降压药不奏效的重度高血压。 有恶心、呕吐、出汗、失眠、多梦,直立性低血压、眩晕等。肝、肾功能障碍,库欣综合征或帕金森病患者慎用。恶性高血压、肾衰竭晚期、甲亢、嗜铬细胞瘤、精神病患者忌用。

药名与剂量	用法与用量	临床应用与注意事项
美卡拉明(美加明,异莰胺)Mecamylamine 片剂:2.5mg,5mg	口服:成人初量2.5mg/次,2次/日,以后递增至5mg/次,2~3次/日。	本品为神经节阻滞药,作用机制与溴化烃季铵相同。用于重度和恶性高血压。 有视物模糊、尿潴留、便秘、肌震颤、精神错乱、直立性低血压等。青光眼、尿毒症、胃溃疡出血、冠状动脉硬化者忌用。
哌唑嗪(脉宁平)Prazosin 片剂:1mg,2mg,5mg	口服:成人首次剂量0.5mg,逐渐增量1.5~6mg/日,分2~3次服用。最大剂量为15~20mg/日。	本品以降低外周阻力而起降血压作用。用于轻、中度高血压或肾性高血压,也用于治疗顽固性心功能不全,良性前列腺增生的一般治疗。 有眩晕、口干、头痛、恶心等。偶有短暂的意识丧失,直立性低血压。严重心脏病、精神病患者慎用。对本品过敏者,主动脉瓣狭窄,肺栓塞、缩窄性心包炎所致的心衰者禁用。

药名与剂量	用法与用量	临床应用与注意事项
特拉唑嗪 Terazosin 片剂:1mg, 2mg,5mg, 10mg	口服:成人0.5mg/次,3～4次/日,逐渐增加至1～2mg/次,3～4次/日。	本品主要作用于小动脉而使血压下降。临床对良性前列腺增生也有良好的作用。 不良反应类似于哌唑嗪。孕妇、哺乳期妇女、12岁以下儿童忌用。
布那唑嗪 Bunazosin 片剂:0.5mg, 1mg,3mg	口服:成人开始时1.5mg/日,效果不明显时可逐渐增加至3～6mg/日,分2～3次给药。每日最高剂量可达12mg。	本品作用类似于哌唑嗪。用于原发性高血压、肾性高血压,嗜铬细胞瘤引起的高血压。 偶有头晕、头痛、眩晕、心悸、鼻塞、恶心等。肝功能障碍、孕妇慎用。

药名与剂量	用法与用量	临床应用与注意事项
吲哚拉明(吲哌胺) Indoramine 片剂:25mg,50mg	口服:成人初始剂量25mg/日,分2次服用,需要时可加大剂量,最大剂量为200mg/日,分2~3次给药。	本品用于各种类型的原发性高血压,也可试用于哮喘和偏头痛。 有口干、头晕等不良反应。心力衰竭、肝脏疾病、肾功能不全、帕金森病、抑郁症、癫痫患者禁用。
丁非洛尔(丁酰氟心安) Butofilolol 片剂:100mg	口服:成人,100mg/日,分2次服。根据病情,剂量可增至300~400mg/日。	本品应用类似于普萘洛尔,适用于各期高血压病。 不良反应及注意事项类似于普萘洛尔。

续表

药名与剂量	用法与用量	临床应用与注意事项
拉贝洛尔(柳胺苄心定) Labetalol 片剂:0.1g,0.2g 注射剂:50mg	口服:成人开始0.1g/次,2～3次/日,如疗效不佳,可增至0.2g/次,3～4次/日。 静注:成人0.1～0.2g/次。	本品适用于轻度至重度高血压和心绞痛;静注可治疗高血压危象。 常见有眩晕、乏力、幻觉、胃肠道障碍等。儿童、孕妇及哮喘、脑出血患者忌用静脉注射。
喷布洛尔(环戊丁心安) Penbutolol 片剂:40mg 膜片:40mg	口服:成人用于高血压,开始40mg/次,1次/日,4周后血压未降者,可增加到80mg/日,早晨1次服或每日2次服。	本品适用于各种类型的高血压,特别是不稳定性高血压、青少年高血压、轻度和中度原发性和肾性高血压等。 不良反应和注意事项见普萘洛尔。

药名与剂量	用法与用量	临床应用与注意事项
甲吲洛尔(甲吲哚心安) Mepindolol 片剂:2.5mg,5mg	口服:成人用于高血压,5mg/日,1次服。必要时增至10mg/日;用于心绞痛,5mg/日,1次服。个别病人可增加到10mg/日,2次/日。	本品作用与吲哚洛尔相似。其作用是吲哚洛尔的2.5倍,是普萘洛尔的40倍。临床用于高血压、心绞痛及心动过速综合征。 不良反应与注意事项类似于普萘洛尔。

药名与剂量	用法与用量	临床应用与注意事项
阿罗洛尔 Arotinolol 片剂:5mg, 10mg 滴眼剂: 0.5%	口服:成人20mg/日,分2次服,如效果不明显,可增至30mg/日。青光眼用0.5%溶液滴眼。	本品适用于轻度和中度原发性高血压、心绞痛及心动过速、心律失常;也可用于青光眼治疗,滴眼后1小时显效。 偶见心力衰竭、房室传导阻滞、心房颤动、末梢循环障碍、糖尿病性酮症酸中毒、代谢性酸中毒、心源性休克等不良反应。孕妇禁用。

药名与剂量	用法与用量	临床应用与注意事项
吲达帕胺(钠催离) Indapamide 片剂:2.5mg	口服:成人 2.5mg/次,1 次/日。维持量可用 2.5mg/次,2 日 1 次给药。	本品为长效强效降压药,不会引起直立性低血压。适用于老年高血压、糖尿病高血压病人。 严重肝及肾衰竭病人禁用。孕妇一般不用。

药名与剂量	用法与用量	临床应用与注意事项
硝普钠(亚硝基铁氰化钠) Sodium Nitroprusside 注射剂: 50mg, 300mg	静脉滴注:成人50mg溶于5%葡萄糖液1000ml内,滴注速度视当时血压情况而定,一般1分钟10～30滴。开始时速度可略快,血压下降后可逐渐减慢。	本品为速效降压药。临床用于治疗高血压危象、高血压脑病、脑出血、高血压伴有急性左心衰竭,以及肺水肿、急性肾小球肾炎。 常见有恶心、呕吐、精神不安、肌肉痉挛、头痛、厌食、出汗等不良反应。连续滴注后要注意氰化物中毒。

药名与剂量	用法与用量	临床应用与注意事项
盐酸肼屈嗪（盐酸肼苯哒嗪） Hydralazine Hydrochoride 片剂:25mg,10mg	口服:成人开始40～50mg/日,以后递增至150mg/日,分次服用。 肌注或缓慢静注:用于高血压危象20～40mg。 静滴:稀释于5%葡萄糖注射液中缓缓静滴,根据病情可重复注射。	本品为血管扩张药。用于肾衰竭的高血压病人,也可用于儿童急性肾小球肾炎伴有高血压者,以及妊娠毒血症所致高血压。 常见有心悸、恶心、呕吐、头痛、直立性低血压等不良反应。心动过速者禁用。冠心病患者慎用。

药名与剂量	用法与用量	临床应用与注意事项
双肼屈嗪(血压达静) Dihydralazine Sulphate 片剂:12.5mg,25mg	口服:成人12.5～25mg/次,3～4次/日。发生耐受后,可加大到50mg/次,3次/日。	本品作用与肼屈嗪相似,但作用较缓慢而持久。用途同肼屈嗪,与其他降压药合用效果较好。 不良反应和注意事项同肼屈嗪。
布屈嗪 Budralazine 片剂:30mg,60mg	口服:成人90～180mg/日,分2～3次饭后服用。	本品直接作用于血管平滑肌,而使血管扩张。用于原发性高血压。 不良反应类似于肼屈嗪。缺血性心脏病、心力衰竭、风湿性心脏病、颅内出血者禁用。孕妇、小儿慎用。

药名与剂量	用法与用量	临床应用与注意事项
卡托普利(巯甲丙脯酸,开博通) Captopril 片剂:25mg,50mg,100mg	口服:成人开始时12.5～25mg/次,3次/日(饭前服),酌情可增至50mg,2～3次/日;儿童开始每日1mg/kg,最大6mg/kg,分3次给药。	本品为血管紧张素转换酶抑制药。适用于各型高血压,特别是常规治疗无效的严重高血压及顽固慢性高血压,对洋地黄、利尿药和血管扩张药无效的心力衰竭者也有效。 有咳嗽、皮疹等不良反应。孕妇及哺乳期妇女不宜使用。个别人有蛋白尿、粒细胞缺乏等。停药后可自行消失。

药名与剂量	用法与用量	临床应用与注意事项
依那普利(恩纳普利) Enalapril 片剂:5mg,10mg,20mg	口服:成人用于高血压,开始为2.5~10mg/次,1次/日。轻型高血压,10mg/日,常用维持量为20mg/日;治疗心力衰竭开始为2.5mg,可以适当加至维持量20mg/日,分1~2次服。	本品为不含巯基的强效血管紧张素转换酶抑制药。作用是卡托普利的10倍,其降压作用慢而持久。用于高血压及充血性心力衰竭的治疗。 不良反应与注意事项同卡托普利。

药名与剂量	用法与用量	临床应用与注意事项
赖诺普利 Lisinopril 片剂:2.5mg,10mg	口服:成人用于高血压,初始剂量为2.5mg/次,1次/日,尔后逐渐增至10～20mg/次,1次/日,最大量为40mg/日。	本品为第二代血管紧张素转换酶抑制药,用于原发性和肾性高血压。 偶可出现头痛、头晕、恶心、咳嗽等不良反应。严重充血性心力衰竭或肾功能不良者、主动脉狭窄、肺源性心脏病患者及孕妇禁用。
雷米普利 Ramipril 片剂:5mg	口服:成人5～10mg/次,1次/日。	本品为第二代血管紧张素转换酶抑制药,作用与依那普利相似。用于治疗高血压和充血性心力衰竭。 有头痛、头晕、恶心、瘙痒、乏力等不良反应。

药名与剂量	用法与用量	临床应用与注意事项
福辛普利 Fosinopril 片剂:10mg, 20mg	口服:成人初始剂量为10mg,1次/日,以后根据病人需要调整剂量,维持量为20mg/日,个别人需增加至80mg/日,1次/日或分次口服。	本品为血管紧张素转换酶抑制药。用于原发性高血压及一般药物治疗无效的高血压病。 常见有头晕、头痛、咳嗽、皮疹等。
西拉普利 Cilazapril 片剂:0.5mg, 1mg,2mg	口服:成人0.5mg/次,1次/日,逐渐增至最大2mg/次,1次/日。	本品为血管紧张素转换酶抑制药。用于原发性顽固性高血压的长期治疗。 肾功能障碍、两侧肾动脉狭窄和老年人应慎用。孕妇、儿童安全性尚未确定。哺乳期妇女应避免服用。

药名与剂量	用法与用量	临床应用与注意事项
喹那普利 Quinapril 片剂:5mg,10mg,20mg	口服:治疗高血压,5mg/次,1次/日,维持量为20～40mg/日,分1～2次服;充血性心力衰竭,初始剂量2.5mg,最大剂量为20mg,2次/日。	本品为血管紧张素转换酶抑制药。对标准疗法无效或有不良反应的各级原发性高血压,以及与强心苷、利尿药合用治疗充血性心力衰竭。 常见有头痛、咳嗽、疲劳、眩晕、肾功能异常、低血压等。对肾功能不全者用药前应检测肾功能。

药名与剂量	用法与用量	临床应用与注意事项
地拉普利 Delapril 片剂:7.5mg,15mg,30mg	口服:成人常用量30～60mg/日,分2次给药。起始量15mg/日,分2次服用。最大剂量为120mg/日,分2次服。	本品为血管紧张素转换酶抑制药。作用时间较卡托普利长,活性是其10倍。临床用于原发性高血压、肾性高血压。 常见有恶心、呕吐、咳嗽、乏力、过敏等。有丙氨酸氨基转移酶升高、肌酐上升等。对本品过敏者禁用。严重肾功能损害,两侧肾动脉狭窄患者,以及孕妇、哺乳期妇女慎用。

药名与剂量	用法与用量	临床应用与注意事项
贝那普利(苯那普利,洛丁新) Benazepril 片剂:5mg,10mg	口服:成人一般量为10mg/次,1次/日。若疗效不理想,可增加到20mg/日,1次/日。每日最大剂量可以服到40mg,一般分为1～2次服用。如单独服用本品疗效不理想者,可加利尿药、钙离子拮抗药或β受体阻滞药,可得到满意的疗效。	贝那普利可减弱因血管舒张引起的交感反射性心率增快作用,并很少或不伴有直立性血压变化。本品还通过激肽酶抑制血管舒张药缓激肽的降解而发挥降血压作用。临床用于各期高血压。 常见的有头痛、头晕、疲劳、咳嗽加重、恶心、腹泻、皮疹等,还可出现神经过敏、血压过低、唇及面部水肿。严重肾功能不全者、孕妇和哺乳期妇女禁用。

药名与剂量	用法与用量	临床应用与注意事项
培哚普利(普吲哚酸,雅施达,过吲哚丙脯酸) Perindopril 片剂:2mg,4mg	口服:成人用于高血压,推荐量为4mg/次,1次/日,清晨口服。治疗1个月后如有必要,单一剂量可增至8mg。老年患者减半,其他相同。 治疗心力衰竭:开始剂量为2mg,清晨口服。维持量为2～4mg/次,1次/日。	本品是血管紧张素转换酶Ⅰ转换为血管紧张素Ⅱ的转换酶抑制药。临床用于高血压、充血性心力衰竭。 常见有头痛、干咳、乏力、头晕等。严重心力衰竭病人须从小剂量开始治疗。肾衰病人须小心给药。可参见卡托普利。

药名与剂量	用法与用量	临床应用与注意事项
螺普利 Spirapril 片剂:12.5mg	常用量为 12.5～50mg/次,1 次/日,清晨口服。	本品为含羧基的前体药物,进入体内后转变为有活性的螺普利拉(Spiraprilat)而发挥作用。临床用于高血压。 注意事项参见依那普利。
莫西普利 Moexipril 片剂:7.5mg	口服:成人常用量为7.5～30mg/日,一般于饭前 1 小时服用。	本品作用同依那普利。临床用于高血压。 注意事项参见卡托普利。

药名与剂量	用法与用量	临床应用与注意事项
阿拉普利 Alacepril 片剂： 12.5mg， 25mg	口服：成人常用量为25～50mg/次，1次/日。	本品为含有巯基的前体药物，口服后吸收迅速，在肝和肾中转变成卡托普利。降血压作用起效慢，但作用持续时间较长。临床应用同卡托普利。 注意事项参见卡托普利。
马尼地平 Manidipine 片剂：5mg	口服：成人开始时5mg/次，1次/日，然后根据需要逐渐增至10～20mg/次，1次/日。	本品为钙离子拮抗药。作用与硝苯地平相似。用于高血压。 有恶心、头痛、乏力、水肿、尿频等。严重肝功能障碍者，高空作业、汽车驾驶员等慎用。孕妇及有妊娠可能性的妇女、哺乳期妇女不宜服用。

药名与剂量	用法与用量	临床应用与注意事项
拉西地平 Lacidipine 片剂:4mg	口服:成人 4mg/次,1次/日,如效果不理想可增至 6mg,1 次/日。	本品为新的钙离子拮抗药。用于高血压。 有头痛、面红、水肿、头晕、心悸、乏力和胃部不适等。

药名与剂量	用法与用量	临床应用与注意事项
降压乐 Enduronyl 片剂:每片含甲氧利舍平0.25mg，甲氯噻嗪5mg	口服:成人轻者每日半片,重者每日1片,如不理想者可增至2片;维持量为每日半片或1片。	本品降血压效果稳定,不易产生利舍平样的不良反应。主要用于中等程度的高血压。 有恶心、呕吐、眩晕及荨麻疹等。

药名与剂量	用法与用量	临床应用与注意事项
复方降压片 片剂：每片含利舍平 0.03mg，双肼苯屈 3.12mg，氢氯噻嗪 3.1mg，异丙嗪 2.2mg，氯氮 2mg	口服：成人 1～2 片/次，3 次/日。	本品临床主要用于早期及中期高血压。 不良反应与注意事项见利舍平。

药名与剂量	用法与用量	临床应用与注意事项
降压0号 片剂：每片含利舍平0.1mg，双肼屈嗪12.5mg，氢氯噻嗪12.5mg，氨苯蝶啶12.5mg，氯氮䓬3mg	口服：1片/次，1次/日，维持量为1片/次，2～3日1次。	本品为抗高血压药，对轻、中度高血压有效。 有恶心、头胀、乏力、鼻塞等。

药名与剂量	用法与用量	临床应用与注意事项
地巴唑 Dibazol 片剂:10mg 注射剂:10mg	口服:成人用于高血压,10～20mg/次,3次/日;脑血管痉挛,静脉给药10～20mg/次。	本品对血管平滑肌有直接松弛作用,可用于轻度高血压、脑血管痉挛等。也用于内脏平滑肌痉挛。 本品不良反应轻微。
复方罗布麻片 片剂:每片含水量中药罗布麻、胍生	口服:成人2片/次,3次/日;维持量3片/日,或遵医嘱。	本品临床用于高血压,对高血压合并有溃疡病、慢性鼻炎、哮喘和精神抑郁症者,本品也适用。 不良反应见盐酸胍生。

药名与剂量	用法与用量	临床应用与注意事项
曲帕胺(降压三胺) Tripamide 片剂:15mg	口服:成人15mg/次,1~2次/日。	本品有缓和的利尿和血管扩张作用,有明显的降血压作用。适用于原发性高血压。 偶见恶心、呕吐、麻木、眩晕、头痛等。严重肝肾功能障碍、冠状动脉硬化、脑动脉硬化患者及哺乳期妇女禁用。

六、降血脂药

药名与剂量	用法与用量	临床应用与注意事项
氯贝丁酯(安妥明) Clofibrate 胶囊剂： 0.125g， 0.25g	口服：成人 0.125～0.25g/次，3 次/日。	本品能抑制胆固醇和三酰甘油(甘油三酯)的合成。临床用于高脂血症。 偶有恶心、腹泻、腹胀、头痛、乏力、脱发、丙氨酸氨基转移酶升高等。肝、肾功能不全者慎用。孕妇忌用。
氯贝酸铝(安妥明铝) Aluminium Clofibrate 片剂：0.5g	口服：成人 1.5g/日，分 2～3 次服。	本品作用与氯贝丁酯相似，在胃中不分解，故刺激性小。临床应用与氯贝丁酯相同。 肝、肾功能不全者忌用。其他与氯贝丁酯相似。

药名与剂量	用法与用量	临床应用与注意事项
萘酚平(萘苯丁酸,降脂萘) Nafenopin 胶丸剂:100mg	口服:成人,100mg/次,3次/日。	本品作用与氯贝丁酯相似,能显著降低三酰甘油(甘油三酯)。临床用于Ⅳ型高脂蛋白血症。 肝功能不全者慎用。
非诺贝特(普鲁脂芬) Fenofibrate 片剂:100mg	口服:成人100～200mg/次,2次/日,维持量,待血脂明显下降后改为100mg/次,1次/日。	本品作用同氯贝丁酯。有明显降低血清胆固醇、三酰甘油(甘油三酯)和升高高密度脂蛋白的作用。 偶有丙氨酸氨基转移酶升高、尿素氮升高、白细胞减少。孕妇禁用。肝、肾功能不全时慎用。

药名与剂量	用法与用量	临床应用与注意事项
普伐他汀(帕尔停) Pravastatin 片剂:5mg,10mg	口服:成人开始剂量为10～20mg/次,1次/日,睡前服用(每日最高剂量40mg)。	本品为β-羟基-β-甲戊二酰辅酶A(HMG-CoA)还原酶抑制药。其作用与用途同洛伐他汀。临床用于原发性高胆固醇血症Ⅱa和Ⅱb型。 不良反应可有轻度丙氨酸氨基转移酶升高、皮疹、肌痛、头痛、胸痛、恶心、呕吐、腹泻、疲乏等。活动性肝炎患者及孕妇、哺乳期的妇女禁用。

药名与剂量	用法与用量	临床应用与注意事项
氟伐他汀 Fluvastatin 片剂:20mg	口服:成人开始剂量20mg/日,极量40mg/日。	本品作用与作用机制同洛伐他汀。临床应用同洛伐他汀,其特点是不良反应发生率较低,对伴有肾功能不全的病人可能是较理想的治疗药物。 同洛伐他汀,但不良反应较洛伐他汀轻。
洛伐他汀(美降脂,美维诺林) Lovastatin 片剂:20mg	口服:成人20mg/次,1次/日,晚餐时服。必要时每隔4周以上调整剂量1次,直至80mg/日,分2次给药。	本品为降胆固醇药。临床主要用于原发性高胆固醇血症。 活动性肝病患者、妊娠及哺乳期妇女禁用。用药前及用药期间注意检查肝功能。

药名与剂量	用法与用量	临床应用与注意事项
辛伐他汀(舒降之,斯伐他汀) Simvastatin 片剂:5mg,10mg	口服:成人10mg/次,1次/日,晚上顿服。胆固醇轻度增高者5mg/日。最大剂量40mg/日,晚上顿服。	本品主要用于原发性高胆固醇血症。 有少数人丙氨酸氨基转移酶升高和肌酸升高。有肝炎、丙氨酸氨基转移酶升高者,孕妇、哺乳期妇女禁用。
吉非贝齐(诺衡,吉非罗齐) Gemfibrozil 胶囊剂:300mg,900mg	口服:成人300mg/次,2次/日。血脂下降后可每日300～600mg维持。	本品为非卤化的氯贝丁酯类药物,能降低胆固醇和三酰甘油。用于原发性和继发性高血脂、糖尿病引起血脂过高等。 偶有丙氨酸氨基转移酶升高,但停药后可恢复正常。孕妇慎用。肝、肾功能不全者禁用。

药名与剂量	用法与用量	临床应用与注意事项
苯扎贝特（必降脂） Bezafibrate 片剂：200mg	口服：成人200mg/次，3次/日，餐后服。一般从200mg/日逐渐增至600mg/日。肾功能不良者应减量。	本品为氯贝丁酯的衍生物。用于严重原发性高脂蛋白血症，也适用于高血脂糖尿病、高三酰甘油、痛风等。 有恶心、胃部不适、脱发、过敏等。严重肝胆疾病、严重肾功能障碍患者，以及孕妇、哺乳期妇女禁用。

药名与剂量	用法与用量	临床应用与注意事项
环丙贝特(环丙降脂酸) Ciprofibrate 片剂:100mg	口服:成人100mg/次,1次/日。	本品有降低胆固醇和三酰甘油的作用,作用与非诺贝特相似。用于高脂血症。 有头痛、无力、恶心、皮疹等。孕妇、哺乳期妇女及严重肝肾功能障碍者禁用。
氯烟贝特 Ronifibrate 胶囊剂:500mg	口服:成人一般从500mg/日逐渐增至1500mg/日,分1~2次给药。	本品适用于高脂蛋白血症和原发性高脂蛋白血症,糖尿病视网膜渗出性病变,黄色瘤等。 注意事项与环丙贝特相同。

药名与剂量	用法与用量	临床应用与注意事项
利扑斯太(复方胆碱磷酯) 片剂(本品为复方制剂)	口服:成人1～2粒/次,3次/日。	本品为大豆制品,可降低胆固醇和三酰甘油(甘油三酯)。用于高胆固醇血症、动脉硬化症及脂肪肝等。
利贝特(降脂新,新安妥明) Lifibrate 片剂:25mg	口服:成人25～50mg/次,3次/日。	本品降脂作用同氯贝丁酯,但较强。临床主要用于降低三酰甘油(甘油三酯),也可用于降低总胆固醇。 偶有丙氨酸氨基转移酶升高。肝、肾功能不全者慎用。

药名与剂量	用法与用量	临床应用与注意事项
双贝特(安妥明丙二酯,双安妥明,冠心平Ⅱ号) Simfibrate 胶丸剂: 0.5g	口服:成人 1.5g/日,分 2~3 次。	本品作用和用途与安妥明相似,为氯贝酸 2 分子与丙二醇缩合而成的酯,在体内水解成氯贝酸而发挥作用。作用时间较安妥明长。不良反应较少。 有个别患者出现丙氨酸氨基转移酶升高,应定期检查肝功能。肝肾功能不全者及孕妇忌用。

药名与剂量	用法与用量	临床应用与注意事项
克利贝特 Clinofibrate 片剂:200mg	口服:成人 600mg/日,分 3 次服。	本品可增强血清中卵磷脂胆固醇酰基转移酶及脂蛋白酯酶的活性,使血中极低密度脂蛋白与低密度脂蛋白中的胆固醇及三酰甘油均降低。同时又有增加脱辅基蛋白 A-Ⅰ而使具有抗动脉硬化作用的高密度脂蛋白增加。因此,抑制了肝脏内三酰甘油、胆固醇的生物合成,有降低血脂作用。用于高脂血症。 偶见乏力,恶心、呕吐、食欲缺乏、腹胀、皮疹、头痛、口角炎等。孕妇及哺乳期妇女禁用。肝肾功能障碍者慎用。

药名与剂量	用法与用量	临床应用与注意事项
益多脂(多利脂,降脂灵,多利平脂,洛尼特) Etophylline Clofibrate 胶囊剂:50mg,250mg。	口服:成人250mg/次,2次/日,早晚各服1次。	本品作用基本同氯贝丁酯,作用强而不良反应较少,除能降低三酰甘油外,还能降低胆固醇与低密度脂蛋白及提高高密度脂蛋白。临床用于高三酰甘油血症、高胆固醇血症、高尿酸症和血栓形成的有关疾病。 有恶心、上腹部不适,对肝肾功能无损害,因而有促抗凝作用,故注意凝血机制的检查。严重肝胆疾病、肾衰竭、新鲜心肌梗死、癫痫病史者禁用。孕妇、哺乳期妇女及儿童慎用。

续表

药名与剂量	用法与用量	临床应用与注意事项
阿昔莫司 Acipimox 胶囊剂： 250mg	口服：成人250mg/次，2～3次/日。	本品有降低三酰甘油和胆固醇作用。用于高脂蛋白血症。 有红斑、瘙痒，数日后可消失；偶见胃肠道反应、头痛、乏力等。
弹性酶 Elastase 片剂：10mg	口服：成人10～20mg/次，3次/日，2～8周为1个疗程。	本品有降低血清胆固醇及三酰甘油作用。用于高脂蛋白血症，亦用于脂肪肝、动脉硬化、糖尿病、高血压等。 不良反应少见。

药名与剂量	用法与用量	临床应用与注意事项
猪去氧胆酸（异去氧胆酸）Hyodeoxycholic Acid 片剂：150mg	口服：成人150～300mg/次，3次/日。	本品有降低血中胆固醇及三酰甘油作用。但临床疗效不显著。 偶有轻度胃肠道反应。
甲亚油酰胺（亚油甲苄胺）Melinamide 片剂：0.5g	口服：成人0.5～1.5g/次，3次/日。	本品可阻碍胆固醇在肠内的吸收，促进胆固醇的排泄。用于高脂固醇血症。 有食欲缺乏、腹泻等。

药名与剂量	用法与用量	临床应用与注意事项
硫酸软骨素 A Chondroitin Sulfate A 片剂:120mg 注射剂:40mg	口服:成人 360～500mg/次,3 次/日。 肌注:40mg/次,2 次/日。	本品有降脂和减轻脂质在动脉组织的沉积,阻止动脉粥样硬化,抗凝血和抗血栓形成的作用。 不良反应少见。
绞股蓝总苷 片剂:20mg,60mg	口服:成人 40～60mg/次,3 次/日;用于高脂蛋白血症超过 3 个月,降至正常后,再连服 2 个月,以巩固疗效。	本品有降低胆固醇和三酰甘油作用。适用于高血脂、动脉硬化症、冠心病等。 不良反应少见。

第十一章　影响血液及造血系统的药物

一、止血药

药名与剂量	用法与用量	临床应用与注意事项
维生素 K_3（亚硫酸氢钠甲萘醌）Vitamin K_3 注射剂：2mg,4mg	肌注：成人用于止血，4mg/次，2～3次/日；防止新生儿出血，可在产前1周给孕妇肌注，2～4mg/日。	本品用于凝血酶原过低症、维生素K缺乏症、新生儿自然出血症，以及因服双香豆素类、水杨酸类过多而引起的出血。 可出现恶心、呕吐等；可致肝损害。

药名与剂量	用法与用量	临床应用与注意事项
维生素 K_1 Vitamin K_1 注射剂:10mg	肌注或静注:成人10mg/次,2次/日;新生儿出血,1mg/次,8小时后病情需要可重复。	本品用于凝血酶原过低而引起的出血。防治维生素 K_1 缺乏症。 可出现恶心、呕吐、胃肠道反应等。新生儿应用可能出现高胆红素血症。
氨基己酸(6-氨基己酸) Aminocaproic Acid 注射剂:1g,2g 片剂:0.5g	静滴:成人4~6g/次,以5%或10%葡萄糖液或生理盐水100ml稀释,15~30分钟内滴完,维持量1g/小时,每日量不超过20g,连用3~4日。 口服:成人2g/次,3~4次/日。	本品可抑制纤维蛋白的溶解,产生止血作用。用于脑、肺、子宫、前列腺、甲状腺等外伤或手术后出血。 偶有腹泻、结膜充血、皮疹、胃不适。有血栓形成倾向者慎用。

药名与剂量	用法与用量	临床应用与注意事项
卡巴克络(安络血，安特诺新，肾上腺色腙)Carbazochrome 片剂：2.5mg，5mg 注射剂：5mg	口服：成人 2.5～5mg/次，3次/日。 肌注或静注：5～10mg/次。	本品用于毛细血管通透性增加所致的出血、紫癜、视网膜出血、慢性肺出血、脑出血、鼻出血、子宫出血、牙出血、咯血等。 有癫痫史及精神病史者慎用。

药名与剂量	用法与用量	临床应用与注意事项
氨甲环酸（止血环酸，凝血酸）Tranexamic Acid 注射剂：0.1g,0.25g 片剂:0.25g	静注：成人 0.25～0.5g/次,0.75～2g/日。 口服：儿童，每次 5～10mg/kg,3～4 次/日。	本品作用与氨基己酸相似。用途见氨基己酸，但本品对创伤性出血疗效较好。

药名与剂量	用法与用量	临床应用与注意事项
酚磺乙胺(止血敏,羟苯磺乙胺) Etamsylate 注射剂: 250mg,1g 片剂:0.25g	防止出血,术前口服:成人0.5g/次,4次/日。术前10～30分钟,静脉或肌注0.25～0.5g,必要时2小时后再重复1次。 口服:成人0.5～1g/次,3次/日。	本品能增加血液中血小板数量,增加其聚集性、黏附性,缩短凝血时间。临床主要用于消化道出血、眼底出血、脑出血、预防手术出血等。 本品毒性较低,但有报道静脉注射时可发生休克。

药名与剂量	用法与用量	临床应用与注意事项
新凝灵(双乙酰氨乙酸乙二胺) Ethylenediamine Diaceturate 注射剂:0.2g	肌注:成人0.2g/次,1～2次/日;儿童50～150mg/次,1～2次/日。 静注:0.2～0.4g/次,1～2次/日,用25%葡萄糖液20ml稀释后注射。 静滴:用0.2～0.6g/次,以5%葡萄糖液250～500ml稀释后应用。	本品为新型止血药,能促进纤维蛋白原变为纤维蛋白,并能促使血小板释放凝血活性物质,加速血流凝固。临床用于消化道出血、眼底出血、鼻出血、妇科出血、痔疮出血、外科出血等。 本品不良反应较少。

药名与剂量	用法与用量	临床应用与注意事项
凝血质 Thrombo-plastin 注射剂:15mg	肌注或皮下注射:成人7.5～15mg/次,2次/日。	本品使凝血酶原转变为凝血酶而促进凝血过程。用于各种出血。 肌注以前要摇匀;不可静注,否则可引起血栓形成。
鱼精蛋白 Protamine 注射剂:50mg	静注:抗肝素过量,用量应与所用肝素末次剂量相当,但1次不超过50mg。 静滴:用于自发性出血,每日5～8mg/kg,分2次给药,间隔6小时,每次用生理盐水300～500ml稀释,连用不宜超过3日。	本品能与肝素结合,使之失去抗凝血能力。临床用于因注射肝素过量而引起的出血,以及自发性出血,如咯血等。 注射浓度过高,速度过快可产生低血压、心动过缓、呼吸困难、面红等,注意应缓注。

药名与剂量	用法与用量	临床应用与注意事项
云南白药 粉剂:4g	口服:成人 0.2～0.3g/次,重症可增至 0.5g/次,每隔 4 小时服 1 次;儿童 2 岁以上 0.03g/次,5 岁以上 0.06g/次,2 次/日。也可外用涂患处。	本品用于治疗内外出血及血瘀肿痛,以及各种外伤出血、胃肠道出血、妇科各症等。 不良反应少见。
咖啡酸胺 Diaethyl-amine Caffeiate 片剂:100mg	口服:成人 100～200mg/次,3 次/日。	本品可缩短凝血时间和出血时间,降低微血管的通透性等。临床用于各种出血性疾病,原因不明性白细胞和血小板减少。 本品毒性很低。

药名与剂量	用法与用量	临床应用与注意事项
抑肽酶(抑胰肽酶) Aprotinin 注射剂:5万U(5mg),10万U(5mg),50万(5mg)	静注:成人急性胰腺炎,50万U(<10万U/分钟),以后每隔4小时静滴20万U;治疗纤维蛋白溶解亢进致出血者,首次缓慢静注50万U,以后每小时静滴5万U;预防纤维蛋白溶解亢进致出血,术前缓慢静注20万U,术后每隔4小时静滴20万U。	本品是一种能抑制多种蛋白酶的碱性多肽,能抑制纤维蛋白溶酶及纤维蛋白溶酶原的激活因子,阻止纤维蛋白溶酶原的活性。临床用于急性胰腺炎和纤维蛋白溶解亢进所致的出血。 偶见恶心、呕吐、腹泻等;偶有变态反应,如荨麻疹、瘙痒、红斑等。对本品过敏者禁用。用前须做过敏试验。孕妇慎用。

药名与剂量	用法与用量	临床应用与注意事项
巴曲酶（立止血，蛇凝血素酶） Batroxobin 冻干粉针剂：150mg(1000U，附溶剂）	皮下注射、肌注或静脉注射：成人 150mg/次。	本品有高效、速效的止血作用，注射后仅在出血部位产生止血作用，而在血管内仅有去纤维蛋白原作用，没有血栓形成和凝血作用。临床用于治疗各种出血，如呕吐、便血、咯血、鼻出血等，以及外科手术出血，对血管性假血友病也有效。 不良反应少见。偶见过敏样反应，按抗变态反应处理。有血栓病者、DIC 导致的出血者禁用。妊娠妇女慎用。

二、抗凝血药

药名与剂量	用法与用量	临床应用与注意事项
枸橼酸钠(柠檬酸钠) Citrate Sodium 溶液剂：每100ml含2.5g	间接输血时：每100ml血浆加入本品2.5%溶液10ml。 口服：在轻度酸血症时，0.3～2g/次，可增加血液碱度。	本品仅用于体外抗凝血。在输血时常用其2.5%～5%溶液，加入血液或血浆等，以防止血凝。

药名与剂量	用法与用量	临床应用与注意事项
肝素钠（肝素，肝磷酯）Heparin Sodium 注射剂： 2ml∶1000U， 2ml∶5000U	静滴：5000U 加入 5%～10% 葡萄糖溶液或生理盐水 100ml 中滴注，速度 20～30 滴/分，需要时每隔 4～6 小时滴注 1 次，总量可达 2.5 万 U/日。 深部皮下注射：每次 1 万～1.25 万 U，每8～12 小时 1 次。	本品用于各种疾病并发的弥散性血管内凝血；也用于心脏手术体外循环，防治血栓形成或栓塞及术后血栓形成等。 注意用药过量可引起自发性出血，用药时应测凝血时间。孕妇及产后慎用。禁用于出血性病人和伴有凝血迟缓的病人。

药名与剂量	用法与用量	临床应用与注意事项
华法林钠(苄丙酮香豆素钠) Warfarin Sodium 片剂: 2.5mg, 5mg,10mg	口服给药:成人首剂为15~20mg(年老体弱及糖尿病患者用半量),次日5~10mg,3日后即可给维持量2.5~5mg/日。	本品临床用于血栓栓塞性疾病,防止血栓的形成及发展;治疗手术后或创伤后的静脉血栓形成,并可作为心肌梗死的辅助用药。 本品不良反应较多,主要是易致各种出血,如瘀斑、紫癜、鼻出血、牙龈出血、月经过多等;其他有变态反应,白细胞减少等。用药时应注意,如有出血性疾病、严重肝肾疾病及手术患者等禁用。

药名与剂量	用法与用量	临床应用与注意事项
链激酶(溶栓酶) Streptokinase 注射剂:冻干链激酶10万U,15万U,20万U,30万U	给药前半个小时,先肌注异丙嗪25mg,静注地塞米松2.5~5mg,以预防不良反应(出血倾向、感冒样寒战、发热等)。初始剂量:将本品50万U溶于0.9%生理盐水100ml中,静滴(30分钟左右滴完)。维持量:60万U溶于5%葡萄糖液250~500ml中,加入氢化可的松25~50mg,静滴6小时,保持每小时10万U水平,每日4次。	本品用于治疗血栓栓塞性疾病,如深静脉栓塞、周围动脉栓塞、急性肺栓塞、血管外科手术后的血栓形成、导管给药所致血栓形成,新发生的心肌梗死等。 本品常见的变态反应(如皮疹、荨麻疹等)应注意。还有手术后伤口轻度出血或渗血等。

药名与剂量	用法与用量	临床应用与注意事项
尿激酶 Urokinase 粉针剂:1万U,2.5万U	静滴:成人负荷量4000U,30分钟滴入,维持量每小时4000U,连续滴注12小时;静脉插管滴注:5000U/ml的溶液通过静脉插管滴注至血栓旁,5～10分钟后抽吸血块及溶液,重复操作至通畅。	本品对新鲜血栓效果较好,对形成超过7日的血栓效果不佳。用于深部静脉血栓、急性肺栓塞、血管吻合术后形成的血栓、周围动脉血栓等疾病。 有出血性疾病和出血性伤口应加以注意。严重出血者应停药。老年人,糖尿病性视网膜病变,肾、肝疾病及止血障碍者忌用。

药名与剂量	用法与用量	临床应用与注意事项
去纤维蛋白酶(去纤酶) Defibrinogenase 注射剂： 1U/2ml	静滴：成人每次0.025～0.05U/kg，加入0.9%氯化钠注射液250～500ml，4小时滴完，每4～7日1次，3～4次为1个疗程。	本品用于治疗血栓栓塞性疾病，如脑血栓形成、四肢动静脉血栓形成、视网膜静脉栓塞等；对冠心病、心绞痛、心肌梗死也有一定疗效。 本品应做过敏试验，阴性者方可使用。有出血性病灶和凝血功能低下者忌用。

续表

药名与剂量	用法与用量	临床应用与注意事项
阿司匹林(乙酰水杨酸,醋柳酸) Aspirin 片剂:0.5g,0.1g,0.14g	口服:目前对抗血栓形成的用量报道不一,有人认为0.3g/日,或0.1g/日,0.05g/日,但目前多用0.05g/日,1次/日。	本品除有解热镇痛作用外,有抗血栓形成作用。临床用于预防心、脑血管疾病的发作。 注意事项见解热镇痛药。
双嘧达莫(潘生丁) Dipyri-damole 片剂:25mg	口服:成人25mg/次,3次/日。	本品有较强的抑制血小板聚集作用。临床用于冠心病、血液黏度增高、急性心肌梗死等。 不良反应与注意事项见抗心绞痛药。

三、血容量扩充剂

药名与剂量	用法与用量	临床应用与注意事项
冻干人血浆（干血浆）Dried Plasma 注射剂：每瓶相当于液体血浆 200ml，并附有 0.1%枸橼酸注射液 200ml	静滴：成人用 0.1%枸橼酸注射液或注射用水或 5%葡萄糖液溶解，用带滤网的输血器滤过后滴入。一般剂量 200～500ml。	本品用于全血不能取得时可代用。适用于任何血型，用前不需检查血型，使用方便。用于失血性休克、外伤、烧伤和低血浆蛋白血症等。 本品配制完后，一定要在 3 小时内输完。

药名与剂量	用法与用量	临床应用与注意事项
人血白蛋白（血清蛋白）Human Seroalbumin 注射剂：25%/20ml，20%/50ml 冻干注射剂：5g，10g	静注或静滴：成人用于失血、烧伤性休克等，直接静注30～50ml/次，每隔4～6小时1次，共用2～3次；用于肝硬化、肾病性蛋白缺乏病，20～40ml/日，直至水肿消失。	本品主要用于补充白蛋白、增加血容量。临床用于失血性休克、严重烧伤、脑水肿、肾病、肝硬化等引起的白蛋白缺乏症等。

续表

药名与剂量	用法与用量	临床应用与注意事项
右旋糖酐 70（中分子糖酐）Dextran-70 注射剂：250ml，500ml	一般根据病情静脉滴入。	本品能提高血浆胶体渗透压，增加血容量，维持血压。多用于出血疾病和外伤休克的急救。 少数病人可能有变态反应，如发热、寒战等。有出血性倾向者忌用。
右旋糖酐 40（低分子右旋糖酐）Dextran-40 注射剂：500ml，250ml，100ml	静滴：成人 250～500ml/次，抗休克时滴速为 20～40ml/分钟，对冠心病、脑血栓患者应缓慢静滴。疗程视病情而定。每日或隔日 1 次，7～14 次为 1 个疗程。	本品用于急性失血性休克、心绞痛、心肌梗死、脑血栓形成、脑供血不足、血栓闭塞性脉管炎及脑血栓初期等。 少数病人有变态反应。充血性心力衰竭和有出血性疾病患者禁用。有肝、肾疾病者慎用。

药名与剂量	用法与用量	临床应用与注意事项
右旋糖酐 10（小分子右旋糖酐） Dextran-10 注射剂： 500ml,250ml	静滴：成人 500～1000ml/次，速度为 5～15ml/分钟，血压上升后，可酌情减慢。	本品主要用于急性失血性休克、创伤及烧伤性休克、急性心肌梗死、心绞痛、脑血栓形成、脑供血不全、血栓闭塞性脉管炎、雷诺病等。 偶有变态反应。肾病患者、血小板减少症、出血性疾病患者禁用。心功能不全患者慎用。
聚维酮（聚烯吡酮，聚乙烯吡咯烷酮） Polyvidon 注射剂： 3.5%250ml	静滴：成人用量视病情而定，一般为 500～1000ml/次。	本品为化学合成的水溶性多聚物，能提高血浆胶体渗透压，增加血容量。临床用于外伤性出血及其他原因引起的血容量减少等。 对本品过敏者，2 岁以下儿童禁用。

药名与剂量	用法与用量	临床应用与注意事项
羟乙基淀粉(淀粉代血浆,羟乙基淀粉代血浆,706代血浆) Hydroxyethyl Starch 注射剂: 5%500ml	静滴:用量视病情而定,一般为500～1000ml/次。	本品主要用于扩充血容量。临床用于各种手术、外伤出血、中毒性休克的补液。 对本品过敏者,2岁以下儿童禁用。

药名与剂量	用法与用量	临床应用与注意事项
羧甲淀粉(代血灵,403 代血浆,羧甲基淀粉代血浆) Carboxymethyl starch 注射剂: 5%500ml	静滴:成人 500~1000ml/次。	本品同淀粉代血浆。 未见严重不良反应。

续表

药名与剂量	用法与用量	临床应用与注意事项
聚明胶肽（氧化聚明胶，氧化聚明胶代血浆） Oxypolygelatine 注射剂：500ml	静滴：成人 500～1000ml/次，滴速 80～160 滴/分钟。	本品为血容量扩充药。用于失血性及中毒性休克。 未见严重不良反应。
缩合葡萄糖 Polyglucose 注射剂：500ml	静滴：成人 500～1000ml/次。	本品为血容量扩充药。用于失血性、创伤性、失水性、烧伤性、中毒性休克。 未见严重不良反应。严重肾病患者慎用。

药名与剂量	用法与用量	临床应用与注意事项
佳乐血得 Gelafundin 注射剂：500ml	静滴：成人 500～1000ml/次，80～180 滴/分钟；低血容性休克，可用至 1500ml，24 小时内滴完。	本品可增加血容量，维持血浆胶体渗透压，具有血浆等渗，不影响凝血系统和纤溶系统，清除较快。临床用于各种手术、外伤失血及中毒休克的补液，亦可用于体外循环，如人工心肺机及血液透析时补充容量。 心衰病人注意滴速。肾衰竭、有出血倾向者、肺水肿应慎用。罕见变态反应。

药名与剂量	用法与用量	临床应用与注意事项
血代（血脉素，人造血）Haemaccel 溶液剂：500ml	静滴：成人全血及血浆丢失预防休克，500～1500ml；血容量缺乏性休克，最多2000ml。输注滴速应按照监测血压值调整，滴速可使用下列公式计算（如500ml液体要在1小时内输入）$\frac{500}{4\times1(小时)}=125$滴/分钟，急救时，血代可快速输注（如5～15分钟内输入500ml）。	本品为血液代用品，其渗透压，相对黏度和pH值与血浆相等。临床用于低血容量休克，由创伤、烧伤、手术等引起血液或血浆的丢失，用于术前补充血浆等；也可作为体外循环的补充液。 偶见荨麻疹、低血压、心动过速、心动过缓、恶心、呕吐、呼吸困难、体温升高或寒战；罕见过敏性休克。对本品过敏者、充血性心力衰竭、严重肾功能损害及无尿症者禁用。

四、抗贫血药

药名与剂量	用法与用量	临床应用与注意事项
硫酸亚铁（硫酸低铁） Ferrous Sulfate 片剂：0.3g	口服：成人 0.3～0.6g/次，3 次/日；儿童 0.1～0.3g/次，3 次/日。	本品用于铁缺乏引起的贫血，如因慢性失血、营养不良、妊娠等引起的缺铁性贫血。 注意有胃肠道反应，消化道疾病者忌用或慎用。
枸橼酸铁铵 Ferric Ammonium Citrate 糖浆剂：10%	口服：成人 10～20ml/次，3 次/日；儿童每日 1～2ml/kg，分 3 次给药。	本品作用与用途同硫酸亚铁。 注意事项见硫酸亚铁。

续表

药名与剂量	用法与用量	临床应用与注意事项
富马酸亚铁(富血铁) Ferrous Fumarate 片剂:0.2g,0.1g,50mg	口服:成人0.2～0.4g/次,3次/日。儿童1岁以内35mg/次,3次/日;1～5岁70mg/次,3次/日;6～12岁140mg/次,3次/日。	本品为Fe^{2+},口服吸收较好,用途同硫酸亚铁。 注意事项见硫酸亚铁。
葡萄糖酸亚铁 Ferrous Gluconate 糖衣片:0.3g	口服:成人开始剂量为0.3～0.6g/次,3次/日;儿童酌减。	本品作用与用途及注意事项同硫酸亚铁。

药名与剂量	用法与用量	临床应用与注意事项
右旋糖酐铁(葡聚糖铁)Iron Dextran 注射剂:50mg(Fe)	静注:成人100mg/日,先注入1~2滴,15分钟后注入0.5ml(25mgFe),如无变态反应出现,继续注入1.5ml(75mgFe)。 静滴:100mg/日,用500ml生理盐水稀释后滴入。	本品适用于重症缺铁性贫血。 肌注可引起疼痛和注射部位变色;可引起变态反应,严重时可为过敏性休克。 注意事项见硫酸亚铁。

药名与剂量	用法与用量	临床应用与注意事项
山梨醇铁(梨糖醇铁) Iron Sorbitex 注射剂: 50mg(Fe)	深部肌注:成人每日75～100mg,1～3日1次。	本品作用和用途与右旋糖酐铁相似。但禁用于静脉给药。 注意事项见硫酸亚铁。
氯化钴(二氯化钴) Cobalt Chloride 片剂:20mg,40mg 糖浆剂:0.3%,3mg/ml	口服:成人20～60mg/次,3次/日,疗程为3～4个月;儿童每日2～4mg/kg,分3次服。	本品主要用于再生障碍性贫血。对儿童疗效较好。 应在医生指导下服用。不良反应有胃肠道反应,短暂的神经性耳聋和甲低等。

药名与剂量	用法与用量	临床应用与注意事项
红细胞生成素 Erythropoietin 注射剂： 2000IU/1ml 4000IU/1ml	静注：成人开始每次50～150U/kg，每周3次，血红蛋白增加速度每月超过20g/L，则每周给药减少1次，当血红蛋白达到100～120g/L为指标，调节维持量，一般应控制在25U/kg，每周3次。	本品促进早期红细胞增殖、分化成熟，当产生不足时引起贫血。用于纠正晚期肾衰竭患者的贫血非常有效。 可出现血压升高，偶可诱发脑血管意外及癫痫发作，其他有瘙痒、发热、头痛、恶心、关节痛等。高血压、对本品及人血白蛋白过敏者，孕妇均禁用。

续表

药名与剂量	用法与用量	临床应用与注意事项
叶酸(维生素M) Folic Acid 片剂:5mg 注射剂:15mg	口服:成人5~10mg/次,3次/日;儿童2.5~5mg/次,3次/日。 肌注:成人15~30mg/次;儿童15mg/次,1次/日。	本品用于防治因叶酸缺乏所致的巨幼红细胞性贫血,需要增加或药物所致的叶酸缺乏症。 不良反应少见。
β-依泊丁 Epoeitin beta 注射剂:50U	静注:最初剂量50~100U/kg,每周3次,每周检测2次血细胞比容,直到稳定,维持量25U/kg,每周3次。	本品主要用于治疗慢性肾衰竭导致的贫血。

药名与剂量	用法与用量	临床应用与注意事项
亚叶酸钙(甲酰四氢叶酸钙,甲叶钙) Calcium leucovorin 片剂:15mg	肌注:成人解救叶酸拮抗药过量中毒:立即肌注 3～6mg/次;如中毒已在 4 小时以上,本品无效。治疗巨幼红细胞性贫血:肌注 3mg/次,3 次/日,10～15 日后,如有效,则剂量减至 5mg/日,继续用至血常规检查正常。治疗粒细胞减少症:肌注 3～6mg/次,3 次/日。	甲叶钙是叶酸在体内转变的一种有效形式,与叶酸根本不同之处在于不需要经过还原可直接显效。它为核酸合成的重要辅酶,作用与叶酸相似。临床用于各种原因所致的巨幼红细胞性贫血(对恶性贫血需要与维生素 B_{12} 合用)外,可用于消除氨蝶呤的中毒反应。还可以治疗粒细胞减少症。 可能与甲氨蝶呤、氨蝶呤、甲氧苄胺嘧啶、乙胺嘧啶、苯妥英钠等合用。

药名与剂量	用法与用量	临床应用与注意事项
维生素 B_{12} （氰钴胺） Vitamin B_{12} 注射剂： 100μg， 500μg	肌注：成人 50～200μg/次，1 次/日。	本品参与人体内多种代谢，是影响红细胞生长的最重要的代谢物。临床用于治疗恶性贫血，也可治疗各种巨幼红细胞性贫血、抗叶酸药引起的贫血、脂肪肝及神经系统疾病。 可致变态反应，甚至过敏性休克。

药名与剂量	用法与用量	临床应用与注意事项
腺苷钴胺(辅酶维生素B_{12}，5-脱氧腺苷钴胺) Cobanamide 片剂： 0.25mg	口服：成人0.5～1.5mg/次，3次/日。 肌注：成人0.5～1mg/日。	本品为氰钴型维生素B_{12}的同类物，即CN基被腺嘌呤核苷取代，成为5′-脱氧腺苷钴胺，它是体内维生素B_{12}的两种活性辅酶形式之一，是细胞生长繁殖和维持神经系统髓鞘完整所必需的物质。临床用于巨幼红细胞性贫血、营养不良性贫血、妊娠期贫血，还可以用于神经性疾患，如多发性神经炎、神经根炎、三叉神经痛、坐骨神经痛、神经麻痹及白细胞减少等。 不良反应少见。

五、促进白细胞增生药

药名与剂量	用法与用量	临床应用与注意事项
腺嘌呤(维生素 B_4，磷酸腺嘌呤) Adenine 片剂:10mg，25mg 注射剂:20mg	口服:成人 10～25mg/次,3 次/日;儿童 5～10mg/次,2 次/日。 肌注或静注:20～30mg/日。	本品用于各种原因,如放射治疗、苯中毒、肿瘤化疗和抗甲状腺药等引起的白细胞减少症。 不良反应少见。
茜草双酯 Rubidate 片剂:100mg	口服:成人 400mg/次,2 次/日;儿童每次 15～20mg/kg，2～3 次/日。	本品用于各种肿瘤放疗、化疗及苯中毒等各种原因引起的白细胞减少症。 可出现口干、头痛、乏力等。

药名与剂量	用法与用量	临床应用与注意事项
升白新(地菲林葡萄糖苷) Cleistanthin-B 胶囊剂: 50mg,200mg	口服:成人 200mg/次,3 次/日。	本品用于防治肿瘤患者因放疗和化疗所致白细胞减少症。 肝、肾功能不良者慎用。
小檗胺(升白安) Berbamine 片剂:25mg	口服:成人 50mg/次,3 次/日,或遵医嘱。	本品用于各种原因引起的白细胞减少。 不良反应少见。
茴香脑(升白宁,茴香烯) Anethole 胶囊剂:100mg	口服:成人 450mg/次,2~3 次/日。	本品用于肿瘤病人化疗和放疗,以及其他原因所致的白细胞减少。 偶有口干、食欲缺乏、恶心等。

续表

药名与剂量	用法与用量	临床应用与注意事项
千金藤碱 Cepharanthine 片剂:20mg	口服:成人20mg/次,3次/日,每个疗程为1～2个月。	本品用于因肿瘤化疗、放疗引起的白细胞缺乏症和其他原因引起的粒细胞减少症。 偶有胃肠道反应等。
鲨肝醇(十八烷基甘油醚) Batiol 片剂:20mg,50mg	口服:成人20～50mg/次,3次/日,4～6周为1个疗程;儿童每次1～2mg/kg,3次/日。	本品有促进白细胞增生的作用。可用于因肿瘤化疗和放疗及长期从事放射工作引起的白细胞减少症,也用于小儿粒细胞缺乏症。
白血升 Pentolxyl 片剂:100mg	口服:成人200～300mg/次,3～4次/日。	本品有促进白细胞增生作用。用于各种原因引起的白细胞减少症。 骨髓恶性肿瘤患者忌用。

药名与剂量	用法与用量	临床应用与注意事项
利血升 Leucogen 片剂:10mg,20mg	口服:成人20mg/次,3次/日;儿童,10mg/次,3次/日。	本品能增强造血系统的功能,用于防治各种原因引起的白细胞减少、再生障碍性贫血等。 不良反应少见。
肌苷 Inosine 片剂:0.2g 注射剂:0.1g,0.2g	口服:成人0.2~0.4g/次,3次/日;儿童0.1~0.2g/次,1~2次/日。 肌注或静注:0.2~0.6g/次,1~2次/日。	本品参与体内能量代谢及蛋白质的合成。可用于治疗各种原因所致的白细胞减少、血小板减少等。 不良反应少见。

第十二章 抗休克血管活性药物

药名与剂量	用法与用量	临床应用与注意事项
去氧肾上腺素(苯福林,新福林)Phenyle ph-rine 注射剂:10mg	皮下或肌注:成人2~5mg/次,1~2小时可重复给药1次。 静滴:成人10~20mg/次,用0.9%氯化钠注射液500ml稀释后缓滴。	本品作用升高血压,用于治疗感染中毒性休克及过敏性休克,以及麻醉时引起的低血压。亦用于散瞳检查等。 偶有头晕、心悸。高血压、甲亢、冠状动脉病、心动过缓、心源性休克者慎用。青光眼患者不宜使用。

药名与剂量	用法与用量	临床应用与注意事项
甲氧明(美速克新命) Methoxamine 注射剂:20mg	肌注:成人10～20mg/次,每0.5～2小时可给1次;儿童每次0.25mg/kg,每0.5～2小时可重复1次。 缓慢静注:5～10mg/次。 静滴:10～20mg/次,加5%葡萄糖液500ml稀释滴入。	本品用于休克、全身麻醉时引起的低血压;也用于大出血、创伤及外科手术引起的低血压,心肌梗死所致的休克,终止室上性心动过速。 不良反应同去氧肾上腺素,不同的是对肾血管有强烈收缩作用。甲亢、严重高血压者禁用。

药名与剂量	用法与用量	临床应用与注意事项
血管紧张素胺（增血压素） Angiotensinamide 注射剂： 0.5mg，1mg	静滴：成人用量及滴速视病情而定，一般用量为1～1.25mg/次，以5%葡萄糖溶液500ml稀释，以每分钟3～10μg滴入。	本品用于外伤性及手术后休克及中毒，感染性疾病及麻醉引起的休克和低血压。 有心功能不全、高血压、冠心病、心动过缓者慎用。不要与血液、血浆混合滴入。过量可引起心动过缓。

药名与剂量	用法与用量	临床应用与注意事项
美芬丁胺(恢压敏) Mephentermine 片剂:12.5mg 注射剂:20mg	口服:12.5～25mg/次,2～3次/日。 肌注:成人15～30mg,必要时0.5～2小时重复1次;儿童每次0.25～0.4mg/kg。 静脉滴注:15～30mg加入5%或10%葡萄糖液100ml内,开始30～50滴/分,待血压稳定后即减为16～20滴/分钟。	本品用于心源性休克,严重内科疾病所致的低血压,麻醉后低血压,消除鼻黏膜充血。 有出血性休克、严重高血压、甲亢者禁用。

药名与剂量	用法与用量	临床应用与注意事项
多巴胺(3-羟酪胺) Dopamine 注射剂:20mg	静滴:成人 20mg 加入 5%葡萄糖液 200~500ml 中,滴速为 75~100μg/分。	本品用于各类型休克,特别对伴有肾功能不全,心排血量降低,周围血管阻力升高而已补足血容量的病人。 不良反应有胸痛、呼吸困难、心律失常、心动过缓、头痛、恶心等。
去甲肾上腺素 Noradrenaline 注射剂:2mg,10mg	见第九章拟肾上腺素药。	见第九章拟肾上腺素药。

药名与剂量	用法与用量	临床应用与注意事项
肾上腺素(副肾素) Adrenaline 注射剂: 0.5mg,1mg	见第九章拟肾上腺素药。	见第九章拟肾上腺素药。
间羟胺(阿拉明) Metaraminol 注射剂:10mg	见第九章拟肾上腺素药。	见第九章拟肾上腺素药。

药名与剂量	用法与用量	临床应用与注意事项
酚妥拉明(苄胺唑啉,瑞支亭) Phentolamine 注射剂:5mg,10mg	见第九章抗肾上腺素药。	见第九章抗肾上腺素药。

续表

药名与剂量	用法与用量	临床应用与注意事项
阿托品 Atropine 注射剂： 0.5mg，1mg	见第九章抗胆碱药。	见第九章抗胆碱药。
山莨菪碱 (654-2) Anisodamine 注射剂：5mg	见第九章抗胆碱药。	见第九章抗胆碱药。

第十三章　主要作用于呼吸系统的药物

一、祛 痰 药

药名与剂量	用法与用量	临床应用与注意事项
氯化铵(氯化铔) Ammonium Chloride 片剂:0.3mg	口服:成人 0.3～0.6g/次,3次/日;儿童每日 30～60mg/kg,分3次给药。	本品可刺激胃黏膜,反射性地引起支气管黏液分泌增加,使痰液稀释易于咳出,常用于祛痰。 有恶心、呕吐、高氯血症。严重肝肾功能减退、溃疡病等患者慎用。

药名与剂量	用法与用量	临床应用与注意事项
溴已新(必嗽平) Bromhexine 片剂:8mg, 注射剂:4mg	口服:成人8～16mg/次,2～3次/日;儿童4～8mg/次,3次/日。 肌注:成人4～8mg/次,2次/日。也可用于雾化吸入。	本品使痰中的黏多糖纤维分化和裂解,使痰的黏度降低。临床用于呼吸道慢性疾病痰不易咳出患者。 有胃部不适、丙氨酸氨基转移酶升高,但可自行恢复。胃溃疡病人慎用或忌用。一般应饭后服用。

药名与剂量	用法与用量	临床应用与注意事项
乙酰半胱氨酸(痰易净)Acetylcysteine 粉剂:(喷雾用)0.5g	喷雾吸入:成人10%～20%溶液,1～3ml/次,2～3次/日。 气管吸入:以5%溶液自气管插管滴入或直接滴入气管内,0.5～2ml/次,2～4次/日。	本品为黏痰溶解药。降低痰黏度,使痰易于咳出。用于术后咳痰困难,也用于对乙酰氨基酚中毒的解毒。 可引起的咳嗽、恶心、呕吐等。哮喘病人和严重呼吸功能不全的老年患者禁用。

药名与剂量	用法与用量	临床应用与注意事项
美司钠(巯乙磺酸钠) Mesna 粉剂:0.6g	雾化吸入或滴入:20%溶液,2ml/次。	本品为局部吸入或滴入用的速效、强效黏痰溶解剂,疗效比乙酰半胱氨酸强数倍,且易授性较佳。临床用于咳痰困难及气管炎引起咳痰困难。 有局部刺激,可引起咳嗽,气管痉挛等。

药名与剂量	用法与用量	临床应用与注意事项
羧甲司坦(化痰片,强利痰灵,羧甲半胱氨酸) Carbocisteine 片剂:300mg,600mg	口服:成人0.6g/次,3次/日,或2%糖浆25~30ml次,3次/日,儿童每日30mg/kg。	本品使痰液黏度下降,使痰易于咳出。临床用于婴幼儿支气管哮喘及支气管炎的治疗,也用于其他各种原因引起的痰液黏稠,咳痰困难和气道阻塞等,以及小儿非化脓性中耳炎等。 有胃肠道反应,如恶心、呕吐等。

药名与剂量	用法与用量	临床应用与注意事项
美司坦(半胱氨酸甲酯,半胱甲酯) Mecysteine 片剂:0.1g 粉针剂:0.5g	口服:0.1g/次,2～3次/日。 喷雾:用5%溶液气管滴入,每次0.5～2ml,2次/日。	本品为黏痰溶解药,兼有保护黏膜作用。其作用同乙酰半胱氨酸。用于咳痰困难。 少数患者有厌食、恶心、胃部不适。有心脏病和肝病者禁用。
糜蛋白酶(胰凝乳蛋白酶) Chymotrypsin 粉针剂:5mg,1mg	肌注:成人5mg/次,1～2次/日。 气管滴入或喷雾吸入:每次0.5～2ml,2次/日。	本品能使黏稠的痰液液化而易于咳出。临床用于慢性支气管炎、支气管扩张和肺脓肿等治疗。 有变态反应。严重肝病及凝血功能不正常者忌用。不可做静脉注射。

药名与剂量	用法与用量	临床应用与注意事项
愈创甘油醚（愈甘醚）Guaiphen-esin 片剂:0.2g 糖浆剂:2%	口服:成人5～10ml/次或0.1～0.2g/次,3～4次/日;儿童每次0.5～1ml/岁,3～4次/日。	本品为恶心性祛痰药,并兼有轻度镇咳作用和消毒防腐作用。主要用于祛痰和镇咳等。 可有恶心,胃肠不适。肺出血、急性胃炎、肾炎患者忌用。
氨溴素(沐舒坦,溴环己胺醇) Ambroxol 胶囊剂(控释):75mg	口服:成人,1粒/次,1次/日。	本品为黏痰溶解药。用于呼吸道异常分泌的急、慢性支气管炎,喘息性支气管炎和支气管哮喘。 有轻微胃肠道不适,如恶心、呕吐等。胃溃疡患者、孕妇慎用。

二、镇咳药

药名与剂量	用法与用量	临床应用与注意事项
磷酸可待因（甲基吗啡）Codeine 片剂:15mg，30mg	口服:成人用于镇咳，15～30mg/次，2～3次/日;极量为100mg/次，250mg/日;儿童镇痛，每次0.5～1mg/kg，3次/日。儿童镇咳每日1mg/kg，分2～3次给药。	本品为中枢镇咳药。适用于各种原因引起的干咳，对胸膜炎伴有胸痛的干咳者尤为适用。 本品久用可成瘾;偶有恶心、呕吐、便秘及眩晕等;大剂量能明显抑制呼吸中枢。多痰患者禁用。孕妇、哺乳期妇女、小儿与老年人慎用。1岁以下儿童忌用。

药名与剂量	用法与用量	临床应用与注意事项
羟蒂巴酚(羟甲吗啡) Drotebanol 片剂:2mg 注射剂:2mg	口服:成人2mg/次,3次/日。 肌注或皮下:成人2mg/次,1~2次/日。	本品为中枢镇咳药,作用与可待因相似,但较其强而持久。用于以干咳为主的咳嗽。 不良反应有口干、食欲缺乏、恶心、呕吐、便秘或腹泻等;有成瘾性,应控制使用。
喷托维林(咳必清) Pentoxyverine 片剂:25mg	口服:成人25~50mg/次,3~4次/日;5岁以上儿童,6.25~12.5mg/次,2~3次/日。	本品为非麻醉性中枢镇咳药。主要用于治疗上呼吸道感染引起的干咳和百日咳。 不良反应有轻度头晕、头痛、口干、恶心等。心功能不全伴有肺瘀血、咳嗽患者忌用。

药名与剂量	用法与用量	临床应用与注意事项
替培啶(安嗽灵，阿斯维林) Tipepidine 片剂:20mg	口服：成人 20～40mg/次,3 次/日;儿童每日 1.5～4.5mg/kg,分 3 次给药。	本品为中枢镇咳药,有较强的镇咳作用。用于急慢性气管炎、肺炎、肺结核等引起的咳嗽。 有头晕、胃不适等不良反应。
苯丙哌林(咳快好) Benproperine 片剂:20mg	口服：成人 20～40mg/次,3 次/日,需整片吞服,切勿嚼碎。	本品为非麻醉性镇咳药。主要用于感染、吸烟、刺激物、过敏等引起的咳嗽。 偶见口干、胃部烧灼感、食欲缺乏、乏力等不良反应。孕妇慎用。

药名与剂量	用法与用量	临床应用与注意事项
普罗吗酯(咳吗宁，咳必定) Promolate 片剂:250mg	口服：成人 250mg/次,3 次/日。	本品为非成瘾性中枢镇咳药,其镇咳作用较可待因弱。临床主要用于各种原因引起的咳嗽,对轻、中度咳嗽较好。 偶有口干、恶心、胃部不适等。
奥昔拉定(咳乃定) Oxeladin 片剂:10mg,20mg	口服：成人 10～20mg/次,4 次/日。	本品为非成瘾性镇咳药。用于各种原因引起的咳嗽。对痰多者效果较差。 可出现恶心、嗜睡、头晕等。心功能不全及肺瘀血患者慎用。

药名与剂量	用法与用量	临床应用与注意事项
依普拉酮(易咳嗪) Eprazinone 片剂:40mg	口服:成人40~80mg/次,3~4次/日。	本品为中枢性镇咳药。用于各种原因引起的咳嗽。 偶有头晕、口干、恶心、胃部不适等。
齐培丙醇(镇咳嗪,双苯哌丙醇) Zipeprol 片剂:75mg	口服:成人75mg/次,3次/日。	本品为非麻醉性中枢性镇咳药。其镇咳作用不及可待因。用于各种原因引起的咳嗽。 未见有明显不良反应。

药名与剂量	用法与用量	临床应用与注意事项
二氧丙嗪(克咳敏) Dioxopro-methazine 片剂:5mg	口服:成人5～10mg/次,2～3次/日。	本品有较强的镇咳作用,并且有抗组胺、解除平滑肌痉挛、抗炎和局部麻醉作用。用于慢性支气管炎引起的咳嗽。 有困倦、嗜睡、乏力等。高血压患者慎用。
福米诺苯(胺酰苯吗啉) Fominoben 片剂:80mg	口服:成人80～160mg/次,3次/日。	本品为中枢性镇咳药,其镇咳作用与可待因相似。适用于各种原因引起的咳嗽及呼吸困难。 大剂量时可致血压下降。

药名与剂量	用法与用量	临床应用与注意事项
右美沙芬(美沙芬) Dextromethorphan 片剂:10mg,15mg	口服:成人15～30mg/次,3～4次/日。	本品为中枢性镇咳药,镇咳作用与可待因相似。无成瘾性和耐受性。用于感冒、急性与慢性支气管炎、咽喉炎等引起的咳嗽。 孕妇,肝病、哮喘者慎用。心、肺功能不全及痰多者慎用。
左丙氧芬(挪尔外) Levopropoxyphene 片剂:50mg	口服:成人50～100mg/次,3次/日。	本品为非成瘾性中枢性镇咳药,其作用是可待因的1/5。用于各种原因引起的咳嗽,可长期应用。 偶有头痛、头晕、恶心等不良反应。

药名与剂量	用法与用量	临床应用与注意事项
布他米酯(咳息定) Butamirate 片剂:10mg	口服:成人10mg/次,3次/日;儿童8～12mg/日,分3次服。	本品为中枢性镇咳药,镇咳作用强于可待因。适用于上呼吸道感染引起的咳嗽等。 偶有恶心、腹泻等不良反应。
地美索酯(咳舒,咳散) Dimethoxanate 片剂:25mg	口服:成人25～50mg/次,3次/日。	本品镇咳作用比可待因弱。用于急性呼吸道炎症引起的咳嗽等。 偶有头晕、唇麻、嗜睡等不良反应。不宜用于多痰患者;肝功能减退者慎用。

药名与剂量	用法与用量	临床应用与注意事项
那可丁 Narcotine 片剂:15mg	口服:成人15～30mg/次,2～3次/日。剧咳时可用至60mg/次。	本品为中枢性镇咳药,作用与可待因相似,但无成瘾性。适用于阵发性咳嗽。 偶有恶心、支气管痉挛。多痰者慎用。
地布酸钠(咳宁) Sodium Dibunate 片剂:30mg,100mg	口服:成人,30～100mg/次,3次/日,饭后及睡前服,必要时增至600mg/日。	本品为中枢性镇咳药,有一定的祛痰作用。适用于上呼吸道感染引起的咳嗽。 有恶心、呕吐、腹泻、食欲缺乏等。

药名与剂量	用法与用量	临床应用与注意事项
氯苯达诺(敌退咳) Clofedanol 片剂:25mg	口服:成人25mg/次,3～4次/日;儿童每日1.5mg/kg,分3次服。	本品为中枢性镇咳药,有抗组胺作用,可减轻支气管痉挛及黏膜充血性水肿。适用于呼吸道急性感染引起的干咳或阵咳。 偶有荨麻疹、头晕、恶心等。
普诺地嗪(哌乙噁唑) Prenoxdiazin 片剂:25mg,100mg	口服:成人100mg/次,3次/日;儿童25～50mg/次,3次/日。	本品为末梢性镇咳药,镇咳作用可能与其局麻作用和解除气管平滑肌痉挛作用有关。用于上呼吸道感染、慢性支气管炎等所引起的咳嗽。用药时应整片吞服。

三、平喘药

药名与剂量	用法与用量	临床应用与注意事项
异丙肾上腺素 Isoprenaline 片剂:10mg 气雾剂: 0.25% 注射剂:1mg	用于支气管哮喘:舌下含服,成人10～20mg/次,3次/日,最大量60mg/日。5岁以上儿童,2.5～10mg/次,2～3次/日。0.25%气雾剂吸入,每次吸入0.5～1ml,2～3次/日;重复使用间隔不少于2小时。心搏骤停:心腔内注射0.5～1mg。二度房室传导阻滞:采用舌下含片,10mg/次,4次/日。	本品为β受体兴奋药,对支气管有较强的扩张作用。在治疗中无升血压的不良反应。此外,能增加心脏收缩力及心排血量,兴奋心脏的窦房结,扩张小血管,加大脉压。临床主要用于治疗哮喘发作、房室传导阻滞、抗休克等。 常见有心悸、头晕,缺氧状态的哮喘患者易致心律失常。冠心病、心绞痛、心肌梗死、心肌炎、甲亢者禁用。

药名与剂量	用法与用量	临床应用与注意事项
特布他林(博利康尼) Terbutaline 片剂:2.5mg	口服:成人第1～2周1.25mg/次,2～3次/日,以后可增加至2.5mg/次,3次/日,饭后服。必要时可增至5mg,3次/日。	本品主要用于支气管哮喘、慢性支气管炎、肺气肿及其他肺部疾病所致的支气管痉挛、过敏性哮喘等。 偶有震颤、心悸。甲亢、心血管疾病、糖尿病、孕妇等慎用。
丙卡特罗(美喘清,普鲁卡地鲁) Procaterol 片剂:25μg	口服:成人50μg/次,1次/日,睡前服,或2次/日,早晚各服1次;6岁以上儿童25μg/次,1～2次/日。	本品为β受体兴奋药,具有明显支气管扩张作用。用于支气管哮喘、喘息性支气管炎、慢性支气管炎,肺气肿引起的呼吸困难。 有心悸、头痛、嗜睡、胃肠道不适。甲亢、高血压、心脏病、糖尿病慎用。孕妇、新生儿、幼儿忌用。

药名与剂量	用法与用量	临床应用与注意事项
沙丁胺醇(舒喘灵，嗽必妥) Salbutamol 片剂:2mg 雾化剂:每瓶含 28mg	口服:成人 2～4mg/次,3 次/日;儿童每次 0.1～0.15mg/kg,2～3 次/日。 气雾吸入:成人每次 0.1～0.2mg(即喷服 1～2 次),必要时每 2 小时重复 1 次,每日最多 8 次。	本品为 β_2 受体兴奋药,支气管扩张作用强而持久。用于喘息性支气管炎、支气管痉挛、肺气肿及支气管扩张症。 有肌肉和手指震颤、心悸、头痛、恶心、失眠等。高血压、心功能不全、甲亢、糖尿病患者及妊娠初期者慎用。

药名与剂量	用法与用量	临床应用与注意事项
奥西那林(异丙喘宁) Orciprenaline 片剂:10mg,20mg 气雾剂:225mg	口服:成人 10～20mg/次,3～4次/日;儿童 7.5～30mg/日,分次给药。 气雾吸入:每撳约含本品 0.65mg,每次 1～3撳(0.65～1.95mg),4～6次/日,每日最大量为 7.8mg。	本品为选择性 β_2 受体激动药,其支气管扩张作用与异丙肾上腺素相似。用于支气管哮喘,慢性支气管炎和肺气肿所致的支气管痉挛等。 过量可有心悸、心动过速、高血压、震颤、头痛、恶心等。冠心病、心功能不全、高血压、甲亢和糖尿病患者慎用。

续表

药名与剂量	用法与用量	临床应用与注意事项
氯丙那林(氯喘通) Clorprenaline 片剂:2.5mg 气雾剂:2%溶液	口服:成人2.5~5mg/次,3次/日;预防夜间发作可于睡前加服5~10mg。 气雾剂吸入:2%溶液,0.3~0.5ml/次。	本品为选择性β_2受体激动药。但选择性较弱,可止喘和改善肺功能。用于支气管哮喘、喘息性支气管炎,慢性支气管炎合并肺气肿。 个别患者可见心悸、手指震颤、头痛。心律失常、高血压及甲亢患者慎用。

药名与剂量	用法与用量	临床应用与注意事项
妥洛特罗(妥布特罗) Tulobuterol 片剂: 0.5mg,1mg	口服:成人 0.5～1mg/次,3 次/日。	本品为选择性 β_2 受体激动药,对支气管平滑肌有较强而持久的扩张作用,对心脏兴奋性较弱,松弛支气管作用是氯喘通的 2～10 倍,用于防治支气管哮喘、喘息性支管炎等。 偶有心悸、震颤、心动过速等;偶见变态反应。冠心病、心功能不全、高血压、甲亢、糖尿病患者慎用。

药名与剂量	用法与用量	临床应用与注意事项
克仑特罗(氨哮素，克喘素) Clenbuterol 片剂：20μg，40μg 膜剂：60μg 气雾剂：1.9mg/瓶	口服：成人 20～40μg/次，3 次/日。 舌下含服：60μg 先舌下含服，待哮喘缓解后，所余部分用温开水送服。 气雾剂：10～20μg/次，3～4 次/日。	本品为强效选择性 β_2 受体激动药，其松弛支气管平滑肌作用强而持久。对心血管影响小。用于各种哮喘等。 少数患者有心悸、手指震颤、头晕等。心律失常、高血压、甲亢患者慎用。

药名与剂量	用法与用量	临床应用与注意事项
异丙东莨菪碱 Isopropyl-scopolamine 气雾剂：每支 0.073% ～ 0.103%(W/W)	气雾剂：180μg/次(相当于喷雾揿 3 下)，2～4 次/日。	本品具有较强的扩张支气管作用。临床主要用于支气管哮喘，喘息性支气管炎。 极少数患者有轻度口干、恶心等。

药名与剂量	用法与用量	临床应用与注意事项
比托特罗(双甲苯喘定,叔丁肾上腺素双甲苯酸酯) Bitolterol 片剂:4mg	口服:成人4～8mg/次,3次/日。	本品通过体内的酯酶水解后生成叔丁肾上腺素而发挥作用。能选择性激动β_2受体,其扩张血管作用为异丙肾上腺素的2倍,而心脏的影响较小,作用强而持久。临床用于支气管哮喘、喘息性支气管炎及其他慢性呼吸系统疾病所致支气管痉挛。 有头痛、手指震颤和胃肠道反应;较大剂量时可出现心悸、心动过速、神经过敏、恶心、呕吐等。甲亢、高血压和糖尿病患者慎用。

药名与剂量	用法与用量	临床应用与注意事项
利米特罗（立灭喘，羟哌甲苯二酚，哌喘定） Rimiterol 气雾剂： 0.5%，1%	气雾剂：成人 0.1～0.5mg/次，2 次间隔应超过 1 小时以上，每日不超过 8 次。	本品为短效选择性 $β_2$ 受体激动药，其扩张支气管作用与异丙肾上腺素类似，但对心血管系统影响很少，安全范围较大，长时间应用不易产生耐受性。气雾剂吸入后 5 分钟起效，作用可维持 1.5～3 小时。临床用于支气管哮喘。 有心悸、头痛、心动过速、肌肉震颤、外周血管扩张等。甲亢患者慎用。

药名与剂量	用法与用量	临床应用与注意事项
沙甲胺醇(甲氧苯舒喘宁) Salmefamol 片剂:1mg 气雾剂	口服:成人1～2mg/次,4次/日。 气雾剂:0.1～0.2mg/次。	本品是沙丁胺醇的衍生物,为一种强效选择性β_2受体激动药。其平喘作用大于沙丁醇胺,作用持久而不良反应小,对支气管有明显的扩张作用,维持时间在5小时以上。临床应用同沙丁胺醇。 偶有心动过速、肌肉震颤。其他见沙丁胺醇。

药名与剂量	用法与用量	临床应用与注意事项
沙美特罗 Salmeterol 气雾剂：25μg/次揿压	气雾吸入：成人50μg/次，2次/日。严重病例，100μg/次，2次/日。	本品为长效选择性β_2受体激动药，有显著的支气管扩张作用，对心率和神经系统影响较小。本品还有抑制组胺、白三烯的前列腺素和控制潜在炎症的作用。临床可长期用于可逆性呼吸道阻塞性疾病，如支气管哮喘、慢性支气管炎的常规治疗。 偶见潜在低血钾、反常的支气管痉挛、震颤、头痛；个别有心悸。孕妇、授乳期妇女和使用心脏选择性β受体阻滞药病人慎用。

药名与剂量	用法与用量	临床应用与注意事项
氨茶碱 Aminophylline 片剂:0.1g 注射剂:0.25g	口服:成人0.1g/次,3次/日,极量0.5g/次,1g/日;儿童每日4～6mg/kg,分3次给药。 肌注或静注:成人0.25～0.5g/次,极量为0.5g/次,1g/日。	本品能直接松弛支气管平滑肌,同时有扩张冠状动脉和强心利尿作用。用于治疗支气管哮喘和喘息性支气管炎,也适用于治疗心源性哮喘及伴有高血压的哮喘患者。 有心悸、心律失常、惊厥和血压急降等严重不良反应,甚至死亡。心肌梗死、低血压、休克等患者忌用。儿童慎用。

药名与剂量	用法与用量	临床应用与注意事项
二羟丙茶碱（喘定，甘油茶碱）Diprophylline 片剂：0.1g，0.2g 注射剂：0.25g	口服：成人0.2g/次，3次/日。 肌注：成人0.25～0.5g/次。 静滴：成人用于严重哮喘发作，每日1～2g加于5%葡萄糖液200～400ml中静滴。	本品为茶碱的衍生物，作用基本同氨茶碱，但平喘，作用为氨茶碱的1/5，对心脏兴奋作用为氨茶碱的1/20～1/10。应用同氨茶碱，尤适用于伴有心动过速的哮喘患者。 偶有口干、恶心、心悸、多尿、失眠等不良反应。

药名与剂量	用法与用量	临床应用与注意事项
羟丙茶碱(羟丙可可碱) Proxyphylline 片剂:100mg 注射剂:200mg	口服:成人 100～200mg/次,2～3 次/日;极量为 0.5g/次,1.5g/日。 皮下、肌注或静注:成人 0.2g/次。	本品作用类似于茶碱,其支气管扩张作用和冠脉扩张作用较强。适用于支气管哮喘,以及心绞痛、冠脉功能不全、心源性哮喘等。 可有头痛、失眠等不良反应;静脉注射时可致血压下降。
赖氨酸茶碱 Theophylline Dl-Lysinate 片剂:182mg(折合无水茶碱 100mg)	口服:儿童每次 2～5mg/kg,每 6 小时给药 1 次。	本品作用同氨茶碱,主要用于儿科支气管哮喘。 不良反应见氨茶碱。

药名与剂量	用法与用量	临床应用与注意事项
胆茶碱 Choline Theophyllinate 片剂:0.1g	口服:成人0.2g/次,3次/日,极量为0.5g/次,1g/日。儿童1～5岁0.05～0.1g/次,3次/日;6～12岁0.1～0.2g/次,3次/日。	本品为茶碱与胆碱的等分子化合物,含茶碱60%～64%,作用与氨茶碱相似,有松弛支气管、血管平滑肌及强心利尿作用。 不良反应与注意事项见氨茶碱。

药名与剂量	用法与用量	临床应用与注意事项
新双茶碱(喘必录) Neobiphyllin 片剂:含单茶碱112.5mg、喘啶112.5mg、茶碱75mg	口服:成人1片/次,2～3次/日,饭后服。	本品适用于治疗和预防支气管炎及支气管炎综合征、气管痉挛状态、支气管和心源性哮喘及慢性支气管炎等。 本品不能用于癫痫、新近心肌梗死患者。其他见氨茶碱。
色甘酸钠(咽泰) SodiumCro-moglicate 粉末气雾剂:0.7g	喷雾吸入:20mg/次,4次/日;重症者可增至5～6次/日,最多不超过8次/日;疗效良好者可逐步减为2～3次/日,疗程60日。	本品为新型的平喘药物。适用于支气管哮喘,对已知过敏原的外源性哮喘及青少年患者疗效较好。 少数病人有咽喉刺激感、胸闷等;偶见皮疹、头痛。注意不要中途突然停药,以免严重哮喘复发。

药名与剂量	用法与用量	临床应用与注意事项
去氯羟嗪（克敏嗪，克喘嗪） Decloxizine Hydrochloride 片剂：25mg，50mg	口服：成人 25～50mg/次，3 次/日。	本品有较强的抗组胺和 5-羟色胺，以及扩张支气管和轻度的镇静作用。适用于支气管哮喘和喘息性支气管炎，对一些过敏性疾病也有效。 有口干、嗜睡等不良反应。

四、其他祛痰、止咳、平喘药

药名与剂量	用法与用量	临床应用与注意事项
甘草流浸膏 Glycyrrhiza Liquid Extract 合剂： 每 100ml 含甘草酸不少于 7%	口服：3～5ml/次，3次/日。	本品为黏膜保护性镇咳药。有清热解毒、润肺止咳作用。 不良反应少见。

药名与剂量	用法与用量	临床应用与注意事项
复方甘草合剂（布朗合剂）Brown Mixtrure 合剂：每 500ml 中含甘草流浸膏 60ml	口服：5～10ml/次，3次/日；儿童每次 1ml/岁，3～4 次/日。	本品作用与应用同甘草流浸膏。用于上呼吸道感染，急性支气管炎初期的镇咳、祛痰等。 不良反应少见。

药名与剂量	用法与用量	临床应用与注意事项
复方甘草片 Brown's Tab 复方片剂： 0.3g	口服：成人2～3片/次，3次/日；儿童1片/次，3次/日。	本品作用与应用同复方甘草合剂，用于上呼吸道感染、急性支气管炎初期的镇咳、祛痰等。 不良反应少见。
咳嗽糖浆 复方糖浆剂： 100ml/瓶	口服：4～8ml/次，3次/日。	本品用于祛痰、止咳。 不良反应少见。

药名与剂量	用法与用量	临床应用与注意事项
止咳糖浆 复方糖浆剂:100ml/瓶	口服:10ml/次,3次/日。	本品用于支气管炎、止咳祛痰等。
杏仁止咳糖浆 复方糖浆剂:100ml/瓶	口服:10ml/次,3～4次/日。	本品用于支气管炎、咳嗽、咳痰等。

药名与剂量	用法与用量	临床应用与注意事项
复方百部止咳糖浆 复方糖浆剂：100ml/瓶	口服：10ml/次，2～3次/日。	本品用于一般性咳嗽、百日咳。
枇杷止咳露 复方糖浆剂：100ml/瓶	口服：5～10ml/次，2～3次/日。	本品用于感冒初期咳嗽、祛痰。

药名与剂量	用法与用量	临床应用与注意事项
小儿止咳糖浆 复方糖浆剂：100ml/瓶	口服：2～5岁5ml/次；5岁以上5～10ml/次；2岁以下酌减，3～4次/日。	本品用于小儿感冒引起的咳嗽、痰多，气管炎引起的咳嗽等。
氯化铵布朗合剂（氨棕合剂） 复方糖浆剂：100ml/瓶	口服：成人10～15ml/次，3～4次/日；儿童酌减。	本品用于感冒后期咳嗽痰多。

药名与剂量	用法与用量	临床应用与注意事项
蛇胆川贝液 复方糖浆剂：100ml/瓶	口服：5～10ml/次，3次/日。	本品用于风寒咳嗽咳痰。
蛇胆陈皮散 复方散剂：0.3g/代	口服：0.3～0.6g/次，2～3次/日。	本品用于肺热咳嗽痰多等。

药名与剂量	用法与用量	临床应用与注意事项
百咳灵片 复方片剂	口服：每1岁1次1片；10岁以上儿童10～15片/次，均为3次/日。	本品用于百日咳。
痰咳净 复方散剂：2g/盒	口服：吞服，每次1小药匙(0.2g)，3～6次/日。	本品用于祛痰止咳。

药名与剂量	用法与用量	临床应用与注意事项
牡荆油丸 滴丸剂： 20mg/粒	口服：成人，1～2 粒/次，2～3 次/日。	本品有祛痰、镇咳、平喘的功能。用于慢性气管炎等疾病。
半夏露 复方合剂： 100ml/瓶	口服：15ml/次，2～4 次/日。	本品用于祛痰咳嗽等。

药名与剂量	用法与用量	临床应用与注意事项
复方桔梗片 复方片剂	口服：成人，3～4 片/次，3 次/日。	本品用于镇咳、祛痰等。
核酪（新喘宁） 注射剂：2ml/支	肌注：成人，2～4ml/次，2～3 次/周。	本品能增强机体抗病能力，用于慢性气管炎，能使症状减轻、睡眠改善。对支气管炎、哮喘有一定疗效。

第十四章　主要作用于消化系统的药物

一、抗 酸 药

药名与剂量	用法与用量	临床应用与注意事项
碳酸氢钠(小苏打) Sodium Bicarbonate 片剂:0.5g 注射剂:10ml(0.5g)	口服:成人 0.5～1.5g/次,3 次/日。 静滴:用于纠正酸血症,成人 5%注射液100～200ml;儿童 5ml/kg。	本品为弱碱性药物,可中和胃酸,抗酸作用较弱。用于防治酸中毒、碱化尿液等。 本品用过量时易产生碱中毒。严重胃溃疡者忌用。

药名与剂量	用法与用量	临床应用与注意事项
胃舒平(复方氢氧化铝) Aluminium Hydroxide Co 片剂:0.5g	口服:成人2～4片/次,3次/日;5岁以上儿童,半片/次,3次/日。	本品可以保护胃黏膜,中和胃酸,减少胃液分泌和解痉止痛。用于溃疡病、胃酸过多症等。 不良反应少见。
氢氧化铝片 Aluminium Hydroxide 片剂:0.3g 凝胶剂:含4%氢氧化铝	口服:成人0.3～0.9g/次,3次/日;小儿5岁以上0.15～0.3g/次,3次/日。 凝胶剂:15～20ml/次,3次/日。	本品用于胃酸过多、胃及十二指肠溃疡病。亦用于防止上消化道出血等。 长期应用易引起便秘等。

药名与剂量	用法与用量	临床应用与注意事项
三硅酸镁 Magnesium Trisilicate 片剂:0.3g	口服:成人 0.5～1g/次,3 次/日,饭前服。	本品临床用于治疗胃及十二指肠溃疡、胃酸过多症。 因少量二氧化硅能被吸收,长期服用可能引起尿路结石。

药名与剂量	用法与用量	临床应用与注意事项
氧化镁 Magnesium Oxyclum 片剂:0.2g	口服:成人 0.2～1g/次,3 次/日。用于缓泻,3g/次,3 次/日。	本品用于胃酸过多症、胃及十二指肠溃疡病。适用于有便秘患者。 有轻度下泻作用;肾功能不全者可引起高镁血症。
铝碳酸镁 Hydrotalcite 片剂:0.5g	口服:成人 1g/次,3 次/日,饭后 1 时服。十二指肠球部溃疡 6 周为 1 个疗程,胃溃疡 8 周为 1 个疗程。	本品为抗酸药。用于胃酸过多,十二指肠溃疡等。 个别患者可出现腹泻等。

药名与剂量	用法与用量	临床应用与注意事项
硫糖铝(胃溃宁) Sucralfate 片剂:250mg	口服:成人1g/次,3次/日,饭后2～3小时服。	本品有保护胃黏膜和抗酸作用。用于胃酸过多、十二指肠溃疡等。 可出现便秘、口干、恶心,偶见皮疹等。
胃膜素(胃黏膜素) Grastron 散剂:50g	口服:成人2～3g/次,4次/日。	本品有保护胃黏膜作用,减少胃酸的刺激。用于消化道溃疡、胃酸过多症等。 本品不良反应少见。

二、抗溃疡病药

药名与剂量	用法与用量	临床应用与注意事项
西咪替丁(甲氰咪胍) Cimetidine 片剂:0.2g 胶囊剂:0.2g/粒 注射剂:0.2g	口服:成人0.2g/次,3次/日,饭中服,睡前加服0.4g,疗程一般为4~6周。 静滴或静注:成人,0.2~0.4g/次,每6~8小时1次。	本品为 H_2 受体阻滞药。用于治疗十二指肠溃疡、胃溃疡、上消化道出血等。 可出现头痛、倦怠、头晕、疲乏、嗜睡、腹泻、肌痛、皮肤潮红、阳痿、脱发、再生障碍性贫血等。儿童、肝肾功能不全者及孕妇、哺乳期妇女忌用。慢性萎缩性胃炎一般不用。

药名与剂量	用法与用量	临床应用与注意事项
雷尼替丁(甲硝呋胍) Ranitidine 片剂:150mg 胶囊剂:150mg	口服:成人150mg/次,2次/日,早、晚饭时服;预防复发,每晚150mg,睡前顿服。	本品为H_2受体阻滞药,是一种高效抗溃疡病药。适用于良性胃及十二指肠溃疡、手术后溃疡、反流性食管炎、急性胃黏膜出血和应激性溃疡。 可有头痛、皮疹、腹泻、便秘、丙氨酸氨基转移酶升高、白细胞减少等。对本品过敏者、妊娠和哺乳期妇女、婴儿禁用。严重肝肾功能不良者慎用。

续表

药名与剂量	用法与用量	临床应用与注意事项
法莫替丁(高舒达，愈疡宁) Famotidine 片剂:20mg，40mg	口服:成人20mg/次，2次/日(饭后，晚饭后或临睡前);维持治疗量20mg/日，睡前服。	本品为 H_2 受体阻滞药，其强度是西咪替丁的30～100倍，用于胃及十二指肠溃疡、吻合口溃疡，反流性食管炎，上消化道出血等。 常见有头痛、头晕、便秘、白细胞减少、丙氨酸氨基转移酶升高。肾功能衰竭、肝病、有药物过敏史者，以及孕妇、哺乳期妇女慎用。

药名与剂量	用法与用量	临床应用与注意事项
罗沙替丁(哌芳替丁) Roxatidine 片剂:75mg 缓释胶囊:75mg	口服:治疗溃疡75mg/次,2次/日(早餐后及临睡前服)。	本品为 H_2 受体阻滞药,具有较强的持续的胃酸抑制作用。用于胃溃疡、十二指肠溃疡、吻合口溃疡、卓-艾综合征、反流性食管炎等。 偶见变态反应、白细胞减少、便秘、腹泻、恶心、丙氨酸氨基转移酶升高。肝、肾功能不全者慎用;孕妇、哺乳期妇女、儿童慎用。

药名与剂量	用法与用量	临床应用与注意事项
尼扎替丁 Nizatidne 胶囊剂: 150mg, 300mg	口服:成人 300mg/次,1次/日,临睡前服。	本品为 H_2 受体阻滞药。作用比西咪替丁强5~10倍。用于胃溃疡、活动性十二指肠溃疡的治疗和预防复发。 常见头痛、腹泻、便秘、头晕等。对本品过敏者禁用。孕妇、儿童、哺乳期妇女慎用。
哌仑西平(必舒胃) Pirenzepine 片剂:25mg, 50mg	口服:成人 50~75mg/次,2次/日,4~8周为1个疗程。	本品主要用于十二指肠溃疡和应激性溃疡、急性胃黏膜出血、急性上消化道出血等。 常见有口干、视物模糊、便秘、腹泻、精神错乱等。

药名与剂量	用法与用量	临床应用与注意事项
奥美拉唑(洛赛克) Omeprazole 胶囊剂:20mg 注射剂:40mg	口服:成人20mg/次,1次/日,疗程2～4周;治疗卓-艾综合征,初始剂量为60mg/次,1次/日,90%以上患者用20～120mg/日,即可控制症状。	本品抑制壁细胞膜的H^{+}-K^{+}-ATP酶的活性,从而抑制胃酸的大量分泌。临床用于治疗十二指肠溃疡、胃溃疡、反流性食管炎以及胃泌素瘤、急性胃黏膜出血等。 不良反应与雷尼替丁相似。儿童、孕妇、哺乳期妇女,以及肾功能不全、肝功能不全者应慎用。

药名与剂量	用法与用量	临床应用与注意事项
兰索拉唑(达克普隆) Lansoprazole 肠溶胶囊剂:30mg	口服:成人 30mg/次,1 次/日,夜间睡前服用效果较好。	本品为质子泵抑制药。主要用于十二指肠溃疡、反流性食管炎及卓-艾综合征。 不良反应与注意事项见奥美拉唑。偶有腹泻、头痛、便秘、瘙痒、疲惫等。
恩前列素(苯氧前列腺素) Enprostil 胶囊剂:35μg	口服:成人 35μg/次,2 次/日,早餐及睡前口服。	本品直接作用于胃壁细胞,抑制胃酸分泌,使胃黏膜微小血管扩张而增加黏膜血流量,促进胃黏液分泌。用于消化性溃疡、胃炎等。 有腹泻、头痛、恶心、便秘等。对本品过敏者、严重心脑血管病者及孕妇禁用。

药名与剂量	用法与用量	临床应用与注意事项
奥诺前列素 Ornoprostil 片剂:5μg	口服:成人5μg/次,4次/日,餐前和睡前口服。	本品直接作用于胃黏膜,抑制胃酸分泌,使胃黏膜微小血管扩张而增加黏膜血流量,促进胃黏膜的分泌,对胃黏膜起保护作用。临床主要用于消化性溃疡。 可有皮疹、腹泻、便秘、溃疡出血、恶心、呕吐、白细胞增多、血小板减少、丙氨酸氨基转移酶升高、尿频等。孕妇禁用。

药名与剂量	用法与用量	临床应用与注意事项
罗沙前列醇 Rosaprostol 片剂:0.5g	口服:成人 0.5g/次,4 次/日。	本品有保护胃、十二指肠黏膜细胞的作用,并减少胃酸的分泌。用于胃及十二指肠溃疡、胃炎、十二指肠炎,医源性胃及十二指肠病变。 有恶心、呕吐、腹泻等。对本品过敏者禁用。孕妇和哺乳期妇女慎用。

药名与剂量	用法与用量	临床应用与注意事项
米索前列醇(喜克溃片)Misoprostol 片剂:200μg	口服:成人200μg/次,4次/日,于饭前和睡前口服,疗程4~8周。	本品有强大的抑制胃酸的作用。临床主要用于胃及十二指肠溃疡。 可有稀便、腹泻。孕妇及对本品过敏者禁用。脑血管或冠状动脉病变的患者慎用。
麦滋林-S颗粒 Marzulene-S Granules 颗粒剂:0.67g	口服:成人1.5~2g/日,分3~4次给药。	本品的主要成分是左旋谷氨酰胺和天兰烃,二者联用有利于溃疡组织的再生、修复和保护性因子形成。主要用于胃及十二指肠溃疡、急性和慢性胃炎等。 不良反应少见。

药名与剂量	用法与用量	临床应用与注意事项
佳士康(活性粪肠球菌 M_{74}) Gastruferm 胶囊剂：250mg	口服：成人1～2粒/次，2次/日；儿童1粒/次，2次/日。急性腹泻2粒/次，4次/日；用于预防，旅游前2日开始服用。	本品主要用于预防和治疗因外地旅游导致水土不服或因服用抗生素导致的胃肠不适，急性或慢性腹泻，还可用于各种原因引起的胃肠道菌群失调等。
替普瑞酮 Teprenone 胶囊剂：50mg 细粒剂：100mg/g	口服：胶囊剂50mg/次，饭后30分钟以内服，或细粒剂0.5g/次，3次/日。	本品有保护胃黏膜作用。对阿司匹林、酒精性溃疡也有保护作用。本品不影响胃液正常分泌和运动等胃的功能。主要用于胃溃疡等。 可有头痛、便秘、腹胀、丙氨酸氨基转移酶升高、皮疹等。孕妇、儿童慎用。

药名与剂量	用法与用量	临床应用与注意事项
索法酮(索法耳酮) Sofalcone 胶囊剂:20mg	口服:20mg/次,1次/日,14日为1个疗程。第1个疗程完后未愈者,再治疗28日通常可愈合。对一般剂量无效者,可服40mg/次,1次/日;对卓-艾综合征,建议初始剂量为60mg,1次/日。	本品能促进胃黏膜血管扩张、增加胃血流量,加快胃黏膜修复。临床用于十二指肠溃疡、胃溃疡、反流性食管炎、卓-艾综合征。 可有恶心、头痛、腹泻、便秘、皮疹等。孕妇及儿童慎用。

药名与剂量	用法与用量	临床应用与注意事项
枸橼酸铋钾(迪乐,三钾二枸橼酸铋)Bismuth Potassium Citrate 冲剂:每代含枸橼酸铋钾110mg	口服:成人110mg/次,4次/日(餐前半小时及晚餐后2小时各1次),28日为1个疗程。	本品能促进黏膜再生,使溃疡愈合。本品还有良好的抗幽门螺杆菌作用。用于胃溃疡、十二指肠球部溃疡,复发性溃疡及吻合口溃疡。 服用本品可致舌苔及粪便染成黑色,服药期间可有口中带氨味,偶有恶心等。肾功能不全者应减量。

药名与剂量	用法与用量	临床应用与注意事项
乐得胃 Roter 片剂：每片含碱式硝酸铋0.3g、碳酸镁0.4g，碳酸氢钠0.2g，弗郎鼠李皮0.025g	口服：成人2～3片/次，3次/日。餐后即服，疗程一般2个月；病情重者服3个月。维持量为1片/次，3次/日，连服2～3个月。	本品用于胃及十二指肠溃疡、胃酸过多、神经性消化不良、胃炎、胃痉挛等。禁用于胃酸缺乏者，在服药期间粪便呈黑色为正常状态。

药名与剂量	用法与用量	临床应用与注意事项
胃速乐 Weisule 片剂:每片含碱式硝酸铋 0.175g、碳酸镁 0.2g、碳酸氢钠 0.1g、大黄 0.0125g	口服:成人 2 片/次,3 次/日,饭前嚼碎吞服,连服 2~3 个月。	本品可保护胃黏膜,促进黏膜再生,调节胃酸过多。用于胃溃疡、十二指肠溃疡、胃酸过多、胃炎等。禁用于胃酸缺乏者,服用本品期间粪便呈黑色是正常情况。

药名与剂量	用法与用量	临床应用与注意事项
复方甘铋镁 复方片剂	口服：成人 3～4 片/次，3 次/日。	本品作用同胃速乐。不宜与乳酶生同时服，以免降低后者的活性。
胃必灵 Webilin 复方片剂	口服：成人 1～2 片/次，3 次/日，饭后服用。	本品用于神经性胃痛、胃酸过多、胃炎、胃及十二指肠溃疡等。 服药期间粪便可能变棕色，此为正常情况。

药名与剂量	用法与用量	临床应用与注意事项
胃仙 U Weisen-U 复方片剂	口服：成人 1～2 片/次，3 次/日，饭后服，连用 2～5 周。	本品为双层片。用于治疗胃及十二指肠溃疡、胃炎、胃酸过多、消化不良、便秘等。
立愈胃片 Stomach tablets 复方片剂	口服：1 粒/次，2～3 次/日，严重者可 2 粒/次，2～3 次/日，连用 2～3 个月，痊愈后应再服维持量 1～2 粒/日。	本品能中和胃酸，保护胃黏膜。用于胃酸过多、胃炎、胃溃疡及胃胀痛等。 青光眼、前列腺肥大、麻痹性肠梗阻、胃肠道阻塞及肌无力病人忌用。

药名与剂量	用法与用量	临床应用与注意事项
妥胃-U Kowa-U 片剂	口服:成人2片/次,3次/日,饭后服用。	本品主要用于胃酸过多,慢性胃炎、胃及十二指肠溃疡等。 青光眼病人禁用。
胃必妥(胃灵) Nervogastrol 复方片剂	口服:成人1～2片/次,2～3次/日。	本品主要用于治疗胃神经官能症、胃溃疡、十二指肠溃疡、急性与慢性胃炎、胃酸过多、胃灼热及胃痉挛等病症。 青光眼患者慎用。用药期间粪便可呈黑色,停药后可自行消失。

药名与剂量	用法与用量	临床应用与注意事项
胃必治 Bisuc 复方片剂	口服:成人1～2片/次,3次/日,饭后将药片压碎后服用;连服2～3个月后,可改1～2片/日,连服2～3个月。	本品主要用于胃及十二指肠溃疡、慢性浅表性胃炎及十二指肠球炎等。亦用于胃酸过多等。 有恶心、腹泻、粪便变黑等现象。

药名与剂量	用法与用量	临床应用与注意事项
和露胃 Walugel 复方片剂	口服:成人 2～4 片/次,3～4 次/日,2 个月为 1 个疗程。	本品可中和胃酸,保护胃黏膜。临床用于胃及十二指肠溃疡、胃酸过多、胃胀痛等。 青光眼及手术前患者禁用。
吉胃乐 Phosgel 凝胶剂:20g	口服:成人 20～40g/次,2～3 次/日,或于症状发生时服用。	本品有保护胃黏膜和促进溃疡面愈合的作用。临床用于胃酸过多、胃及十二指肠溃疡等。

药名与剂量	用法与用量	临床应用与注意事项
吉福士 Colphos 凝胶剂:16g	口服:成人1～2包/次,2～3次/日。食管炎、胃灼热,应在临睡前服;胃炎、胃痛、胃溃疡饭前半小时服。	本品有保护胃黏膜,促进溃疡面愈合,中和胃酸等功能。临床用于食管炎、胃炎、胃溃疡、十二指肠溃疡及肠道感染等。 可有轻度便秘,长期卧床病人慎用。
思密达 Smecta 粉末剂:3g	口服:1岁以下3g/日,1～2岁3～6g/日,2～3岁6～9g/日,3岁以上9g/日,分3次服。	本品有增加胃黏膜屏障,防止胃酸、胃蛋白酶等侵害,保护胃黏膜作用。临床用于急性与慢性腹泻、肠易激综合征、结肠炎、反流性食管炎、胃炎、胃痛等。 有轻度便秘。

药名与剂量	用法与用量	临床应用与注意事项
唯安林 Weianlin 复方片剂	口服:成人用于胃及十二指肠溃疡,2片/次,3次/日,于症状发生前或发作时服用;急性与慢性胃炎,1～2片/次,3次/日。	本品可有效缓解胃肠神经紧张,解除平滑肌痉挛,抑制胃酸分泌。用于胃及十二指肠溃疡、胃痛、急性或慢性胃炎及胃酸过多、胃肠道痉挛等。 有严重心脏病、肝肾功能减退者、儿童慎用。孕妇及青光眼、器质性幽门狭窄、麻痹性肠梗阻、前列腺肥大、胃酸缺乏者等禁用。
达胃宁双层咀嚼片 Malinta Chewable Tab 复方片剂	口服:成人1～2片/次,饭后或睡前服用,须嚼碎服,3次/日。	本品有抗酸作用。临床用于胃酸过多、消化不良、消化性溃疡、腹部闷胀、胃胀气等。

药名与剂量	用法与用量	临床应用与注意事项
盖胃平 片剂	口服：成人 3～6 片/次，3 次/日，于饭后睡前嚼碎服。	本品为胃酸反流抑制药。适用于胃酸反流、反流性食管炎、胃烧灼感、食管裂孔疝反胃、胃酸反流引起的肠胃气胀等。
维酶素片 片剂：0.2g	口服：成人 0.8～1g/次，3 次/日，可连服数月。	本品主要用于萎缩性胃炎、浅表性胃炎，也可防治胃癌、食管癌的前期症状并阻止其癌变。

药名与剂量	用法与用量	临床应用与注意事项
曲昔派特 Troxipide 片剂:50mg,100mg	口服:成人100mg/次,3次/日,于饭后服用。可根据年龄和症状增减剂量。	本品增加胃黏膜血流,使胃黏液构成成分正常化,并能增加前列腺素,增强防御因子,促进胃溃疡部位的修复,对溃疡有抑制作用。促进胃黏膜的代谢。临床主要用于胃溃疡。 不良反应有头重感、全身倦怠感、瘙痒、便秘、腹胀及丙氨酸氨基转移酶升高等。孕妇、哺乳期妇女不宜服用。

药名与剂量	用法与用量	临床应用与注意事项
普劳诺托 Plaunotonl 胶囊剂:80mg	口服:成人 80mg/次,3 次/日。	本品主要用于由应激及利舍平、阿司匹林、吲哚美辛、幽门结扎所致的溃疡,有抑制与促进溃疡愈合的作用。本品还能增加胃黏膜血流量,抑制胃液分泌,降低胃酸量及蛋白酶的活性,促进黏液物质的生成,增强胃黏膜抵抗力及其再生作用。临床用于胃溃疡等。 有腹部不适、胀满感、皮疹、皮肤瘙痒等,偶见丙氨酸氨基转移酶升高。孕妇、老年人与儿童慎用。哺乳期妇女忌用。

药名与剂量	用法与用量	临床应用与注意事项
米多利明 Midorimin 片剂:5mg	口服:成人10mg/次,4次/日,一般饭前1小时及睡前服。	本品能显著增加胃部血流量,可与胃黏膜结合形成保护层,并能阻止应激性溃疡时黏多糖含量的降低,促进胃黏多糖正常化及黏液分泌。对胃黏膜代谢有激活作用。并促进胃黏膜内源性前列腺素 E_2、前列环素含量的增加。临床用于溃疡等。 偶有食欲缺乏、便秘等。孕妇及儿童不宜服用。

药名与剂量	用法与用量	临床应用与注意事项
苄奈酸酯 Benexate 片剂:200mg	口服:成人400mg/次,2次/日,早饭后及睡前服。	本品直接作用于胃黏膜,增强多种防御功能。能增加胃黏膜血流量,促进胃黏膜内黏液成分(高分子糖蛋白)的生成,防止由阿司匹林引起的胃黏膜内糖蛋白的生成,防止由阿司匹林引起的胃黏膜内糖蛋白量下降。增加内源性前列腺素,防止由吲哚美辛应激所致的胃黏膜内前列腺素 E_2 及前列环素量的减少。临床用于胃溃疡。 可有恶心、便秘、软便、头痛等。有血栓症患者慎用。

药名与剂量	用法与用量	临床应用与注意事项
螺佐呋酮 Spizofurone 片剂:80mg	口服:成人80mg/次,3次/日,饭后服。病情重者可增加至4次/日。	本品增加胃黏膜血流量及黏膜内前列腺素E_2含量,并能抑制阿司匹林引起的胃黏膜黏液分泌量的减少,胃黏膜电位下降及酸向胃黏膜逆向扩散,抑制胃液分泌。临床用于胃溃疡。 有恶心、胃部不适、腹部膨胀感、便秘等;偶有丙氨酸氨基转移酶升高、变态反应等。孕妇、儿童不宜服用。服药期间应避免哺乳。

药名与剂量	用法与用量	临床应用与注意事项
瑞巴匹得 Rebamipide 片剂:100mg	口服:成人 100mg/次,3 次/日。	本品可增加胃黏液量及胃黏膜高分子糖蛋白,胃黏膜细胞循环增加及前列腺素增加。临床主要用于溃疡病。 偶见药疹样湿疹等过敏症状、便秘、腹胀、恶心、腹痛、丙氨酸氨基转移酶升高、白细胞异常、淋巴细胞升高、颜面水肿、咽部异物感。孕妇慎用。儿童、哺乳期妇女安全性尚未确定。

药名与剂量	用法与用量	临床应用与注意事项
艾索拉定 Isogladine 片剂：2mg，4mg	口服：成人 4mg/次，1～2 次/日。	本品有抑制胃黏膜损伤、胃黏膜上皮细胞脱落作用，能影响前列腺素、还原型谷胱甘肽及黏液糖蛋白在胃黏膜内的含量。其细胞防御作用与胃黏膜细胞内 cAMP 含量增加有关。增加胃黏膜血流量，对各种原因引的溃疡病有作用。 有便秘、腹泻、嗳气、皮疹、胸部压迫感；偶见肝功能异常。对孕妇及小儿用药安全性尚未确定。

药名与剂量	用法与用量	临床应用与注意事项
胃必灵 Webilin 复方片剂	口服：成人 1～2 片/次，3 次/日，饭后服用。	本品为甘草精与多种胃药改制而成，对胃肠顽症具有显著疗效。适用于胃神经性痛、胃酸过多、胃炎、胃及十二指肠溃疡等。 服药期间粪便可能变棕色，此为正常状态。

三、解除胃肠道痉挛药

药名与剂量	用法与用量	临床应用与注意事项
硫酸阿托品 Atropine Sulfate 片剂:0.3mg 注射剂: 0.5mg,1mg	见第九章抗胆碱药。	见第九章抗胆碱药。
颠茄片 Belladonna Tablets 片剂:8mg	口服:成人8～16mg/次,3次/日。	本品有解除胃肠道痉挛、抑制胃酸分泌作用。用于胃肠道平滑肌痉挛及溃疡病的辅助治疗。 不良反应同阿托品。但口干、心悸、散瞳、皮肤干燥反应较轻。青光眼患者忌用。

药名与剂量	用法与用量	临床应用与注意事项
溴丙胺太林（普鲁本辛）Propantheline Bromide 片剂：15mg	口服：成人15～30mg/次，3～4次/日，饭前服。	本品有较强的解除胃肠道平滑肌痉挛作用。临床用于胃及十二指肠溃疡、胃炎、胆汁排泄障碍、胰腺炎、胃痉挛等。 可有口干、视物模糊、尿潴留、便秘、头痛、心悸。青光眼慎用。
痛痉平（地芬明，苯羟甲胺） Diphemine 片剂：1mg	口服：成人1～3mg/次，3～4次/日。	本品可抑制胃肠道及其他平滑肌的痉挛，抑制腺体分泌。用于胃痉挛、胃痛、胃及十二指肠溃疡等。 可有口干、口苦、便秘等。青光眼患者禁用。

药名与剂量	用法与用量	临床应用与注意事项
溴甲阿托品（胃疡平）Atropine Methobromide 片剂：1mg，2mg	口服：成人1～2mg/次，4次/日，饭后半小时及睡前半小时服用。必要时每日剂量可增至12mg。	本品作用与阿托品相似。用于胃及十二指肠溃疡、胃酸过多、胃炎、慢性痢疾、肠痉挛等。 偶有瞳孔散大、口渴、排尿困难、便秘等。青光眼及前列腺肥大患者禁用。
溴甲乙胺痉平（服止宁）Filcillin 片剂：10mg	口服：成人10～20mg/次，3次/日，饭后服；最大剂量每次可达30mg，如胃酸过多，为预防溃疡发展，宜于睡前再给药1次。	有解痉及抑制胃酸分泌作用，能减轻胃及十二指肠溃疡患者的症状。用于胃及十二指肠溃疡、胃痛、胆绞痛、胃酸过多等。 有口干、排尿困难、瞳孔散大。青光眼患者忌用。

药名与剂量	用法与用量	临床应用与注意事项
贝那替秦(胃复康) Benactyzine 片剂:1mg	口服:成人 1～3mg/次,3 次/日,饭前服。	本品为抗胆碱药,有解除平滑肌痉挛的作用。用于胃及十二指肠溃疡、胃炎、胃痉挛等。 可有四肢麻木感、恶心、感觉迟钝、口渴、嗜睡、头晕、运动失调等,应立即减量或停药。青光眼禁用。
辛戊胺(新握克丁,戊胺庚烷) Neo-Octin 复方注射液:每支含握克丁氨基磺酸盐 0.6g,戊胺庚烷氨基磺酸盐 0.08g	肌注:成人 1～2ml/次。 口服:25～40 滴/次。3～4 次/日。	本品为拟交感药,具拟肾上腺素作用,可解除平滑肌痉挛。用于溃疡病、胆囊炎、胆石症引起的腹痛等。 偶有恶心、神经过敏、头痛等;注射可引起血压升高。不宜用于高血压病人。青光眼患者禁用。

药名与剂量	用法与用量	临床应用与注意事项
异可利定 片剂:10mg	口服:成人10mg/次,3次/日。	本品为一种非特异性平滑肌解痉剂。对多种刺激引起的肠、子宫、胆道及支气管平滑肌痉挛有明显的松弛作用;尚有扩张冠状动脉等作用。用于胃肠、胆、胰、子宫、血管等痉挛所致疼痛的治疗。 少数患者有口干、出汗、恶心、呕吐、嗜睡、心悸、头昏及面部潮红等不良反应。

四、健胃助消化药

药名与剂量	用法与用量	临床应用与注意事项
卡尼汀(康胃素,肉毒碱) Carnitine Chloride 片剂:50mg	口服:片剂成人 0.1～0.6g/日,分 3～4 次服;婴幼儿酌减,疗程 3 日至 2 个月不等。	本品有促进消化液分泌,增强消化酶活性和调整胃肠功能的作用。用于胃酸缺乏症、消化不良、慢性胃炎、嗳气等。 胃酸过多或急、慢性胰腺炎患者禁用。
胃蛋白酶 Pepsin 片剂:0.1g 合剂:3%溶液	口服:成人 0.3～0.4g/次,合剂:10ml/次,3 次/日;儿童酌减。	本品为一种消化酶。用于因进食蛋白性食物过多所致的消化不良等。 不宜与碱性药物同服。

药名与剂量	用法与用量	临床应用与注意事项
胰酶 Pancreatin 片剂:0.3g	口服:成人 0.3～0.5g/次,3 次/日,饭前服;小儿酌减。	本品有消化蛋白质、淀粉、脂肪的作用。用于胰腺功能障碍、糖尿病患者消化不良等。 不宜与酸性药物同服。
乳酶生(表飞鸣) Lactasin 片剂:0.15g,0.3g	口服:成人 0.3～1g/次,3 次/日,饭前服;儿童酌减。	本品为活乳酸菌的干制剂。能使肠内糖类酵解,产生乳酸,抑制腐败菌的繁殖和防止蛋白质发酵,从而抑制肠内产气。用于消化不良。

药名与剂量	用法与用量	临床应用与注意事项
干酵母(食母生) Dried Yeast 片剂:0.3g,0.5g	口服:成人0.5～4g/次,3次/日,服时嚼碎;儿童酌减。	本品为麦酒酵母菌的干燥菌体,含有多种B族维生素。用于食欲缺乏、消化不良及B族维生素缺乏症等。
乳酸菌素 片剂:0.5g	口服:成人2～4片/次,每4小时1次;小儿酌减。	本品含有嗜酸乳杆菌制剂。含有抗菌质,并含有大量活性乳酸菌、B族维生素,具有助消化、抑制肠道内腐败菌群作用。用于细菌性痢疾、肠炎、慢性结肠炎、小儿绿便、肠内异常发酵等。

药名与剂量	用法与用量	临床应用与注意事项
强力胰酶 Pankreon 复方片剂	口服：成人 1～2 片/次，2～3 次/日；儿童酌减。	本品用于胃肠、肝、胆、胰腺的各种功能性疾病。
多酶片 Polyenzyme Tablets 复方片剂	口服：成人 1～2 片/次，3 次/日，饭后服；儿童酌减。	本品为多种消化酶制成的复方制剂。临床主要用于消化酶缺乏引起的消化不良等。

五、止吐及催吐药

药名与剂量	用法与用量	临床应用与注意事项
多潘立酮(吗丁啉) Domperidone 片剂:10mg	口服:成人10mg/次,3～4次/日,必要时剂量可加倍;儿童每次0.3mg/kg,3～4次/日,饭前15～30分钟服用。	本品可使胃肠道上部的蠕动和张力恢复正常,促进胃排空,增强胃窦和十二指肠运动。临床用于胃排空不好,药物治疗所致的恶心、呕吐、消化不良等。 偶见瞬时性轻度腹部痉挛,一过性皮疹、头痛、腹泻及神经过敏等。孕妇及小儿慎用。

药名与剂量	用法与用量	临床应用与注意事项
甲氧氯普胺（胃复安，灭吐灵）Metoclopramide 片剂：5mg 注射剂：20mg	口服：成人5～10mg/次，3次/日，饭前半小时服用；儿童每日0.3mg/kg，分3次服。 肌注：成人用于止吐，10～20mg/次。	本品有较好的止吐作用，抑制催吐化学感应区。用于食欲缺乏、嗳气、胃胀满、胃酸过多、恶心、呕吐、急慢性胃炎、胃下垂等。 注射后可引起直立性低血压、倦怠、嗜睡、头晕、便秘、腹泻、皮疹、溢乳、男子乳房发育，还可引起锥体外系反应等。小儿、孕妇慎用。

药名与剂量	用法与用量	临床应用与注意事项
舒必利(止呕吐灵,舒宁) Sulpiride 胶丸剂:50mg	口服:成人止吐0.6～1.2g/日;治疗精神病,0.3～0.6g/日,1周内增至0.6～1.2g。一般从小量开始,4～7日见效。维持量为50～150mg/日。	本品有强大的止吐作用,并有抗精神病作用。临床用于强烈呕吐和药物反应引起的呕吐。 偶有失眠、焦虑、烦躁、发热、倦怠、低血压等;很少有锥体外系症状。孕妇、儿童,以及心血管疾病、低血压患者慎用。幼儿忌用。

药名与剂量	用法与用量	临床应用与注意事项
硫乙拉嗪(吐来抗) Thiethylperazine 片剂:10mg	口服:10mg/次,1～3次/日。	本品为吩噻嗪类衍生物。有较强的抗眩晕和抗恶心、呕吐作用,对吗啡和哌替啶引起的恶心、呕吐有效。 有乏力、口干、心动过速和食欲缺乏等。有癫痫病史、儿童、昏迷和严重抑郁症者禁用。孕妇慎用。

药名与剂量	用法与用量	临床应用与注意事项
西沙必利(普瑞博思) Cisapride 片剂：5mg，10mg	口服：成人5～10mg/次，3次/日，于饭前服，疗程6～12周。	本品为新型胃动力性药物。临床用于加速胃的排空，适用于糖尿病性胃麻痹，胃手术后、胃溃疡、慢性胃炎、胃食管反流、反流性食管炎、慢性消化不良综合征的病人。 少数病人有头晕、嗜睡、舌麻等。孕妇及胃肠道出血、穿孔和机械性梗阻者禁用。哺乳期妇女、肝肾功能减退者慎用。

药名与剂量	用法与用量	临床应用与注意事项
阿立必利 Alizapride 片剂:50mg 注射剂:50mg	静注、肌注或口服:成人100～200mg/日,分2次给药;儿童每日2～4mg/kg,分2次给药。首次在使用肿瘤化疗之前服,第二次在化疗后4～8小时用。	本品为强效止吐药,有明显的抗阿扑吗啡和二氢麦角碱的致吐作用。用于防治肿瘤化疗引起的恶心、呕吐等。 偶有过敏、肌肉痉挛、闭经、乳溢等。
阿扑吗啡(去水吗啡) Apomorphine 注射剂:5mg	皮下注射:成人2～5mg/次,极量为5mg/次。	本品可刺激中枢催吐化学感应区而引起呕吐。主要用于中毒及不能施行洗胃术的病人。不宜用于麻醉药中毒者,因可能加深其中枢抑制作用。

药名与剂量	用法与用量	临床应用与注意事项
西尼必利 Cinitapride 片剂:1mg	口服:1mg/次,2～3次/日。	本品为强效的5-H_1和5-H_2受体拮抗药,对5-H受体的拮抗作用微弱。由于本品引起的5-H_2受体介导的血清素激活效应的抑制,不仅可增强5-HT_4受体诱导的胃动力性质,同时也可加强抗焦虑活性和抑制与黑质纹状体、下丘脑前漏斗结节上的多巴胺D_2受体,拮抗后相关的锥体外系症状和高催乳素血症。能显著加速胃内食物的排空,作用比甲氧氯普胺强。用于胃肠道运动紊乱。 见西沙必利。

药名与剂量	用法与用量	临床应用与注意事项
昂丹司琼(枢丹,恩丹西隆) Ondansetron 注射剂:4mg 片剂:4mg	口服和注射:成人一般可产生高度呕吐的化疗,应在化疗前缓慢静注 8mg(输注时间为 15 分钟),化疗开始后 4 小时、8 小时再各缓静注 8mg。24 小时总量不超过 32mg。	本品为高选择性的 5-羟色胺受体拮抗药。拮抗外周和中枢神经元 5-HT_3 受体,从而阻断因化疗和放疗等因素引起小肠的 5-羟色胺释放,由于具有高度选择性,因此没有止吐药的副作用。临床用于化疗和放疗引起的呕吐和手术原因引起的呕吐。 少数患者可有头痛、发热、便秘等。对本品过敏者忌用。孕妇、哺乳期妇女慎用。

药名与剂量	用法与用量	临床应用与注意事项
托烷司琼(呕必停,托品西隆) Tropisetron 片剂:5mg 注射剂:5mg	成人推荐量5mg/日,疗程为6日。第1日静脉给药:在化疗前,将本品5mg溶于生理盐水100ml中,缓慢静注;第2～6日口服给药;早饭前1小时给药。	本品能选择性地阻断该反射中外周神经元突触前5-HT_3受体的兴奋,在中枢神经系统内,本品对调节传入最后区的迷走神经活动的5-HT_3受体可能有直接作用。多次用于化疗均有效。一般作用时间为24小时。 有头痛、便秘、眩晕、疲劳、胃肠功能紊乱、腹泻、腹痛等。高血压患者、哺乳期妇女、驾车或操作机械者慎用。对本品过敏者及孕妇禁用。

药名与剂量	用法与用量	临床应用与注意事项
格雷司琼(康泉) Granisetron 注射剂:3mg	静脉给药:成人 3mg 溶于 20～50ml 液体中,给药时间应超过 5 分钟,需于化疗前完成。24 小时内最高剂量为 9mg,每疗程最多可连续使用 5 日。	本品为强效、高选择性 5-HT_3 受体拮抗药。临床用于预防或治疗因化疗引起的呕吐及恶心等。一般作用时间为 24 小时。 有头痛、便秘等。急性肠梗阻及对本品过敏者禁用。孕妇、哺乳期妇女慎用或不用。本品不应与其他药物混合应用。

六、泻药与止泻药

(一)泻药

药名与剂量	用法与用量	临床应用与注意事项
硫酸镁(硫苦,泻盐) Magnesium Sulfate 注射剂:1g,2.5g	用于导泻:成人5～20g,清晨空腹服,同时饮100～400ml水,也可用水溶解后服用。抗惊厥、降血压等,成人用25%溶液,肌注4～10ml/次。	本品常用于便秘,肠内异常发酵;与活性炭合用,可治疗食物或药物中毒的导泻;还可用于阻塞性黄疸、慢性胆囊炎;抗惊厥、降血压等。 静滴或静注抗惊厥时给药必须缓慢,否则会导致血压过度下降,呼吸麻痹。孕妇、妇女经期,以及腹膜炎、阑尾炎、肠梗阻、肠壁可能出血、肾功能不全者禁用。

药名与剂量	用法与用量	临床应用与注意事项
酚酞(酚酞，非诺夫他林) Phenol phthalein 片剂:0.1g	口服：成人 0.05～0.2g/次；儿童每次 3mg/kg，均为睡前顿服。	本品在肠内碱性条件形成可溶性钠盐，刺激肠壁，而引起蠕动排便。适用于习惯性便秘。 偶有过敏者，表现为肠炎、皮炎及出血倾向等。婴儿、肠梗阻、幼儿及孕妇禁用。
多库酯钠(辛丁酯磺酸钠，磺琥辛酯钠) Docusate Sodium 片剂:50mg	口服：成人 50～200mg/日，分次服用；2～12 岁儿童每日 5mg/kg，分次服用。	本品为表面活性药。具有软化粪便作用。适用于排便无力者。 忌与液状石蜡合用，因其能促进液状石蜡吸收而产生不良反应。

药名与剂量	用法与用量	临床应用与注意事项
美鼠李皮 Cascara 片剂	口服:成人睡前服1～2片或遵医嘱。	本品为缓泻药,用于便秘。
液状石蜡 Liquide Paraff 液体	口服:成人15～30ml/次,睡前服。	本品服后不被吸收,能使粪便稀释变软,同时润滑肠壁,使粪便易于排出。
蓖麻油 Oleum Rinii 液体	口服:成人5～20ml/次;儿童2～4ml/次。	本品口服后刺激肠壁引起泻下。用于习惯性便秘。

药名与剂量	用法与用量	临床应用与注意事项
开塞露 溶液剂： 每支 20ml，每 1000ml 内含硫酸镁 100g	肛门灌入：成人 20ml/次；儿童酌减。	本品灌入肛门后，刺激肠壁，反射性地引起排便，并有润滑作用。用于轻度便秘。
番泻叶 番泻叶干品	口服：1.5～6g/日，分 2 次水煎服。	本品能消积热、润肠燥，对大肠黏膜有刺激作用，促进肠蠕动。用于便秘。 月经期或妊娠期妇女禁用。

(二)止泻药

药名与剂量	用法与用量	临床应用与注意事项
地芬诺酯(苯乙哌啶,止泻宁) Diphenoxylate 片剂:2.5mg	口服:成人2.5～5mg/次,3～4次/日,控制腹泻后应及时减量。	本品可直接抑制肠蠕动反射,使肠内容物通过延迟。用于急、慢性功能性腹泻。 偶见口干、腹部不适、恶心、呕吐、嗜睡、烦躁、失眠等。肝病患者及正在服用成瘾性药物者慎用。

药名与剂量	用法与用量	临床应用与注意事项
复方苯乙哌啶 片剂：每片含地芬诺酯 2.5mg，阿托品 0.025mg	口服：成人 1～2 片/次，3 次/日；儿童遵医嘱。	本品作用与用途同地芬诺酯。具有收敛、镇痛及减少肠蠕动作用。用于急性和慢性功能性腹泻。 不良反应与注意事项见地芬诺酯。

药名与剂量	用法与用量	临床应用与注意事项
碱式碳酸铋(次碳酸铋) Bismuth Subcarbonate 片剂:0.3g	口服:成人 0.3~0.9g/次,3 次/日,饭前服。	本品有保护胃肠黏膜及收敛、止泻作用。临床用于腹泻、慢性胃肠炎、胃及十二指肠溃疡等。 大量长期服用,可引起便秘和碱血症。3 岁以下儿童禁用或慎用。应用本品以少于 2 天为宜。
鞣酸蛋白 Albumini Tannas 片剂:0.15g,0.3g	口服:成人 1~2g/次,3 次/日;儿童酌减,空腹服。	本品在小肠分解出鞣酸,使蛋白凝固,有收敛止泻作用。用于急性胃肠炎,非细菌性腹泻。 不良反应少见。

药名与剂量	用法与用量	临床应用与注意事项
洛哌丁胺(易蒙停,苯丁哌胺) Loperamide 胶囊剂:2mg	口服:用于急性腹泻,成人开始2粒,5岁以上儿童1粒,以后每次腹泻后1粒,每日总量不超过8粒;用于慢性腹泻,起始成人2粒,5岁以上儿童1粒,以后可调节剂量直到大便正常。一般维持量为1~6粒/日。	本品作用与阿片类及地芬诺酯相似。临床用于急性腹泻及各种原因引起的慢性腹泻。 偶有口干、胃肠痉挛及皮肤过敏等。肝功能不全者、12个月内婴儿不宜用。严重中毒性或感染性腹泻,以及重症肝损害者慎用。因抗生素而导致假膜性肠炎患者不宜使用。肠梗阻、肠胃胀气的病人及孕妇、哺乳期妇女亦不宜使用。

七、肝、胆疾病辅助用药

(一)治疗肝性脑病药

药名与剂量	用法与用量	临床应用与注意事项
谷氨酸(麸氨酸) Glutamic Acid 片剂:0.5g	口服:成人预防肝性脑病,2.5～5g/次,3～4次/日;治疗癫痫,2～3g/次,3次/日。	本品可降低血氨,减轻肝性脑病症状。临床用于肝性脑病、严重肝功能不全及神经衰弱、精神分裂症与癫痫等病的辅助治疗。 可有恶心、呕吐、腹泻。肾功能不全或无尿病人慎用。

药名与剂量	用法与用量	临床应用与注意事项
谷氨酸钠 Sodium Glutamate 注射剂：5.75g	静滴：对肝性脑病，每次 11.5～17.25g，用5%葡萄糖液 750～1000ml 或 10%葡萄糖液 250～500ml 稀释，于1～4 小时滴完。必要时可于 8～12 小时后重复给药，日总量不超过23g。	本品与血中过多氨结合成无害的谷氨酰胺，由尿排出，减轻脑病昏迷症状。用于肝性脑病等。 用药期间注意电解质的平衡；剂量过大可导致严重碱血症及低血钾。少尿、尿闭或肾功能减退者忌用。

药名与剂量	用法与用量	临床应用与注意事项
氨酪酸(γ-氨酪酸) Aminobutyric Acid 片剂:0.25g 注射剂:1g	口服:成人 1g/次,3～4 次/日。 静滴:成人 1～4g/次,加入葡萄糖溶液 500ml 中,于 2～3 小时缓慢滴完。	本品有降低血氨及促进大脑新陈代谢的作用,在体内与血氨结合生成尿素排出。用于治疗各种类型的肝性脑病、尿毒症等。 注射过快可致血压下降、呼吸抑制、肌无力等。可出现胸闷、气急、恶心、头痛等。
谷氨酸钾 Potassium Glutamate 注射剂:6.3g	静滴:成人 18.9～25.2g/次,其他用法见谷氨酸钠。	本品作用同谷氨酸钠。临床用于低血钾性肝性脑病。

药名与剂量	用法与用量	临床应用与注意事项
谷氨酸钙 Calcium Glutamate 注射剂:10%	静滴:肝性脑病者,1g/次,加谷氨酸钠中。 静注:用于其他疾病,1g/次,加入50%葡萄糖液20～40ml中,每日或隔日1次。	作用同谷氨酸钠。用于肝性脑病、神经衰弱、脑外伤、癫痫小发作等。 注射过快时可有恶心、灼热感、胃部不适。忌与强心苷类合用。

(二)保肝药及抗脂肪肝药

药名与剂量	用法与用量	临床应用与注意事项
葡醛内酯(葡萄糖醛酸内酯,肝泰乐) Glucurolactone 片剂:0.05g,0.1g 注射剂:0.1g	口服:成人0.1~0.2g/次;儿童5岁以上0.05~0.1g/次,3次/日。 肌注或静注:成人0.1~0.2g/次,1次/日	本品能与体内毒物结合成无毒的葡萄糖醛酸结合物而排出体外,有护肝解毒作用。用于肝炎、肝硬化、食物中毒与药物中毒等。 偶有面红、胃不适等。
二异丙胺(肝乐) Diisopropyl-amine 片剂:20mg 注射剂:20mg	口服:成人40mg/次,3次/日。 肌注:成人40~60mg/次,20日为1个疗程。	有解毒,抗脂肪肝,改善肝功能的作用。用于急性肝炎、慢性肝炎、脂肪肝等。

药名与剂量	用法与用量	临床应用与注意事项
维丙胺(维丙肝) Diisopropyl-amine Ascorbate 注射剂:80mg	肌注:成人80mg/次,1次/日,14～30日为1个疗程。	本品使肝糖原增加,脂肪减少,促进肝细胞功能恢复,并有降低血脂的作用。用于急性、慢性肝炎,高脂血症等。
胱氨酸 Cystinic Acid 片剂:50mg	口服:成人50mg/次,3次/日。	本品能促进细胞氧化还原功能,使肝功能旺盛,中和毒素,促进白细胞增生,抑制病原菌等作用。用于脱发、肝炎及各种原因引起的白细胞减少等。

药名与剂量	用法与用量	临床应用与注意事项
三磷酸腺苷（三磷腺苷）Adenosine Triphosphate 粉针剂:20mg 注射剂:20mg	肌注:成人20mg/次，1～2次/日。 静注:成人20mg/次，3次/日，溶于5%葡萄糖溶液10～20ml中缓慢静脉注射。	本品参与体内脂肪、蛋白质、糖类、核酸及核苷酸的代谢，为细胞提供能量。用于心力衰竭、心肌炎、进行性肌萎缩，急、慢性肝炎等。
三磷酸胞苷（三磷胞苷）Cytidini Triphosphas 注射剂:20mg	肌注:成人20mg/次，1～2次/日。	本品参与体内核酸及磷脂类的合成代谢，起到调节神经功能，缓解血管硬化，改善脂肪代谢等作用。用于治疗脑血管病、脂肪肝等。

药名与剂量	用法与用量	临床应用与注意事项
辅酶 A Coenzyme A 注射剂:50U,100U	静注或静滴:成人50~100U/次,1次/日或隔日1次,用生理盐水或5%葡萄糖液500ml稀释后应用。 肌注:50U/次,用2ml生理盐水溶解,1次/日,7~14日为1个疗程。	本品为体内乙酰化反应的辅酶,参与糖类、蛋白质、脂肪的代谢及机体的解毒过程。用于脂肪肝、肝炎、冠状动脉硬化、心肌梗死、白细胞减少症、原发性血小板减少性紫癜等。

药名与剂量	用法与用量	临床应用与注意事项
肌苷(次黄嘌呤核苷) Inosine 片剂:0.2g 注射剂:0.1g	口服:成人0.2～0.6g/次,3次/日。 静注或静滴:成人0.2～0.6g/次,1～2次/日。 眼科用于眼球后注入,40mg/次,每8天1次,5次为1个疗程。	本品用于急性肝炎、慢性肝炎、肝硬化、白细胞减少、血小板减少、心肌炎、心绞痛、中心性视网膜炎、视神经萎缩等。 有时有轻度腹泻等。
奥拉米特(阿卡明) Orazamide 片剂:100mg	口服:成人0.2g/次,3次/日。	本品参与核酸代谢,可纠正蛋白质、脂肪及葡萄糖的异常代谢,防止肝细胞坏死、肝纤维化及脂肪肝。用于急性肝炎、慢性肝炎、肝硬化等。

药名与剂量	用法与用量	临床应用与注意事项
依泊二醇 Epomediol 片剂:100mg,200mg	口服:成人0.2～0.4g/次,2次/日。	本品通过对膜的ATP酶和腺苷酸环化酶作用,而使肝细胞膜的功能恢复。用于急、慢性肝炎的辅助治疗。 胆道机械性梗阻及过敏者忌用。妊娠妇女慎用。
门冬氨酸钾镁(天冬氨酸钾镁) Potassium-Magnesium Aspartate 片剂:0.15g 注射剂:10ml	静滴:成人20～30ml/次,用10倍量5%或10%葡萄糖液稀释后慢滴。 口服:成人0.15～0.3g/次,3次/日。	本品可促进糖原和能量贮存,降低血中氨和二氧化碳含量,改善肝功能。适用于黄疸型肝炎,对肝性脑病也有一定疗效。 有恶心、呕吐、面红、血压下降。肾功能不全、重度房室传导阻滞或高血钾者禁用。

药名与剂量	用法与用量	临床应用与注意事项
核糖核酸 Ribonucleic Acid 粉针剂:6mg	肌注:成人6mg/次，用生理盐水稀释后注射，隔日1次，3个月为1个疗程。 静注:30mg/次，1次/日(或隔日)。	本品有促进肝细胞合成蛋白质功能，改善氨基酸代谢，提高免疫力。用于慢性迁延性肝炎、慢性活动性肝炎及肝硬化。 可能有变态反应。
原卟啉钠 Protoporphyrin Disodium 肠溶片:10mg	口服:成人10mg/次，3次/日;儿童用量酌减。	本品为肝功能改善药，可促进细胞呼吸，改善蛋白质和糖类代谢，并能增加肝脏血流量，提高肝细胞蛋白合成的作用。用于急性肝炎、慢性活动性肝炎，对肝硬化、胆囊炎有效。 常见有皮肤色素沉着，也可出现头晕、上腹痛、皮疹等。有遗传性卟啉症家族史者忌用。

药名与剂量	用法与用量	临床应用与注意事项
马洛替酯 Malotilate 片剂:0.2g	口服:成人0.6g/日,分3次服。	本品可激活核糖体活性,促进肝脏蛋白质合成。适用于肝硬化时肝功能的改善。 可出现食欲缺乏、恶心、呕吐、皮疹等。对本品过敏者、妊娠妇女及儿童慎用。
水解肝素 (肝宁) Proheparin 片剂:70mg 注射剂:每10ml含水解物3U	口服:成人2片/次,2次/日。 肌注:1ml/日。第1日1ml,以后每日增加0.5ml,至3～5ml/日后,可每隔1～2日注射3～5ml,1次/日,连用2～3个月。	本品有保护肝脏实质细胞,抵抗肝脏中毒的作用,有助于肝细胞的再生,提高肝脏代谢功能,改善肝功能。用于慢性肝炎、肝硬化、放射性损害等。 急性肝性脑病、急性肝炎者忌用。注射前须做过敏试验。

药名与剂量	用法与用量	临床应用与注意事项
肌醇 Inositol 片剂:0.25g	口服:成人0.5～1g/次,3次/日。	本品能促进肝中脂肪的代谢,防止脂肪在肝脏中堆积。临床用于脂肪肝、高脂血症、肝炎、早期肝硬化等。
蛋氨酸(甲硫氨酸) Methionine 片剂:0.5g	口服:成人饭后服1～3g/次,3次/日,10～30日为1个疗程。	本品在肝内提供甲基,与胆碱合成脂肪代谢有关,脱甲基成为半胱氨酸,后者有解毒作用。用于慢性肝炎、脂肪肝的辅助药物。

药名与剂量	用法与用量	临床应用与注意事项
氯化胆碱(氯化胆素) Choline Chloride 片剂:0.5g	口服:成人0.5~1g/次,3次/日。	本品为卵磷脂的组成部分。能促进肝内脂肪代谢,使其转变为卵磷脂,进而合成脂蛋白而进入血液,从而减少脂肪在肝内积存。临床用于慢性肝炎、早期肝硬化、脂肪肝、肝功能减退等。 偶有血氨升高,故肝性脑病者禁用。
美多他辛 Metadoxine 片剂:500mg 注射剂:300mg	口服:成人1g/日,分2次服。 肌注:0.3~0.6g/日。	本品能增加肝的能量,加速体内毒素的排泄。临床用于急、慢性酒精中毒及酒精性肝病。

药名与剂量	用法与用量	临床应用与注意事项
利肝能(二氯乙酸二异丙胺+葡萄糖酸钙) Liverall 复方片剂 注射剂: 1ml/支	口服:成人1～3片/次,1次/日。 肌注或静注:1～3ml/次,1次/日。	本品为复方制剂,抑制肝内脂肪的沉积,防止肝细胞损伤。临床用于急性肝炎、慢性肝炎、脂肪肝、肝硬化、黄疸,还可用于脑卒中后遗症、脑出血、心肌炎等。 偶有口渴、腹痛、食欲缺乏,如有变态反应立即停药。

(三)降酶药

药名与剂量	用法与用量	临床应用与注意事项
水飞蓟宾(水飞蓟素,益肝灵) Silymarin 片剂:每片含水飞蓟宾38.5mg	口服:成人2片/次,3次/日,3个月为1个疗程。	本品主要用于慢性活动性肝炎,慢性迁延性肝炎。 个别患者可有头晕和恶心等。
降酶灵(肝可宁) 胶囊剂:0.15g	口服:成人2～3粒/次,3次/日。	本品可有效地降低丙氨酸氨基转移酶。临床用于急性、迁延性及慢性肝炎。

药名与剂量	用法与用量	临床应用与注意事项
联苯双酯 Bifendate 胶丸剂:25mg	口服:成人 25～50mg/次,3 次/日,连用 3 个月,丙氨酸氨基转移酶转至正常后,改为 25mg/次,3 次/日,连用 3 个月。	本品是五味子有效成分加以改造后人工合成的降血清丙氨酸氨基转移酶药,能大幅度降低丙氨酸氨基转移酶,有增强肝脏解毒功能。用于慢性迁延性和慢性活动性肝炎。 部分病人在停药后丙氨酸氨基转移酶有复升现象;对 HBsAg 阳性转阴性不明显。
齐墩果酸 Oleanolic Acid 片剂:30mg	口服:用于成人治疗急性黄疸型肝炎,30mg/次,3 次/日;慢性肝炎,50mg/次,4 次/日。	本品可降低丙氨酸氨基转移酶,减轻肝细胞的病变。临床用于慢性迁延性肝炎等,对症状、体征和肝功能均有明显好转。

药名与剂量	用法与用量	临床应用与注意事项
云芝肝泰 Versicolor 冲剂:5g	口服:成人1袋/次,2~3次/日。	本品有免疫增强作用。临床主要用于乙型肝炎、迁延性肝炎、慢性活动性肝炎。对慢性支气管炎亦有较好的疗效。
景糖丙苷 Sedoprosan 注射剂:400mg	静滴:成人400mg溶于10%葡萄糖溶液150ml中静滴,1次/日,30日为1个疗程。	本品有消炎、镇痛、解毒、止血、利湿敛疮作用。临床用于慢性乙型肝炎,也可用于肝硬化和肝癌等。

(四)利胆药

药名与剂量	用法与用量	临床应用与注意事项
去氢胆酸 Dehydro-cholic Acid 片剂:0.2g,0.25g 注射剂:1g	口服:成人 0.2～0.4g/次,3 次/日。 静注:成人 0.5g/日,以后可根据病情逐渐增至 2g/日。	本品可刺激肝细胞分泌低黏度胆汁,对脂肪消化和吸收有促进作用。临床用于慢性胆囊炎、胆道病变、胆结石等。 胆道完全阻塞及严重肝功能减退者禁用。
苯丙醇(利胆醇) Phenylpro-panol 胶丸剂:0.1g	口服:成人 0.1～0.2g/次,3 次/日,饭后服用。	本品能加强胆汁分泌,增加肝血流量,促进胆汁排出。临床用于胆囊炎、胆石症、胆道炎等。 偶有胃肠道反应,减量或停药后可消失。胆道闭塞性黄疸患者禁用。

药名与剂量	用法与用量	临床应用与注意事项
羟甲香豆素（利胆素，胆通）Hymecromone 胶囊剂:0.2g	口服：成人 0.2～0.4g/次，3 次/日，于饭前服用。	本品有利胆作用，同时还能松弛肝胰壶腹括约肌，促进胆汁排出，并有较强的镇痛作用。临床用于胆囊炎、胆道感染、胆石症等。 有头晕、脑胀、腹胀、皮疹等。
鹅去氧胆酸 Chenodeoxycholic Acid 片剂:0.25g 胶丸剂:0.25g	口服：成人 0.25～0.5g/次，3 次/日，一般需用 6 个月以上。	本品有阻止胆结石形成和使已成的胆固醇结石溶解的作用。主要用于无症状或症状较轻的 X 线照射阴性的胆囊结石患者。

药名与剂量	用法与用量	临床应用与注意事项
羟甲烟胺(氧甲烟酰胺) Nicotinylm-ethylamide 片剂:0.5g 注射剂:0.4g	口服:成人1g/次,3次/日,服2~4日后改为2g/日,分2~3次。 静注:0.4~0.8g,每日或隔日1次。	本品有利胆保肝作用,对胆道及肠道细菌均有抑制作用。适用于胆囊炎、胆管炎、肝炎、胆石症等。 不良反应少见。
非布丙醇(苯丁氧丙醇,舒胆灵) Febuprol 片剂:50mg 胶囊剂:50mg	口服:成人0.1~0.2g/次,3次/日,饭后服。	本品有利胆作用,可使胆汁分泌增加,松弛胆道平滑肌。主要用于治疗胆囊炎、胆石症及其术后高脂血症,脂性消化不良,也用于肝炎。 偶见胃部不适。严重肝功能障碍、慢性活动性肝炎、胆管阻塞、肠梗阻患者,以及孕妇、哺乳期妇女均禁用。

药名与剂量	用法与用量	临床应用与注意事项
曲匹布通(三乙丁酮,舒胆通,胆灵) Trepibutone 片剂:40mg	口服:成人40mg/次,3次/日,饭后立即服用,疗程为2～4周。	本品为胆道扩张药,降低胆囊、胆管内压,促进胆汁分泌。用于胆结石、胆囊炎、胆囊术后综合征等。 偶有恶心、腹胀、便秘、皮疹、眩晕等。孕妇、婴儿慎用。对本品过敏者禁用。
胆酸钠(牛胆酸钠) Sodium Tauroglycocholate 片剂:0.2g	口服:成人0.2g/次,3次/日。	本品能促进胆汁分泌,帮助脂肪乳化与吸收。用于慢性胆囊炎、脂肪性消化不良症等。 总胆管阻塞患者忌用。

续表

药名与剂量	用法与用量	临床应用与注意事项
茴三硫(胆维他,环戊硫酮) Anethol Trithione 片剂:12.5mg	口服:成人 12.5~25mg/次,3 次/日。	本品可增加胆色素及胆固醇等胆汁成分的分泌,改善肝脏解毒功能。用于胆囊炎、胆结石、急慢性肝炎、肝硬化等。 偶有腹胀、腹泻、过敏等;大量长期服用可引起甲状腺功能亢进。
西那林(朝蓟素) Cynarine 胶囊剂:0.5g	口服:成人 0.5~1g/日,分 2~3 次服。	本品可促进胆色素和胆酸的分泌,有解痉和排泄胆汁作用。用于胆囊炎、胆道炎、胆石症、慢性肝炎等。 完全性胆道阻塞者忌用。

药名与剂量	用法与用量	临床应用与注意事项
熊去氧胆酸 Ursodeoxy-cholic Acid 胶囊剂：0.15g	口服：成人 0.15～0.3g/次，2～3 次/日。	本品具有良好的利胆作用，既可促进胆汁分泌，又有松弛胆道口括约肌而发挥排胆汁的作用。用于治疗不宜手术治疗的胆固醇型胆结石，对胆囊炎、胆管炎和胆汁性消化不良有一定疗效。
柳胺酚(利胆酚) Osalmide 片剂：0.25g	口服：成人 0.25～0.5g/次，3 次/日，饭前服。根据年龄和病情适当增减用量。	作用与去氢胆酸相似，具有一定的促进胆汁排泄作用。用于胆囊炎、胆结石及胆囊术后综合征。

药名与剂量	用法与用量	临床应用与注意事项
羟苯乙酮(对羟基苯乙酮)Hydroxyacetophenone 片剂:200mg	口服:成人 200mg/次,3 次/日。	本品是从茵陈蒿中提取的利胆有效成分。能增加胆汁的分泌,同时也增加胆汁和胆红素的排出量。用于肝炎的退黄疸、胆囊炎与慢性黄疸型肝炎。
消炎利胆片 片剂:0.5g	口服:成人 6～10 片/次,3 次/日,一般服 2～10 周。	本品有消炎利胆作用。临床用于急性胆道感染、慢性胆道感染、胆囊炎等。
胆石通 片剂:0.5g	口服:成人 4～6 粒/次,3 次/日。	本品有利胆、消炎、清热作用。临床用于胆石症、胆囊炎、胆道炎等。 严重溃疡病、心脏病、重症肌无力者不宜服用。

(五)胰腺炎用药

药名与剂量	用法与用量	临床应用与注意事项
卡莫司他 Camostar 片剂:100mg	口服:成人 0.2g/次,3 次/日,并可根据病情需要适当增减。	本品可能抑制机体的激肽生成系统、纤维蛋白溶酶系统、补体系统酶活性的异常亢进,从而控制慢性胰腺炎症状,缓解疼痛,降低淀粉酶值。用于急、慢性胰腺炎。 可出现皮疹及瘙痒等过敏症状,少数病人有食欲减退、口渴、腹部不适等。进行胃液引流及必须禁食和禁止饮水的严重病人禁用。孕妇及儿童慎用。

药名与剂量	用法与用量	临床应用与注意事项
尿抑制素 Urinastatin 冻干注射剂：2.5万U，5万U	静滴：初始剂量为2.5万～5万U/次，溶于500ml液体中，滴注时间为1～2小时，1～3次/日；用于急性循环不全，1万U/次，溶于500ml液体中，静滴时间为1～2小时，1～3次/日。	本品有抑制胰蛋白酶作用；还有稳定溶酶体膜，抑制溶酶体酶的释放，改善休克时的循环状态。用于急性胰腺炎、慢性胰腺炎的恶化、出血性休克、细菌性休克、外伤性休克等。 偶见粒细胞减少，丙氨酸氨基转移酶升高，腹泻等。有过敏史、过敏体质者慎用。孕妇、哺乳期妇女及儿童慎用。

药名与剂量	用法与用量	临床应用与注意事项
甲磺酸萘莫司他 Nafamostat Mesilate 注射剂:10mg	静滴:成人10mg/次,溶于5%葡萄糖注射液500ml,1～2次/日,滴入时间约2小时,用量可酌情增减。	本品为合成的蛋白酶抑制药。对胰蛋白酶、血纤维蛋白酶、纤维蛋白酶、激肽释放酶(血管舒缓素)及补体系统经典途径的 C_1r、C_1s,等胰蛋白酶样丝氨酸蛋白酶有很强的选择性抑制作用,对磷酯酶A2也有抑制作用。主要用于急性胰腺炎、慢性胰腺炎急性恶化、胰管造影后的急性胰腺炎、外伤性胰腺炎、手术后急性胰腺炎等的症状改善。 可出现皮疹、红斑、瘙痒、转氨酶升高、腹泻、静脉炎、血小板增加及白细胞减少等。有过敏史者禁用。孕妇及儿童慎用,哺乳期妇女用药期间停止授乳。

第十五章　主要作用于泌尿系统的药物

一、利 尿 药

(一)高效利尿药

药名与剂量	用法与用量	临床应用与注意事项
呋塞米(呋喃苯胺酸,速尿,利尿灵,利尿磺胺) Furosemide 片剂:20mg 注射剂:20mg	口服:成人 20～40mg/次,2～3 次/日。 肌注或静注:成人 20mg/次,每日或隔日 1 次;静注需稀释后缓慢注射。	本品抑制肾小管髓襻升支的髓质部与皮质部对氯、钠、钾等离子和水的重吸收,作用迅速、强大。临床用于心性水肿、肾性水肿及其他水肿,均有好的疗效。 可出现恶心、腹泻、瘙痒、视物模糊等,以及电解质紊乱、低血钾、低血钠等。孕妇及急性肾炎、肾衰竭、肝性脑病前期、洋地黄过量者均禁用。

药名与剂量	用法与用量	临床应用与注意事项
依他尼酸(利尿酸) Etacrynic Acid 片剂:25mg 粉针剂:25mg	口服:成人25mg/次,1~3次/日;儿童5岁以上12.5mg/次。 静脉给药:25~50mg/次,1次/日,用葡萄糖注射液50ml稀释后缓慢滴注或静注,3~5日为1个疗程。	本品为强效利尿药,作用与呋塞米相似。临床适应证也同呋塞米。 不良反应及注意事项与呋塞米基本相同。本品可引起暂时性耳聋;使用本品因大量排尿使体液及电解质过度丧失而发生突然死亡。尿闭病人,婴儿禁用。

药名与剂量	用法与用量	临床应用与注意事项
布美他尼(丁苯氧酸,丁尿胺) Bumetanide 片剂:1mg 注射剂:0.5mg	口服:成人 0.5～1mg/次,1～3次/日。 静注:成人 0.5～1mg/次。	本品为髓襻利尿药,其作用部位、作用机制、电解质丢失和作用特点均与呋塞米相似。临床应用见呋塞米。 最常见的不良反应是引起水、电解质失调,男子女性型乳房;偶可出现血糖和尿酸浓度升高。严重肝功能不全、糖尿病、痛风患者及小儿慎用。孕妇禁用。

续表

药名与剂量	用法与用量	临床应用与注意事项
汞撒利(撒利汞,洒利汞) Mersalyl 注射剂:1ml,2ml	肌注:成人 0.05～0.1g/次(极量 0.2g/次),每周最多 2 次。	本品为有机汞强效利尿药。作用在髓襻升支髓质部和皮质部抑制对 Cl^- 和 Na^+ 的重吸收。主要用于心源性水肿。 本品不良反应较多,常见有皮疹、肾小管退化。肾炎及肾功能不全者忌用。禁止静脉给药,以免心肌抑制、血压骤降、心律失常,造成突然死亡。注意低钾、钠、氯等。注意检查尿常规。其他见呋塞米。

(二)中效利尿药

药名与剂量	用法与用量	临床应用与注意事项
氢氯噻嗪(双氢克尿塞,双氢氯噻嗪)Hydrochlorothiazide 片剂:25mg	口服:成人25mg/次,2～3次/日;儿童每日1～2mg/kg,分1～2次服。	本品为髓襻升支皮质部对Na^+和Cl^-重吸收起抑制作用,促进肾脏对Na^+、Cl^-的排泄而产生利尿作用。用于各种水肿,各期高血压及尿崩症。 长期应用本品可引起电解质紊乱、低血钾、低血钠、低血氯、高尿酸血症及尿素氮升高等。肝、肾功能减退者和痛风、糖尿病患者慎用。

药名与剂量	用法与用量	临床应用与注意事项
环戊噻嗪(环戊甲噻嗪) Cyclopenthiazide 片剂:0.25mg	口服:成人利尿,0.25～0.5mg/次,2次/日;对高血压病人,可与降压药合用,0.25mg/次,2次/日,维持量为0.25mg/次,1次/日。	本品为噻嗪类利尿药,作用与用途类似氢氯噻嗪。临床用于各种水肿和不同类型的高血压。 不良反应和注意事项见氢氯噻嗪。
苄氟噻嗪 Bendroflumethiazide 片剂:5mg	口服:成人用于利尿,5mg/次,1次/日,维持量为2.5～5mg/日;用于降血压,5mg/次,2～3次/日,维持量为2.5mg/日,1次/日。	本品作用类似于氢氯噻嗪,利尿作用较强而持久,口服约2小时出现利尿作用,维持12～18小时或更长。K^+和HCO_3^-排出量较少。 不良反应和注意事项同氢氯噻嗪。

药名与剂量	用法与用量	临床应用与注意事项
甲氯噻嗪 Methyclothiazide 片剂:2.5mg,5mg	口服:成人用于利尿,2.5～10mg/次,1次/日;用于降血压,2.5～5mg/次,1次/日。	本品作用与氢氯噻嗪相似。作用较慢,但持久,一般口服2小时起效,6小时可达高峰,可持续24小时以上。 不良反应和注意事项见氢氯噻嗪。
三氯噻嗪 Trichlormethiazide 片剂:2mg,4mg	口服:成人用于利尿,2～4mg/次,2次/日,显效后改为1～2mg/次,1次/日。	本品作用同氢氯噻嗪。2小时起效,6小时达高峰,持续18～24小时以上。本品比氢氯噻嗪强450倍。 不良反应与注意事项同氢氯噻嗪。

药名与剂量	用法与用量	临床应用与注意事项
美托拉宗 Metolazone 片剂:2.5mg,5mg,10mg	口服:成人用于利尿,5～20mg/次,1次/日;用于降血压,2.5～5mg/次,1次/日。	本品作用与用途同氢氯噻嗪。作用时间持续12～24小时。临床用于治疗水肿、高血压等。 有心悸、胸痛、室颤等。肝性脑病前期、肝性脑病期禁用。儿童不宜服用。

药名与剂量	用法与用量	临床应用与注意事项
泊利噻嗪(多噻嗪,三氟硫醚甲噻嗪) Polythiaide 片剂:1mg,2mg,4mg	口服:成人用于利尿,1～4mg/次,1次/日;用于降血压,2～4mg/次。	本品作用与作用机制与氢氯噻嗪相似。半衰期较长约26小时,利尿作用在2小时内开始,作用高峰时间为6小时,并可持续48小时。临床用于水肿、高血压等。 不良反应同氢氯噻嗪。长期使用或敏感病人可产生低钾血症,需补充钾。

药名与剂量	用法与用量	临床应用与注意事项
希帕胺 Xipamide 片剂:20mg	口服:成人治疗水肿开始剂量40mg/日,以后减至20mg/日,对耐药患者可增至80mg/日,早晨顿服,或与其他抗高血压药合用。	本品在结构上类似于呋塞米。但其作用与氢氯噻嗪相似。临床用于各种水肿和高血压。 不良反应和注意事项与氢氯噻嗪相似,长期治疗或敏感患者,可引起低钾血症,应注意补充钾。
美夫西特 Mefruside 片剂:25mg	口服:成人治疗水肿,25~50mg/日,必要时可用至75~100mg/日。长期治疗为每2~3日,口服25~50mg。单独或与抗高血压药合用治疗高血压25mg/日,起始用量为25~50mg/日。	本品某些结构类似于呋塞米,作用亦与氢氯噻嗪相似。临床用于各种水肿和高血压。 不良反应与注意事项与氢氯噻嗪相似。要注意补钾或与保钾利尿药合用。

续表

药名与剂量	用法与用量	临床应用与注意事项
氯拉扎尼(氯苯二胺三嗪) Chlorazanil 片剂:150mg	口服:成人 150mg/次,2～3 次/周。	本品作用同氢氯噻嗪,临床用于利尿。 肝性脑病患者、低钾血症、肾功能低下无尿者禁用。
戊氟噻嗪 Penflutizide 片剂:2.5mg	口服:成人治疗水肿,7.5mg/日。	本品作用与用途同氢氯噻嗪,不良反应和注意事项见氢氯噻嗪。

(三)低效利尿药

药名与剂量	用法与用量	临床应用与注意事项
螺内酯(安体舒通) Spironolactone 片剂:20mg	口服:成人 20mg/次,3~4 次/日。	本品为醛固酮的竞争性对抗药。适用于醛固酮增多的顽固性水肿,如肾病、慢性充血性心力衰竭、肝硬化腹水等。 有头痛、嗜睡、精神错乱、低血钠、高钾血症等。肾功能障碍、血钾偏高等患者忌用。

续表

药名与剂量	用法与用量	临床应用与注意事项
氨苯蝶啶(三氨喋啶) Triamterene 片剂:50mg	口服:成人 50～100mg/次,3 次/日,饭后服用,隔日或连续应用;与氢氯噻嗪合用疗效更显著,两者均应减量,7 日为 1 个疗程。	本品抑制远曲肾小管和集合管皮质段对 Na^+ 的重吸收,增加 Na^+、Cl^- 排泄而利尿。对 K^+ 则有保留作用。用于心力衰竭、肝硬化及慢性肾炎等疾病引起的水肿,以及对氢氯噻嗪和螺内酯无效的病例。 偶有恶心、呕吐、嗜睡、轻度腹泻、口干等。严重肝、肾功能不全者,高血钾倾向者忌用。

药名与剂量	用法与用量	临床应用与注意事项
阿米洛利(氨氯吡咪) Amiloride 片剂:5mg	口服:成人 10～20mg/日,分 2～3 次。	本品作用部位及作用机制与氨苯蝶啶相似,有保钾利尿作用。 不良反应及注意事项与氨苯蝶啶相同。
乙酰唑胺(醋氮酰胺) Acetazo-lamide 片剂:0.25g	口服:用于成人心源性水肿,0.25～0.5g/次,1 次/日;治疗青光眼和脑水肿,0.25g/次,2～3 次/日。	本品为碳酸酐酶抑制药。用于心源性水肿、脑水肿和青光眼。 应用时应同时服钾,以防血钾过低。肝性脑病、肾功能减退、肾上腺皮质功能减退、代谢性酸中毒、肺心病、心力衰竭者均不宜应用。

药名与剂量	用法与用量	临床应用与注意事项
甲醋唑胺(甲氮酰胺) Methazolamide 片剂:50mg	口服:成人 50～100mg/次,2～3次/日。	本品为碳酸酐酶抑制药,作用与应用类似于乙酰唑胺。主要用于青光眼等。 不良反应与注意事项类似于乙酰唑胺。
双氯非那胺(双氯磺酰胺) Dichlorphenamide 片剂:25mg	口服:成人 100～200mg/次,2次/日;维持量为 25～50mg/次,2～3次/日,2个月为1个疗程。	本品为碳酸酐酶抑制药,作用与应用类似于乙酰唑胺。用于各种青光眼等。 不良反应与注意事项见乙酰唑胺。肾和肾上腺皮质功能严重障碍者忌用。

药名与剂量	用法与用量	临床应用与注意事项
坎利酸钾(素体舒通,烯睾丙酸钾) Canrenoate Potassium 注射剂:200mg	静注:成人 200～400mg/日,分 2～3 次给药,每次于 2～3 分钟内缓慢注入或静滴。	本品为螺内酯的代谢产物坎利酸的钾盐,作用类似于螺内酯,但男子乳房女性化的作用较轻。临床应用于心性水肿和肝硬化腹水。 可有胃肠道反应、共济失调、精神混乱、头痛、倦睡、多毛症、月经失调、皮疹等。

药名与剂量	用法与用量	临床应用与注意事项
依索唑胺(乙氧苯噻唑胺,乙氧唑磺胺)Ethoxzolamide 片剂:62.5mg,125mg	口服:用于成人治疗青光眼,125mg/次,4次/日。尔后可减至62.5mg,最大剂量1g/日。	本品为碳酸酐酶抑制药,作用时间约10小时。临床用于利尿、治疗青光眼。 有胃肠功能紊乱、头痛、头晕、共济失调、耳鸣、失听、麻木、倦睡和肢端麻刺感等。不宜作为严重心衰的早期利尿药。

药名与剂量	用法与用量	临床应用与注意事项
坎利酮 Cantaren 片剂:50mg	口服:成人50～200mg/日,分3次服。个别病人最大量为300mg/日,分3次服。	本品为螺内酯和坎利酸钾的代谢物。为醛固酮拮抗药。临床用于利尿。 不良反应与注意事项见螺内酯。

二、尿崩症用药

药名与剂量	用法与用量	临床应用与注意事项
尿崩停(垂体后叶粉鼻吸入剂) Insufflation Posterior Pituitary 鼻吸入剂:1g	鼻吸入:成人30～40mg/次,作用时间为6～8小时,作用消失后再继续吸入。	本品有抗利尿作用。适用于治疗尿崩症。 哮喘及其他呼吸道疾病患者禁用。
鞣酸加压素(长效尿崩停) Vasopressin Tannate 注射剂:100mg(每5ml含100mg)	深部肌注:成人常用量为0.5ml,或由医生根据病情而定。	作用与用途同尿崩停,但维持时间长。用于尿崩症。注射0.3ml可持续作用2～6日。 冠状动脉疾病、动脉硬化、心衰患者及孕妇禁用。

药名与剂量	用法与用量	临床应用与注意事项
去氨加压素(弥凝) 片剂:5μg。	口服:尿崩症,成人20～40μg/日;儿童,10～20μg/日,分1～3次服用。遗尿症,10～40μg/日,睡前服。肾浓缩功能试验,成人40μg;1岁以上儿童10～20μg。	本品为改良的人体加压素类似物。为治疗尿崩症的首选药物。中枢性尿崩症是因为神经垂体不能分泌足够的加压素,引起病人产生大量稀释尿液所致。本品作用强而持久,作用超过8小时。临床用于治疗和诊断中枢性尿崩症、夜尿、肾浓缩功能试验及血友病。

三、脱水药

药名与剂量	用法与用量	临床应用与注意事项
甘露醇 Mannitol 注射剂： 20g/100ml， 50g/250ml	静滴：成人按每次1～2g/kg 计算，一般用20%溶液 250～500ml (50～100g)，滴速为10ml/分。	本品用于脑水肿、青光眼、降低颅内压及眼内压；亦用于早期急性肾衰竭等。 心功能不全者慎用。有活动性颅内出血者忌用。
山梨醇 Sorbitol 注射剂： 62.5g/250ml	静滴：成人每次 25%溶液 250～500ml；儿童每次 1～2g/kg，在 20～30 分钟内输入。消除脑水肿，每隔 6～12 小时重复注射 1 次。	本品用于治疗脑水肿及青光眼；也可用于心肾功能正常的水肿、少尿等。 注意事项同甘露醇。

药名与剂量	用法与用量	临床应用与注意事项
尿素 Urea 注射剂： 30g/100ml， 60g/250ml	静注或静滴：成人每次0.5～1g/kg，于20～30分钟内滴注，12小时后可重复给药，一般可连用3日。	本品作用同山梨醇，用于脑水肿；亦可用于降低青光眼的眼内压。 肾功能不全、严重休克及明显脱水者、有活动性颅内出血者、血内氮质积留过多者均忌用。

四、前列腺用药

药名与剂量	用法与用量	临床应用与注意事项
安尿通 Acidi Glutamicico 胶囊剂:410mg	口服:成人 2 粒/次,3 次/日,饭后服用。	本品用于前列腺增生,引起尿频、排尿困难等。
普乐安片(前列康) 片剂:0.5g	口服:成人 3～4 片/次,3 次/日。	本品用于前列腺增生,前列腺炎。 不良反应少见。
保列治(非那利得) Finasteride 片剂:5mg	口服:5mg/次,1 次/日,疗程 6 个月。	本品为新的 5α 还原酶特异抑制药。临床用于治疗良性前列腺增生。 偶有性功能减退。对本品过敏者、孕妇、儿童、哺乳期妇女禁用。

药名与剂量	用法与用量	临床应用与注意事项
尿通片 Eviprostate tablets 片剂	口服：成人2片/次，3次/日，饭后服。	本品用于前列腺增生、前列腺炎、膀胱炎、附睾炎等。 少数患者有胃肠道不适。
护前列素 Urgenin 片剂（复方片剂）	口服：成人1～2片/次，3次/日，饭前服，症状改善后，维持量1片/次，2次/日。	本品用于前列腺炎，Ⅰ、Ⅱ期前列腺肥大，妇女经前期或绝经后期引起的尿频等。

药名与剂量	用法与用量	临床应用与注意事项
奥生多龙(去甲乙基睾丸素) Oxendolone 注射剂： 200mg	肌注：成人轻度者，200mg，每周1次；中度以上者每周400mg，分1～2次注射，连续用12周后，改为每周200mg。	本品具有抗雄激素作用。用于前列腺肥大。 可有丙氨酸氨基转移酶升高、红细胞减少、心悸、性欲减退等。
哌米松 Permixon 胶囊剂： 160mg	口服：成人160mg/次，2次/日。	本品用于前列腺肥大所致的功能失调。 不良反应少见。对本品过敏者禁用。

五、尿路用药

药名与剂量	用法与用量	临床应用与注意事项
非那吡啶(尿通宁)Phenazopyridine 片剂:100mg	口服:成人 200mg/次,3 次/日,饭前服;儿童(9～12 岁)100mg/次,2 次/日,饭前服。	本品用于因感染、肿瘤、外科手术及检查等各种原因刺激尿道黏膜所引起的不适、疼痛、尿频等。 服药后尿变橙红色属正常。
膀胱灵 Cystocaps 胶囊剂(复方制剂)	口服:急性膀胱炎 2 粒/次,2～4 次/日,数日后可减为 2 次/日,早 1 粒,晚饭后 2 粒。	本品用于急慢性膀胱炎引起的尿频、尿急、尿痛及排尿困难等。

药名与剂量	用法与用量	临床应用与注意事项
泌尿灵片(黄酮哌酯盐、酸盐) Genurin 片剂:200mg	口服:成人200mg/次,3～4次/日。病情严重者可增加用量。	本品解除平滑肌痉挛,使肌肉松弛,解除尿频、尿急、尿失禁及尿道平滑肌痉挛引起的下腹疼痛。临床用于膀胱炎、前列腺炎、尿道炎等。 少数病人有恶心、呕吐、眼压升高。肠梗阻、胃肠出血、闭角型青光眼禁用。孕妇、驾驶员和机械操作人员慎用。

六、泌尿系结石用药

药名与剂量	用法与用量	临床应用与注意事项
消石灵(尿石灵) Duplinal capsule 胶囊剂	口服:成人2粒/次,3次/日;严重者,4粒/次。	本品有防止结石形成,并能促进结石排出的作用。临床用于肾脏及膀胱疾病、水肿、膀胱和肾结石、菌尿症等。
消石素(植物消石片) Uralyt capsule 胶囊剂	口服:成人2粒/次,3次/日,饭前服。	本品用于预防肾结石形成,减轻肾结石病人的肾绞痛,增加尿量,尤其适用于预防肾结石复发。

药名与剂量	用法与用量	临床应用与注意事项
消石丸 Nieron capsule 胶囊剂	口服:成人 1～2 粒/次,3 次/日,饭后服。	本品可防止新生结石与抑制已存在的结石增大等。临床用于预防肾结石的形成,促进结石排出。
优克隆胶囊 Urocalum capsule 胶囊剂:225mg	口服:成人 2 粒/次,3 次/日。用量可根据病情适当增减。	本品能促进尿路结石的排出。用于尿路结石、输尿管结石、膀胱结石、前列腺结石等。 少数病人有轻度胃肠道反应、口渴、腹泻等。

第十六章　子宫收缩药及引产药

药名与剂量	用法与用量	临床应用与注意事项
垂体后叶素（脑垂体后叶素）Pituitrin 注射剂：5U，10U	肌注或静注：成人5～10U/次；流产或产后出血：5～10U/次；尿崩症：皮下注射5～10U/次，1次/日。	本品可促进宫缩、引产。用于产后子宫出血、产后子宫复旧不全；也可用于肺出血，食管及胃底静脉曲张破裂出血，尿崩症。 有面色苍白、出汗、心悸、胸闷、过敏性休克应立即停药。高血压、冠心病、心衰、肺源性心脏疾病、胎位不正、骨盆过窄、产道阻碍者均忌用。

药名与剂量	用法与用量	临床应用与注意事项
缩宫素(催产素) Oxytocin 注射剂: 2.5U,5U	静滴:引产或产前宫缩无力,用1~5U,加入5%葡萄糖液500ml内缓慢滴注(8~10滴/分)。 肌注:用于防治产后出血,5~10U/次。	本品用于引产、产前子宫收缩无力、产后出血和子宫复旧不全等。 3胎以上的经产妇禁用。胎横位、骨盆过窄、产道障碍、明显头盆不称、心脏病、有剖宫产史者均忌用。
麦角新碱 Ergometrine 片剂:0.2mg 注射剂: 0.2mg, 0.5mg	口服:成人0.2~0.5mg/次,极量为1mg/次,2mg/日。 肌注或静滴:成人0.2~0.5mg/次,极量为0.5mg/次,1mg/日。	本品用于产后出血,加速子宫复旧。 可出现高血压、过敏等。孕妇、高血压及冠状动脉疾病患者禁用,也禁用于催产、引产。

药名与剂量	用法与用量	临床应用与注意事项
益母草流浸膏 Liquid Extract-ofleonurus 流浸膏:50g,100g	口服:成人10～20g/次,3次/日。	本品用于子宫出血和产后子宫复旧不全,月经不调等。 不良反应少见。
当归片 片剂:0.5g	口服:成人4～6片/次,2～3次/日。	本品功能为活血调经。用于月经不调,痛经等。
芫花萜(芫花酯甲) Yuanhuacine 注射剂:80μg	羊膜腔或宫腔注射:70～80μg/次。	本品主要用于中期妊娠引产(特别适用于终止12～16周妊娠)。 有头痛、头晕、恶心、心悸、发热。急性与慢性肝肾疾病、心脏病、有出血倾向及剖宫产史者禁用。

第十七章　抗变态反应药(抗过敏药)

一、抗组胺药

药名与剂量	用法与用量	临床应用与注意事项
苯海拉明(苯那君) Diphen-hydramine 片剂:25mg	口服:成人 25～50mg/次,2～3 次/日;儿童每次 0.5～1mg/kg,3 次/日。	本品为 H_1 受体拮抗药,能对抗组胺对血管、胃肠和支气管平滑肌的作用。临床用于皮肤黏膜的过敏性疾病,亦可用于乘船、乘车引起的恶心、呕吐。 可出现头晕、头痛、嗜睡。驾驶员在工作时不宜使用。

药名与剂量	用法与用量	临床应用与注意事项
异丙嗪(非那根,抗胺荨,普鲁米近)Promethazine 片剂:5mg,12.5mg,25mg 注射剂:25mg,50mg	口服:成人12.5~25mg/次,2~3次/日;儿童每次0.5~1mg/kg,1~3次/日。 肌注:成人25~50mg/次;儿童每次0.5~1mg/kg。	本品为H_1受体拮抗药,作用较苯海拉明持久。临床适用于过敏性疾病,晕动症,妊娠及其他原因引起的呕吐,镇静、催眠等。 有嗜睡、口干等。驾驶员、机械操作人员和运动员禁用。

续表

药名与剂量	用法与用量	临床应用与注意事项
苯茚胺(治肤宁,抗敏胺) Phenindamine 片剂:25mg	口服:成人25～50mg/次,2～3次/日。	本品用于各种过敏性疾病,也能配合其他伤风感冒药治疗感冒。 有口干、失眠及胃肠道反应。
布克利嗪(安其敏) Buclizine 片剂:25mg,50mg	口服:成人25～50mg/次,3次/日。	本品作用较苯海拉明持久,用于镇吐、抗晕动病等。 有嗜睡、眩晕等。孕妇忌用。

药名与剂量	用法与用量	临床应用与注意事项
美克洛嗪(敏可静,美其敏,氯苯苄嗪) Meclozine 片剂:25mg	口服:成人25mg/次,3次/日。	本品用于防治晕动病、妊娠或放疗引起的呕吐、术后呕吐、梅尼埃病等。也用于治疗变态反应。 有嗜睡、视物模糊、乏力等。
新安替嗪(甲氧苄二胺) Neo-Antergan 片剂:25mg,50mg	口服:成人25～50mg/次,3次/日。	本品用于各种过敏性疾病。 有嗜睡、恶心、呕吐等。

药名与剂量	用法与用量	临床应用与注意事项
茶苯海明(乘晕宁,晕海宁)Dimenhydrinate 片剂:50mg	口服:成人抗过敏,50mg/次,3次/日;预防晕动病,乘车或乘船前半小时服50mg。	本品抗组胺作用较苯海拉明弱,抗晕动病作用较强。用于晕动病所致恶心、呕吐,以及过敏性疾病。 常有嗜睡及皮疹等。
氯苯那敏(扑尔敏,氯屈米通)Chlorphenamine 片剂:4mg 注射剂:10mg,20mg	口服:成人4mg/次,3次/日;儿童每日0.35mg/kg,分4次服。 肌注或静注:成人5～20mg/次,24小时内不超过40mg。	本品为抗组胺药。适用于各种过敏性疾病,虫咬、药物变态反应、皮肤黏膜等变态反应性疾病。适用于小儿。 禁用于癫痫患者。

药名与剂量	用法与用量	临床应用与注意事项
氯马斯汀(吡咯醇胺) Clemastine 片剂:1mg 注射剂:2mg	口服:成人1～2mg/次,早晚各1次。 肌注:2～4mg/日,分次给药。	临床用于花粉症、过敏性鼻炎、荨麻疹、湿疹及其他过敏性皮肤病,也可用于支气管哮喘等。 偶见嗜睡、恶心、呕吐等。
赛庚啶(二苯环庚啶) Cyproheptadine 片剂:2mg,4mg	口服:成人4～20mg/日,分3～4次给药。儿童2～6岁2mg/次;7～14岁,4mg/次;2～3次/日。	用于各种过敏性疾病,如瘙痒、荨麻疹、湿疹、接触性皮炎、鼻炎、偏头痛、支气管哮喘等。 有口干、乏力、头晕等。青光眼忌用,高空作业及机动车驾驶员慎用。

药名与剂量	用法与用量	临床应用与注意事项
美海屈林(甲苄咔林) Mebhydrolin 片剂:50mg	口服:成人 50～100mg/次,3次/日。	本品有抗组胺作用,作用与异丙嗪相似,但较弱。用于过敏性皮炎的皮肤瘙痒。
二甲茚定(吡啶茚胺) Dimethindene 片剂:1mg 缓释片:2.5mg	口服:成人1～2mg/次,3次/日;缓释片2.5mg/次,2次/日。	本品用于治疗过敏性疾病,特别适用于皮肤瘙痒症的止痒。

药名与剂量	用法与用量	临床应用与注意事项
桂利嗪(肉桂苯哌嗪,脑益嗪) Cinnarizine 片剂:25mg	口服:成人25mg/次,3次/日。	本品有抗组胺作用。用于治疗梅尼埃病和迷路紊乱引起的恶心、眩晕。
奥沙米特(苯咪唑嗪) Oxatomide 片剂:30mg	口服:成人30～60mg/次,2次/日;儿童5～14岁,15～30mg/次,2次/日。	本品有很强的抗组胺作用。用于过敏性鼻炎、结膜炎、荨麻疹等。 有嗜睡、头痛、口干等。孕妇慎用。

药名与剂量	用法与用量	临床应用与注意事项
阿司咪唑(息斯敏,苄苯哌咪唑) Astemizole 片剂:10mg 混悬剂: 60mg/30ml	口服:成人10mg/次,1次/日,空腹服为宜;儿童6～12岁,5mg/次,1次/日,6岁以下,每日0.2mg/kg。	本品用于过敏性鼻炎、结膜炎、荨麻疹等;对过敏性疾病疗效明显。 服用过量可导致心脏毒性。孕妇禁用。
特非那定(丁苯哌丁醇) Terfenadine 片剂:60mg 混悬剂: 30mg/5ml	口服:成人60mg/次,2次/日。	本品多用于过敏性鼻炎、荨麻疹、花粉症、过敏性疾病,其效果较氯苯那敏为优。 偶见头痛等。对本品过敏者慎用。

药名与剂量	用法与用量	临床应用与注意事项
塞克力嗪(盐酸吗嗪,苯甲嗪) Cyclizine 胶囊剂:5mg	口服:10mg/次,3次/日。	本品用于晕动病、梅尼埃病、椎-基底动脉供血不全,放疗、药物、外伤、麻醉、妊娠等引起的眩晕和呕吐等。 偶有口干、倦睡。妊娠3个月以内孕妇不宜服用。
西替利嗪 Cetirizine 片剂:10mg	口服:10mg/次,1次/日。	本品用于呼吸系统、皮肤和眼的过敏性疾病,慢性特发性荨麻疹、过敏性鼻炎、花粉症。 孕妇及12岁以下儿童禁用。

药名与剂量	用法与用量	临床应用与注意事项
氯雷他定（氯羟他定，诺那他定，克敏能） Loratadine 片剂：10mg	口服：成人 10mg/次，1次/日。12岁以下儿童，体重大于30kg者与成人同量；体重小于30kg者用成人半量。	本品具有选择性地阻断外周组胺 H_1 受体的作用。其抗组胺作用起效快，作用强而持久；其作用比阿司咪唑及特非那定均强；本品无镇静作用，无毒蕈碱样作用。临床用于过敏性鼻炎、急性或慢性荨麻疹及其他过敏性皮肤病。 不良反应较少，可有口干、头痛等。对本品过敏者禁用。

药名与剂量	用法与用量	临床应用与注意事项
二甲替嗪（磺酰异丙嗪，二甲氨磺噻嗪，头痛灵） Dimetotiazine 片剂:20mg	口服:成人 20mg/次，3 次/日，饭后服。需要时可增至 120mg/日。亦可直肠给药。	本品有抗组胺、抗 5-羟色胺作用，有镇吐及弱镇静作用。其抗组胺作用与异丙嗪相当。临床用于枯草热、皮肤过敏性疾病、呼吸道过敏及止吐等。用于偏头痛、头痛，但不能抑制其发作。 有疲乏、眩晕、恶心、头痛、腹泻等。

药名与剂量	用法与用量	临床应用与注意事项
阿伐斯汀（艾克维斯定，新敏灵，新敏乐）Acrivastine 胶囊剂：8mg	口服：成人8mg/次，3次/日。	本品为曲普利定的衍生物，具有选择性地阻断组胺 H_1 受体的作用，抗组胺作用较强，因不易透过血-脑屏障，故无镇静作用；也无抗毒蕈碱样作用。临床用于过敏性鼻炎、荨麻疹等。 偶有皮疹，肾功能低下者慎用。

药名与剂量	用法与用量	临床应用与注意事项
美喹他嗪(甲喹吩嗪,玻丽玛齐) Mequitazine 片剂:5mg	口服:成人 5mg/次,早晚各 1 次。	本品为吩噻嗪类的衍生物,可选择性地阻断组胺 H_1 受体,有中等度抗组胺作用。同时也有镇静作用及抗毒蕈碱样胆碱作用。临床用于过敏性鼻炎、过敏性结膜炎、荨麻疹、过敏性皮肤病等。 偶见困倦、乏力、头痛、口干、胃肠道不适、视物模糊等。对本品过敏者、青光眼者禁用。前列腺肥大慎用。不宜与单胺氧化酶抑制药合用。

药名与剂量	用法与用量	临床应用与注意事项
曲吡那敏(去敏灵，扑敏宁,吡乍明) Tripelen-namine 片剂:25mg	口服:成人25～50mg/次,3次/日。	本品为乙二胺类抗组胺药。抗组胺作用比苯海拉明略强而持久,比异丙嗪弱。临床用于过敏性鼻炎、湿疹、过敏性皮炎、哮喘等。 易引嗜睡、粒细胞减少,局部应用时可引起皮炎。

药名与剂量	用法与用量	临床应用与注意事项
高氯环嗪(苯甲庚嗪,荷莫库明,好克敏) Homochlor-eyclizine 片剂:10mg	口服:成人 10～20mg/次,3次/日,重症可于睡前加服1次。	本品有抗组胺、抗5-羟色胺作用,对胆碱亦有明显的拮抗作用。镇静作用轻微。临床用于荨麻疹、急慢性湿疹、药疹、皮肤痒症、过敏性皮炎、毒疹及支气管哮喘等。 有嗜睡及眩晕等不良反应。驾驶员及机械操作者应用时应注意。

药名与剂量	用法与用量	临床应用与注意事项
泛尼替斯(缓释吡啶茚胺) Fenistil 片剂:2.5mg	口服:成人 2.5～5mg/次,早晚各 1 次。	本品为抗组胺药。作用较氯苯那敏强,止痒效果显著。亦有抗胆碱作用,但作用时间较短。临床用于过敏性鼻炎、支气管哮喘、荨麻疹、湿疹、皮肤病引起的瘙痒等。 常见有嗜睡等。
甲胺乙吡啶(敏使朗) Betahistine Mesylate 片剂:6mg	口服:成人 6～12mg/次,3 次/日,饭后服用。	本品是血管扩张药,选择性增加脑、小脑、脑干和内耳微循环,消除内耳水肿。用于梅尼埃病、梅尼埃综合征及外周性眩晕症和平衡障碍。 可有恶心,呕吐、皮疹等。消化性溃疡及活动性溃疡、支气管哮喘、肾上腺髓质瘤患者及孕妇均禁用。

二、变态反应介质阻释药

药名与剂量	用法与用量	临床应用与注意事项
色甘酸钠 Cromoglicate Sodium 胶囊剂:20mg 软膏:5%～10%	干粉吸入:20mg/次,4～6次/日,可与0.1mg异丙肾上腺素并用。用于过敏性鼻炎,10mg/次,4次/日。 口服:用于过敏性结肠炎,100～600mg/次,3次/日,连服1～6个月。 软膏:于皮肤病灶处外用。	本品用于预防过敏性哮喘的发作,过敏性鼻炎、花粉症、胃肠道变态反应性疾病;软膏剂适用于过敏性皮肤瘙痒症等。 对咽部有刺激可导致咳嗽、胸部紧迫及恶心。

药名与剂量	用法与用量	临床应用与注意事项
噻拉米特(羟哌苯酮) Tiaramide 片剂:60mg	口服:100mg/次,4次/日。	本品用于过敏性支气管哮喘。 可见食欲缺乏、水肿等。
扎普司特(苯氮嘌呤酮,敏喘宁) Zaprinast 片剂:20mg 气雾剂:	口服:20mg/次,3次/日。 气雾吸入:10mg/次,3次/日。	本品用于单纯性支气管哮喘、喘息性慢性支气管炎、过敏性鼻炎、过敏性皮炎等。 偶有口干、恶心、胸闷等。

药名与剂量	用法与用量	临床应用与注意事项
曲尼司特(肉桂氨茴酸) Tranilast 片剂:120mg	口服:120～240mg/次,3次/日。	本品用于支气管哮喘、过敏性皮炎及其他过敏性疾病。
氨来呫诺 Amlexanox 片剂:50mg	口服:成人25～50mg/次,3次/日,于早晚及睡前各服1次。	本品为治疗哮喘的新药。用于支气管哮喘。 偶有皮疹、心悸、丙氨酸氨基转移酶升高。孕妇、哺乳期妇女、儿童慎用。

药名与剂量	用法与用量	临床应用与注意事项
瑞吡司特 Repirinast 片剂:150ng	口服:成人 150mg/次,2 次/日,早晚各服 1 次。	本品用于支气管哮喘。 偶见皮疹。妊娠、哺乳期妇女、儿童慎用。
色羟丙钠 Sodium Hydroxy Propylcronate 滴鼻剂: 140mg(2%) 滴眼剂: 160mg(2%)	滴眼和滴鼻:1～2 滴/次,4～6 次/日。	本品用于春季卡他性角结膜炎、过敏性鼻炎、支气管炎及皮肤过敏性疾病。 驾驶人员、机器操作者、妊娠及哺乳期妇女慎用。

三、其他抗过敏药

药名与剂量	用法与用量	临床应用与注意事项
葡萄糖酸钙 Calcium Gluconate 片剂:0.5g 注射剂:10%	口服:成人 0.5～1g/次,3 次/日。 静注:成人 5～10ml/次,稀释后缓慢静注,应不少于 5～10 分钟注完。	本品用于低血钙引起的手足抽搐症、荨麻疹、急性湿疹、小儿补钙等。 注射时不宜过快,以免引起心律失常,甚至心搏骤停。
氯化钙 Calcium Chloride 注射剂:5%	静注:成人 5%注射液 10～20ml,用 25%葡萄糖注射液稀释 1 倍缓慢注射,速度不超过1～2ml/分钟。	本品用于低血钙和过敏性疾病。 注意事项见葡萄糖酸钙。

第十八章　激素及其有关药物

一、肾上腺皮质激素及促肾上腺皮质激素

药名与剂量	用法与用量	临床应用与注意事项
醋酸泼尼松(强的松,去氢可的松) Prednisone Acetas 片剂:5mg	口服:补充疗法,成人5～15mg/日,晨服2/3,下午服1/3;抗炎,5～60mg/日,分2～3次给药。儿童应遵医嘱。	本品为肾上腺皮质激素。临床用于肾上腺皮质不足、抗炎、抗毒、抗休克,与抗生素合用抗严重感染及抗过敏性疾病等。 不良反应及注意事项见糖皮质激素类。但本品引起水钠潴留及电解质紊乱较轻。长期使用可引起肥胖、痤疮、血糖升高、高血压、骨质疏松等。孕妇慎用。

续表

药名与剂量	用法与用量	临床应用与注意事项
氢化可的松(皮质醇)Hydrocortisone 片剂:20mg 注射剂:10mg,25mg	口服:20～30mg/日,2次/日,维持量为1次/日。 静滴:100～300mg/次,加入5%葡萄糖注射液500～1000ml中慢滴;儿童每日4～8mg/kg,于8小时内滴完或分2～3次。	本品作用与泼尼松相似,疗效比泼尼松显著,留水、留钠、排钾作用较强,但可静脉给药。主要用于抢救危重中毒性感染。 不良反应及注意事项见泼尼松。

药名与剂量	用法与用量	临床应用与注意事项
泼尼松龙(氢化泼尼松,强的松龙) Prednisolone 片剂:5mg 注射剂:10mg 混悬剂:125mg	口服:5～20mg/次,3次/日,维持量为5～10mg/日。 静滴:10～25mg加入5%葡萄糖液中慢滴。 混悬液可做关节腔内注射。	本品作用与用途与泼尼松相似,但作用较其强。 不良反应与注意事项见泼尼松。

药名与剂量	用法与用量	临床应用与注意事项
甲泼尼龙（甲基泼尼松龙，甲基强的松龙）Methylprednisolone 片剂：2mg，4mg 混悬液：20mg	口服：成人开始16～24mg/日，分2次给药。维持量为4～8mg/日。 关节腔内注射：10～80mg/次。	本品有糖皮质激素作用。其盐皮质激素样作用较泼尼松龙弱，而抗炎作用较强，如其4mg的抗炎活性相当于泼尼松龙的5mg，作用持久。 其他见泼尼松。

药名与剂量	用法与用量	临床应用与注意事项
曲安西龙(氟羟氢化泼尼松,去炎松) Triamcinolone 片剂: 2mg,4mg 注射剂: 125mg, 200mg	口服:成人开始时4mg/次,2～4次/日,维持量为1～4mg/次,1～2次/日。 肌注:40mg/次,每1～4周1次。 关节腔内注射:5～40mg/次,每1～7周1次。	本品抗炎作用较氢化可的松、泼尼松强。主要用于类风湿关节炎、神经性皮炎、过敏性皮炎、支气管哮喘,尤其适用于对糖皮质激素禁忌的伴有高血压或水肿的关节炎患者。 其他注意事项见泼尼松。

药名与剂量	用法与用量	临床应用与注意事项
曲安奈德(去炎舒松，康宁克通-A) Triamcinolone Acetonide 注射剂：50mg,200mg 气雾剂：每克含药 0.147mg 软膏：0.5%	肌注：成人 20～100mg/周。 皮下或关节腔内注射：一般为 2.5～5mg/次，最大剂量为 30mg/日，1次/日。	本品作用与去炎松相似，其抗炎和抗过敏作用较强而持久，可维持2～3周。多用于皮肤病(神经性皮炎、湿疹、牛皮癣)，关节炎，支气管哮喘，肩周炎，腱鞘炎等。 孕妇不宜长期应用。其他见泼尼松。

药名与剂量	用法与用量	临床应用与注意事项
地塞米松(氟甲去氢氢化可的松,氟美松) Dexamethasone 片剂:0.75mg 注射剂:1mg,2mg,5mg	口服:成人0.75～6mg/日,分2～4次服,维持量0.5～0.75mg/日。 肌注:8～16mg/次,间隔2～3周1次。 静滴:成人2～20mg/次。	本品抗炎作用及抗过敏作用比泼尼松更强,而对水钠潴留和促排钾作用较轻微,对垂体-肾上腺皮质的抑制作用较强,应用同泼尼松。 其他注意事项同泼尼松。

药名与剂量	用法与用量	临床应用与注意事项
倍他米松(倍氟美松,倍他美松) Betamethasone 片剂:0.5mg	口服:成人开始0.5~2mg/日,分2次服,维持量为0.5~1mg/日。 肌注:6~12mg/次,3~7日1次。	本品作用与用途与泼尼松相同,抗炎作用较地塞米松,曲安西龙强。适用于活动性风湿病、类风湿关节炎、红斑狼疮等。 其他同泼尼松。
氟氢可的松 Fludrocortisone 片剂:0.1mg 软膏剂:2.5mg	口服:成人替代治疗0.1~0.2mg/日,分2次服。 局部涂敷:2~4次/日。	本品抗炎和糖代谢作用较氢化可的松强,为氢化可的松的15倍。 其他同泼尼松。

续表

药名与剂量	用法与用量	临床应用与注意事项
氯倍他索(丙酸氯倍米松,特美肤) Clobetasol Propionate 软膏剂:10g 0.25%	外用:涂患处,2～3次/日,待病好转后,改为1次/日。	本品有较强的抗炎、抗瘙痒作用。临床多用于皮肤病,如神经性皮炎、接触性皮炎、脂溢性皮炎等。
氟轻松(肤轻松) Fluocinolone Aeetonide 乳膏剂:2.5mg	外用:涂患处,3～4次/日。	本品为外用糖皮质激素。适用于湿疹、神经性皮炎、接触性皮炎、皮肤瘙痒症等。

续表

药名与剂量	用法与用量	临床应用与注意事项
丁氯倍他松(丁氢倍氟松) Clobetasone Butyrate 软膏剂:0.05%	外用:涂患处,1～3次/日。	本品局部外用治疗先天性过敏性皮炎,面部、颈部、腋窝、会阴部湿疹等。
倍氯米松(倍氯美松双丙酸酯) Beclometha-sone 软膏剂:10g 气雾剂:14mg	外用:涂患处,2～3次/日。 气雾吸入:成人一般3～4次/日(每喷0.05～0.07mg)每日最大量不超过1mg。	本品为强效外用糖皮质激素类药,有较强的抗过敏、抗炎和止痒作用。 孕妇及婴儿慎用。不能用于眼病。

药名与剂量	用法与用量	临床应用与注意事项
哈西奈德(氯氟舒松) Halcinonide 软膏剂:0.1%	外用:涂患处,2～3次/日。	本品抗炎作用强,用于银屑病和湿疹性皮炎等。
去氧皮质酮(脱氧皮质酮) Desoxycortone 注射油剂: 5mg,10mg/支 微结晶混悬液: 250mg/5ml	肌注:成人开始2.5～5mg/日,维持量1～2mg/日。 肌注:去氧皮质酮微结晶混悬剂25～100mg/次,每3～4周1次。	本品用于原发性肾上腺皮质功能减退症的替代治疗。 其他同泼尼松。

药名与剂量	用法与用量	临床应用与注意事项
氯泼尼醇(氯地氢可松) Cloprednol 片剂: 2.5mg,5mg	口服:成人开始5mg/日,分1～2次服。如效果不满意,4～6个月后可增至3mg/次,3次/日。	本品抗炎作用较泼尼松龙强2倍。适用于哮喘、风湿性关节炎等。 不良反应与注意事项同泼尼松。
地夫可特(醋唑龙) Deflazacort 片剂:6mg,30mg	口服:成人6～90mg/日,分2～3次服。	本品有抗炎、抗过敏作用,作用是泼尼松龙的10～20倍,是氢化可的松的40倍。 其他同泼尼松龙。

药名与剂量	用法与用量	临床应用与注意事项
丁酸丙酸氢化可的松 Hydrocortisone Butyrate Propionate 软膏剂： 0.1%，5g	外用：涂患处，1～4次/日。	本品适用于以糖皮质激素治疗的皮肤病。禁用于眼病。

药名与剂量	用法与用量	临床应用与注意事项
卤米松(三卤米他松) Halometasone 软膏及乳膏剂:0.05%	外用:涂患处,2次/日。	本品有抗过敏、抗瘙痒、抗渗出及抗增生作用。适用于各种皮肤病和牛皮癣等。
甲羟松(甲羟孕酮) Medrysone 混悬剂: 1%,5ml	滴眼:1%混悬液,3～4次/日。	用于治疗眼部的过敏和炎症。

药名与剂量	用法与用量	临床应用与注意事项
去羟米松(去氧米松) Desoximetasone 霜剂:0.05%,0.25%	外用:涂患处,2～3次/日。	本品局部用于各种可用糖皮质激素治疗的皮肤病。
氟氢缩松(丙酮缩氟氢羟龙) Flurandrenolone 霜剂或软膏:0.0125%～0.05%	外用:涂患处,2～3次/日。	本品用于局部各种可用糖皮质激素治疗的皮肤病。

续表

药名与剂量	用法与用量	临床应用与注意事项
双氟皮甾松戊酸酯(戊酸二氟米松) Diflucortolone Valerate 霜剂或软膏:0.1%～0.3%	外用:涂患处,2～3次/日。	本品用于各种需用糖皮质激素治疗的皮肤病。
促皮质素(促肾上腺皮质激素) Corticotropin 注射剂:25U	肌注:成人 12.5～25U/次,1～2次/日。 静滴:12.5～25U,8小时内滴完,1次/日。	本品临床用于长期糖皮质激素类药物治疗后撤停时加速恢复肾上腺皮质功能及诊断肾上腺皮质功能低下原因;也用于胶原性疾病、过敏性疾病等。 大量应用可出现高血压、头痛、精神异常及变态反应,甚至过敏性休克。

二、性激素及促性激素

(一)雄激素及同化激素

药名与剂量	用法与用量	临床应用与注意事项
甲睾素(甲基睾丸酮) Methyltestosterone 片剂:5mg	口服:成人5～10mg/次,2～3次/日或舌下含服5mg/次,2次/日;小儿再障:每日1～2mg/kg,分2次服。	本品用于睾丸功能不足,功能性子宫出血,迁移性乳腺癌,再生障碍性贫血,骨质疏松,促进蛋白质的合成代谢。 肝、肾、心功能不良者慎用。前列腺癌患者、孕妇忌用。
丙酸睾酮(丙酸睾丸素) Testosterone Propionate 注射剂:10mg,25mg 片剂:10mg	肌注:成人25～50mg/次,每周1～3次;治疗晚期乳腺癌、再障,50～100mg/次,每日或隔日1次,可持续6个月以上。	本品作用与用途同甲睾酮。 注意事项同甲睾酮。

药名与剂量	用法与用量	临床应用与注意事项
睾酮（睾丸酮，睾丸素） Testosterone 片剂：75mg	皮下植入75mg，6周1次。	本品主要用于无睾症的替代疗法。其他见甲睾酮。
苯乙酸睾酮 Testosterone Phenylacetate 注射剂： 25mg，50mg	肌注：成人10～25mg/次，1～3次/周。	本品作用与用途同丙酸睾酮，但效力较强而持久。 注意事项见丙酸睾酮。

药名与剂量	用法与用量	临床应用与注意事项
环戊丙酸睾酮(环戊丙酸睾丸素) Testosterone Cypionate 注射剂:100mg	肌注:成人100mg/次,每3~4周1次。	本品作用与用途同丙酸睾酮,但作用维持较久。 注意事项见丙酸睾酮。
氟甲睾酮(氟羟甲睾酮) Fluoxymesterone 片剂:10mg,5mg	口服:成人5~10mg/日,1次/日或分次服。	本品作用与丙酸睾酮相似,作用较其强10倍,蛋白同化作用强10倍。 注意事项见丙酸睾酮。

药名与剂量	用法与用量	临床应用与注意事项
苯丙酸诺龙（多乐宝灵，苯丙酸甲睾酮）Nandrolone Phenylpropionate 注射剂：10mg，25mg	肌注：成人 25～50mg/次，1次/周；用于晚期乳腺癌及难治性贫血，50～100mg/周，1次给药。	作用与睾酮相似，但蛋白同化作用是丙酸睾酮的12倍。 长期应用可产生钠潴留、肝损害。前列腺癌，心、肝、肾病人及孕妇禁用。

药名与剂量	用法与用量	临床应用与注意事项
癸酸诺龙(长效多乐宝灵) Nandrolone Decanoate 注射剂: 10mg,25mg	肌注:成人25mg/次,每3周1次。	本品为蛋白同化激素,作用与苯丙酸诺龙相同,而持续时间较长。 注意事项同苯丙酸诺龙。
美雄酮(去氢甲睾酮,大力补,甲睾烯龙) Metandienone 片剂:5mg	口服:成人5~10mg/次,2~3次/日。	本品蛋白同化作用与丙酸睾酮相似,而男性化作用仅为其1/200~1/300。用于骨质疏松症、骨折等。 注意事项同苯丙酸诺龙。

药名与剂量	用法与用量	临床应用与注意事项
司坦唑醇(吡唑甲氢龙，康力龙) Stanozolol 片剂:2mg	口服:成人 4～6mg/日,1 次/日或分 3 次。	本品蛋白同化作用为甲睾酮 30 倍,用于年老体弱者、骨质疏松症、小儿发育不良、再障、白细胞减少、血小板减少等。 注意事项同苯丙酸诺龙。
羟甲烯龙(羟次甲氢龙，康复龙) Oxymetholone 片剂:2.5mg,5mg,10mg	口服:成人再生障碍性贫血,每日 1～5mg/kg,分 2～3 次服,一般要用 3～6 个月。	本品作用同甲睾酮,蛋白同化作用为甲睾酮的 4 倍。 注意事项见苯丙酸诺龙。

药名与剂量	用法与用量	临床应用与注意事项
醋酸氯睾酮(4-氯醋酸睾丸素)Chlorotestosterone Acetate 注射剂:20mg,40mg	肌注:成人10~20mg/次,2~3次/周;小儿5~10mg,2~3次/周。	本品蛋白同化作用与丙酸睾酮相当,男性化作用仅为其1/20。用途与苯丙酸诺龙相同。 注意事项见苯丙酸诺龙。

药名与剂量	用法与用量	临床应用与注意事项
巧理宝(超能特灵) Triolandren 注射剂: 250mg	肌注:成人深部肌注,250mg/月。	本品为人工合成男性激素制剂,具有睾丸素的雄激素和蛋白同化作用的特性。内含的 3 种睾酮联合作用,能保证雄激素作用迅速而持久,用药 1 次可维持 4 周。临床用于男性更年期、阳痿、睾丸切除术后功能不全、无睾症、精子过少不育症等。 可出现女子男性化、男子女性乳房、抑制精子生成等。在治疗期间发生高血钙时应停药。高血压、癫痫、偏头痛者慎用。前列腺癌患者、怀孕及哺乳期妇女禁用。

药名与剂量	用法与用量	临床应用与注意事项
痿必治(育亨宾，安慰乐得，白坚木素，氢化麦角新碱，伞房枪素) Yohimbine 片剂:5.4mg	口服:成人，5.4mg/次，3次/日，若有恶心及眩晕等，每次减半，10周为1个疗程。	本品为育亨宁碱，主要通过中枢作用于阴茎海绵体的α-肾上腺素能受体，发挥肾上腺素能拮抗作用，故有扩张外周血管作用。此外，能降低交感神经兴奋。因此，能增加阴茎动脉血液，减少血液输出，并能增强性欲。临床用于男性阳痿，与睾丸素合用效果较好。 对部分阳痿病人疗效不佳，甚至失败，需进一步检查。病人可采用侵入性(静脉结扎手术、动脉重建术、阴茎假体植入术)或性激素的替代疗法，负压装置，罂粟碱试验等。严重肾功能不全、孕妇及对本品过敏者禁用。

(二)雌激素、孕激素

药名与剂量	用法与用量	临床应用与注意事项
己烯雌酚(乙酚,人造求偶素) Diethylstilbestrol 片剂: 0.5mg,1mg 注射剂:1mg	口服:更年期综合征,0.25mg/日,症状控制后可减至0.1mg/日;人工月经周期0.25mg/日,共用20日,待月经后再用前法治疗,共3个周期。	本品为人工合成的非甾体雌激素。可用于更年期综合征,人工月经周期、老年性阴道炎、前列腺癌、骨质疏松症等。 注意,长期应用可引起水钠潴留、高血压、水肿加重心力衰竭。肝、肾功能严重者忌用。

药名与剂量	用法与用量	临床应用与注意事项
炔雌醇(乙炔雌二醇) Ethinylestradiol 片剂： 0.005mg， 0.0125mg， 0.05mg	口服：成人一般0.0125～0.05mg/次，每晚服1次;用于退乳，0.25mg/次,3次/日,连服3～5日。	本品作用同己烯雌酚,但效力强20倍。 注意事项同己烯雌酚。

药名与剂量	用法与用量	临床应用与注意事项
溴乙酰己烷雌酚(己烷雌酚二溴醋酸酯) Hexoestrol Dibromoacetate 注射剂(油溶液)：1mg，2mg	肌注：一般1～5mg/次，每周2～3次。	本品有抑制肿瘤和升高白细胞作用。用于前列腺肥大和前列腺癌。 偶有恶心、乳房肿胀和月经不调等。

药名与剂量	用法与用量	临床应用与注意事项
雌二醇苯甲酸酯(保女荣) Estradiol Benzoate 注射剂(油溶液):1mg,2mg	肌注:一般1～2mg/次,每周2～3次。	本品作用与己烯雌酚相似,但作用较强。 注意事项见已烯雌酚。
雌二醇戊酸酯 Estradiol Valerate 注射剂:5mg,10mg	肌注:5～10mg/次,每1～2周1次。	本品作用与用途与苯甲酸雌二醇相同。1次给药可维持3周。 注意事项见己烯雌酚。

药名与剂量	用法与用量	临床应用与注意事项
雌三醇 Estriol 注射剂:10mg 片剂: 1mg,5mg	口服:1～5mg/次,3次/日。 肌注:10mg/次,每日或隔日1次。	本品用于白细胞减少、各种月经病、宫颈炎、妇女绝经期综合征、前列腺肥大症等。 乳腺增生、乳房肿块、再障、肝病患者忌用。
氯烯雌醚(泰舒滴丸) Chlorotri-anisene 滴丸剂:4mg	口服:成人8～20mg/日,分2～3次服。	本品为非甾体雌激素,用于妇女绝经期综合征、青春期子宫出血、妇女性腺功能不全、前列腺增生等。 孕妇、乳腺癌及妇科出血性疾病患者禁用。

药名与剂量	用法与用量	临床应用与注意事项
尼尔雌醇(戊炔雌醇,羟炔雌醚) Nilestriol 片剂:1mg,2mg,5mg	口服:每月5mg/次,症状改善后用维持量每次1～2mg,每月2次。	本品为长效强雌激素,其特点为选择性地作用于阴道。用于绝经期综合征等。 注意,有乳房胀痛、恶心及突破性出血等。
黄体酮(孕酮,助孕素) Progesterone 注射剂:10mg,20mg	肌注:先兆流产,25～50mg,1次/日,痛经、功能性子宫出血,经前5～10日开始,注射5～10mg/日;习惯性流产,10～20mg/次,1次/日。	本品临床用于先兆流产,功能性子宫出血、习惯性流产、痛经、闭经及前列腺增生等。 偶见恶心、头痛、乳房胀痛,长期应用可引起子宫内膜萎缩,月经量减少,易发生阴道真菌感染。肝病者慎用。

药名与剂量	用法与用量	临床应用与注意事项
醋酸甲羟孕酮(甲孕酮,安宫黄体酮)Medroxyprogesterone Acetate 片剂:2mg,4mg,10mg	口服:先兆流产,4~8mg/次,2~3次/日;习惯性流产、妊娠头3个月服10mg/日,妊娠4~4.5个月服20mg/日;功能性子宫出血和闭经,4~8mg/日,连用5~10日。	本品作用与黄体酮相似,孕激素作用是黄体酮的20~30倍,是炔孕酮的10~15倍。 注意事项见黄体酮。

药名与剂量	用法与用量	临床应用与注意事项
羟孕酮己酸酯（长效黄体酮）Hydroxyprogesterone Caproas 注射剂：0.25g	深部肌注：0.25～0.5g/次，1次/日。	本品作用同黄体酮，但孕激素作用强而持久。用于流产、月经不调、功能性子宫出血、子宫内膜异位症、子宫内膜癌、乳腺癌、慢性前列腺肥大症。 注意事项同黄体酮。

(三)性腺激素对抗药

药名与剂量	用法与用量	临床应用与注意事项
达那唑 Danazol 胶囊剂： 100mg， 200mg	口服：100～400mg/日，分次服；用于男性乳房发育，200～600mg/日，分次服；用于男性避孕，600mg/日。	本品用于子宫内膜异位症、不孕症、乳房纤维化疾病、自发性血小板减少性紫癜、系统性红斑狼疮、男性避孕等。 严重肝、肾、心功能不全者，诊断不明的生殖道出血者，以及怀孕期与授乳期妇女均禁用。

三、升降血糖药

(一)升血糖药

药名与剂量	用法与用量	临床应用与注意事项
高血糖素(升血糖素,胰高血糖素) Glucagon 注射剂: 1mg,2mg	肌注、皮下或静脉注射:用于低血糖症0.5~1mg/次,5分钟左右即可见效,如20分钟仍不见效则应尽快使用葡萄糖。	本品能使血糖升高,用于低血糖症,也用于心源性休克。 使用本品后,病人恢复知觉,即可给予葡萄糖以防再陷入昏迷。用本品警惕血糖过高。

(二)降血糖药

药名与剂量	用法与用量	临床应用与注意事项
胰岛素(普通胰岛素,正规胰岛素) Insulin 注射剂: 400U,800U	皮下注射:一般病人5～40U/日,较重病人40U/日以上,糖尿病性昏迷为100U/日,与葡萄糖50～100g一同静注。	本品用于各型糖尿病,酮症酸中毒及糖尿病性昏迷,与葡萄糖、氯化钾合用纠正细胞内缺钾,防治心肌梗死时的心律失常,严重消耗性疾病,进行性视网膜病变等。 注射过量可产生血糖过低,出现心跳加快,出汗等;少数病人有荨麻疹、血管神经性水肿等。低血糖、肝硬化、溶血性黄疸、胰腺炎、肾炎等患者均忌用。

药名与剂量	用法与用量	临床应用与注意事项
低精蛋白锌胰岛素（中效胰岛素） Isophane Insulin 注射剂： 400U，800U	皮下注射：每日早餐前半小时注射1次，一般由小剂量开始，用量视病情而定。如每日用量超过40U，应分2次注射。	本品作用与胰岛素同。持续作用可达18～24小时，介于胰岛素和精蛋白锌胰岛素之间。 用量过大可产生低血糖的各种症状。其他见胰岛素。
精蛋白锌胰岛素（长效胰岛素） Protamine Zinc Insulin 注射剂： 400U，800U	皮下注射：治疗中、轻型糖尿病，10～20U/日，于早饭前半小时给药。	本品药理作用与胰岛素基本相同，为长效制剂。作用持续可达24～36小时。 注意事项同低精蛋白锌胰岛素。

药名与剂量	用法与用量	临床应用与注意事项
半慢胰岛素锌混悬液 Semilente Insulin Zinc Suspension 注射剂: 400U,800U	皮下注射:2次/日,餐前半小时注射,自小剂量开始,根据血糖和尿糖水平调整用量。	本品作用与用途同正规胰岛素,作用开始在60分钟后,高峰在4~6小时,持续达12~16小时。 注意事项同正规胰岛素。
慢胰岛素锌混悬液 Lente Insulin Zine Suspension 注射剂: 400U,800U	皮下注射:2次/日,餐前半小时注射,自小剂量开始。不能静脉注射。	本品作用与用途同低精蛋白锌胰岛素,作用2~3小时开始,可持续18~24小时。 注意事项同正规胰岛素。

药名与剂量	用法与用量	临床应用与注意事项
特慢胰岛素锌混悬液 Ultralente Insulin Zinc Suspension 注射剂： 400U，800U	皮下注射：1次/日，餐前半小时注射，根据血糖和尿糖水平调整用量。	本品作用与用途同精蛋白锌胰岛素，可持续30～36小时。注意事项同正规胰岛素。
醋磺己脲（乙酰磺环己脲） Acetohexamide 片剂： 0.25g，0.5g	口服：成人开始0.25～0.5g/日，早餐前顿服，以后增至0.25～1.5g/日，分1～3次服用。	本品降糖作用同甲苯磺丁脲，选择性作用于胰岛细胞，促进胰岛素的分泌。 注意，可出现白细胞减少、血小板减少、低血糖等。

药名与剂量	用法与用量	临床应用与注意事项
格列吡嗪(吡磺环己脲,美吡达) Glipizide 片剂:5mg	口服:成人一般2.5~30mg/日,先从小剂量开始,餐前30分顿服,日剂量超过15mg时,应分成2~3次餐前服。	本品适用于单用饮食控制治疗不理想的轻、中型非胰岛素依赖型成人型糖尿病。 有腹痛、腹胀、恶心、呕吐等。对本品过敏、胰岛素依赖型糖尿病、肝与肾功能不全者禁用。
格列齐特(达美康,甲磺吡脲) Gliclazide 片剂:80mg	口服:开始80mg/日,2次/日,连服2~3周,80~240mg/日。	本品为第二代磺脲类口服降糖药,作用是甲磺丁脲的10倍。 有消化系统反应。肾功能不良者慎用。妊娠妇女禁用。

药名与剂量	用法与用量	临床应用与注意事项
格列波脲(克糖利,甲磺丙脲) Glibornuride 片剂:25mg	口服:成人25mg/次,1~2次/日。	本品为磺脲类高效降糖药,作用是甲苯磺丁脲的20~40倍。 对磺胺过敏、白细胞减少、肝功能不全、肾功能不全、急性感染等患者及孕妇均禁用。
氯磺丙脲(特泌胰) Chlorpropamide 片剂:100mg	口服:成人0.2~0.3g/次,1次/日,血糖下降后可渐减至0.1~0.2g/日,每日维持量为250mg。	本品为第一代口服降血糖药,作用较甲苯磺丁脲强2~6倍,毒性较大。 注意事项同甲苯磺丁脲,但肝损害较多见。

药名与剂量	用法与用量	临床应用与注意事项
格列本脲(优降糖) Glib-enclamide 片剂:2.5mg,5mg	口服:成人开始2.5mg/次,1次/日,以后逐渐递增,但每日不超过15mg,分2~3次服,维持量为2.5~5mg/日。	本品为磺脲类降血糖药,用于轻、中型糖尿病。 肝、肾功能不全者,青年、孕妇及儿童慎用。
苯乙双胍(降糖灵) Phenformin 片剂:25mg	口服:开始时25mg/次,2~3次/日,饭前服,可逐渐增至50~100mg/日。	本品用于非胰岛素依赖型糖尿病及部分胰岛素依赖型糖尿病。 可引起酸中毒,不宜用于糖尿病昏迷。糖尿病并发急性感染及肝病患者忌用。

药名与剂量	用法与用量	临床应用与注意事项
二甲双胍(降糖片,立克糖,美迪康) Metformin 片剂: 250mg, 500mg	口服:0.25～0.5g/次,2次/日,进食时或餐后服,约1周后疗效不满意者,可加至3次/日,每次250mg,每日量不宜超过1500mg。	本品为双胍类降糖药,用于肥胖的非胰岛素依赖型糖尿病病人经饮食及磺脲类治疗无效者。 心力衰竭、急性心肌梗死、脑血管意外、循环虚脱等患者禁用。肝肾功能不好、孕妇、酸中毒等患者忌用。

药名与剂量	用法与用量	临床应用与注意事项
阿卡波糖(抑葡萄糖苷酶,拜糖平) Acarbose 片剂:50mg,100mg	口服:剂量需个体化,一般 50～200mg/次,3次/日,饭前服。	本品用于治疗胰岛素依赖型或非胰岛素依赖型糖尿病,尤其是对食物控制或对其他降糖药物治疗无效患者疗效较好;也可作为胰岛素治疗的辅助治疗药物。 可出现腹胀、腹泻等,个别人可出现低血糖。禁用于胃溃疡、胃肠道阻塞、肝损伤等。

药名与剂量	用法与用量	临床应用与注意事项
格列嘧啶(苯磺嘧啶,降糖嘧啶) Glymidine 片剂:500mg	口服:初始剂为1～1.5g/日,早餐时1次服;以后如需要可增加500mg/日,于晚饭时1次服。	本品只有在胰岛正常存在时有效,但既不属磺脲类,也不属双胍类。一般给药后30分钟内血糖降低,可维持12小时。用于治疗成人型糖尿病,不能用于酮血症和酮尿患者。 偶见皮肤变态反应、白细胞减少、血小板减少性紫癜,低血糖也可发生。肝病、肾病患者和孕妇忌用。

四、甲状腺素及抗甲状腺素药

(一)甲状腺激素类药

药名与剂量	用法与用量	临床应用与注意事项
甲状腺粉(干甲状腺) Thyroid 片剂:40mg	口服:用于黏液性水肿,开始每日不超过15～30mg,可增至90～180mg/日。用于单纯性甲状腺肿,开始60mg/日,可增至120～160mg/日,分3次服,疗程为3～6个月。	本品临床用于治疗克汀病、黏液性水肿及其他甲状腺功能减退症。 长期应用可引起甲状腺功能亢进,如心悸、多汗、体重减轻,神经兴奋性增高和失眠;心脏病患者可发生心绞痛。心肌梗死患者忌用。

药名与剂量	用法与用量	临床应用与注意事项
碘塞罗宁(甲碘安,三碘甲状腺氨酸钠)Liothyronine 片剂:20μg	口服:10～20μg/日,分2～3次,以后逐渐增加至80～100μg/日为止。	本品作用是甲状腺素的3～5倍。用于严重慢性甲状腺素缺乏症、黏液性水肿。还可用作甲状腺功能的诊断药。 注意事项见甲状腺素片。
促甲状腺素 Thyrotrophin 注射剂:10μg	肌注:用来区别原发性或继发性甲状腺功能减退症。10μg/次,2次/日,连用3日。	本品能促进甲状腺素合成分泌。但如甲状腺已被破坏,则不能产生此作用。 有少数患者可有变态反应。冠心病患者忌用。

(二)抗甲状腺素药

药名与剂量	用法与用量	临床应用与注意事项
丙硫氧嘧啶(丙基硫氧嘧啶) Propylthiouracil 片剂:50mg,100mg	口服:成人 0.05~0.1g/次,3 次/日,极量为 0.2g/次,0.6g/日。甲亢内科治疗 0.2~0.6g/日,分 3 次服,缓解后,25~100mg/日,分 3 次服。甲状腺危象,0.4~0.8g/日,分 3~4 次服,疗程不超过 1 周。	本品适用于甲状腺功能亢进和甲状腺危象及辅助治疗。 可出现荨麻疹、瘙痒等,白细胞减少。孕妇、哺乳期妇慎用。结节性甲状腺肿合并甲状腺功能亢进、甲状腺癌患者忌用。

续表

药名与剂量	用法与用量	临床应用与注意事项
甲巯咪唑(他巴唑) Methimazole 片剂:5mg	口服:30～60mg/日,分3次服用,维持量50～10mg/日。	本品作用较丙硫氧嘧啶强,用于甲状腺功能亢进。 注意事项同丙硫氧嘧啶。
卡比马唑(甲亢平) Carbimazole 片剂:5mg	同甲巯咪唑。	本品临床应用同甲巯咪唑。 注意事项见甲巯咪唑。

药名与剂量	用法与用量	临床应用与注意事项
碘化钾 Potassium Iodide 复方碘溶液：含碘 5%、碘化钾 10% 的水溶液	口服：治疗地方性甲状腺肿，成人一般用量为 1～10mg/日，1 次/日，连服 3～6 个月；治疗甲状腺危象，首剂用复方磺溶液 60 滴，以后 30～45 滴/6 小时。	本品用于甲状腺危象、甲亢患者的术前准备。 注意对碘过敏者忌用。

五、生长激素及生长激素对抗药

药名与剂量	用法与用量	临床应用与注意事项
生长激素(人蛋氨生长素)Somatrem 粉针剂:4U 附注射用水 2ml	肌注:儿童1周总剂量按0.5U/kg,分2～3次给药。	本品临床用于治疗垂体生长激素分泌减少或缺乏所致的身材矮小症。 骨骺已融合的患者及糖尿病患者禁用。
奥曲肽 Qctreotide 注射剂:0.05mg,0.1mg,0.5mg	皮下注射:肢端肥大症最初0.05～0.1mg/8小时,应根据每日1次的评估或对循环、生长激素水平及临床症状、耐受性调节剂量。	本品临床用于肢端肥大症。 对本品过敏者禁用。孕妇及授乳期妇女患者仅在需要时给药。

第十九章　抗肿瘤药物

一、烷化剂

药名与剂量	用法与用量	临床应用与注意事项
氮芥 Cholormethine 注射剂： 5mg,10mg	静注：一般采用冲入法，每次 0.1mg/kg，2～3 次/周，总量 30～60mg 为 1 个疗程。	本品用于淋巴肉瘤、网织细胞肉瘤、霍奇金病及肺癌等疗效较好；对卵巢癌、乳腺癌、鼻咽癌、绒癌、精原细胞瘤、慢性白血病等也有疗效。 有胃肠道反应和骨髓抑制等。其他不良反应有脱发、眩晕、黄疸、性腺萎缩、高尿酸血症等。

药名与剂量	用法与用量	临床应用与注意事项
苯丁酸氮芥(瘤可宁,流可伦)Chlorambucil 片剂:2mg	口服:成人每日0.1～0.2mg/kg,顿服;维持量每日0.03～0.1mg/kg。	本品主要用于慢性淋巴细胞白血病、淋巴肉瘤、霍奇金病、多发性骨髓瘤疗效较好。 注意事项同氮芥,但较轻。

药名与剂量	用法与用量	临床应用与注意事项
卡莫司汀(卡氮芥) Carmustine 注射剂：125mg	静滴：成人125mg/次，1次/日，用5%或10%葡萄糖液250～500ml稀释，于1～2小时滴完，3日为1个疗程，每个疗程相隔4～6周；或60～80mg/次，1次/周，连用8周。	本品能透过血脑屏障、对脑肿瘤、恶性肿瘤的脑及脊髓转移、脑性白血病及霍奇金病疗效较好。 有胃肠道反应、骨髓抑制等；大剂量有肝、肾损害，肺纤维化。肝、肾功能不全者慎用。

续表

药名与剂量	用法与用量	临床应用与注意事项
环磷酰胺(环磷氮芥,癌得星) Cyclophosphamide 注射剂: 100mg, 200mg 片剂:50mg	静注:一般 4mg/kg,每日或隔日 1 次,总量 8~10g 为 1 个疗程;大剂量冲击疗法,每次 10~20mg/kg,1 次/周,8g 为 1 个疗程。 口服:每日 2~4mg/kg,分 3 次服。	本品用于恶性淋巴瘤、多发性骨髓瘤、急性淋巴细胞白血病、卵巢癌、乳腺癌、妊娠绒毛膜上皮癌、脑瘤、子宫内膜癌、肺癌、前列腺癌、多发性骨髓瘤等。 有胃肠道反应、脱发及骨髓抑制等;偶见肝功能损害、皮肤色素沉着、月经不调、肺纤维化等。孕妇、肝病患者慎用。

药名与剂量	用法与用量	临床应用与注意事项
氮甲(甲酰溶肉瘤素) Formylmerphalan 片剂:50mg	口服:150～200mg/日,或每日3～4mg/kg,分3～4次服。总剂量6～8g为1个疗程。	本品用于霍奇金病、淋巴肉瘤及网状细胞瘤等。 有胃肠道反应、脱发及骨髓抑制等不良反应。
甘磷酰芥(罗氮芥) Glyforfin 片剂:100mg,250mg	口服:0.5g/次,2次/日,连服4日,休息3日,总量20g为1个疗程,或连续服用至15g为1个疗程。	本品用于乳腺癌、小细胞肺癌、恶性淋巴瘤等疗效较好;还用于宫颈癌,子宫肉瘤和急、慢性白血病。 有胃肠道反应、骨髓抑制等不良反应。

药名与剂量	用法与用量	临床应用与注意事项
洛莫司丁(环己亚硝脲) Lomustine 胶囊剂: 40mg, 100mg	口服:130mg/m² 体表面积,1 次/6～8 周;或 75mg/m² 体表面积,1 次/3 周。	本品对脑瘤、恶性肿瘤的脑转移、脑性白血病及霍奇金病有效。 有胃肠道反应、脱发及骨髓抑制等。肝功能不良者慎用。
塞替派(三胺硫磷) Thiotepa 注射剂: 5mg,10mg	静注或肌注:10mg/次,用生理盐水稀释,1 次/日,连用 5 次后改为 3 次/周,总量 0.2～0.3g 为 1 个疗程。	本品用于卵巢癌、乳腺癌有较好疗效;对肺癌、肝癌等也有一定疗效。 有胃肠道反应、脱发和骨髓抑制等。

药名与剂量	用法与用量	临床应用与注意事项
白消安(马利兰,白血福恩) Busulfan 片剂:2mg	口服:每日 0.1mg/kg;儿童每日 0.05mg/kg,分 3 次空腹或早饭前服,服用上述剂量至白细胞下降到 1×10^9/升时暂停或改为维持量,2mg/日,每日 1 次或每周 2 次。	本品主要用于慢性粒细胞白血病,可缓解数年,亦可用于真性红细胞增多症。 有胃肠道反应、血小板减少和出血症状等;还可出现肺纤维化、白内障、停经等。

药名与剂量	用法与用量	临床应用与注意事项
去水卫矛醇(卫康醇) Dianhydrodulcitol 粉针剂: 25mg,50mg	静注或静滴:40mg/次,儿童 0.6～1mg/kg,1 次/日,溶于 25%葡萄糖液或生理盐水中缓注,5～7 日为 1 个疗程。	本品对肺癌、胸部恶性肿瘤、多发性骨髓瘤等有一定疗效。 有胃肠道反应、皮肤色素沉着和骨髓抑制等。
异芳芥(抗瘤氨酸) Betamerphalan 片剂:25mg	口服:一般 25mg/次,1～3 次/日,维持量 12.5mg,每 2～3 日 1 次,总量 0.5～2g 为 1 个疗程。	本品用于慢性粒细胞白血病、睾丸精原细胞瘤有较好疗效;对恶性淋巴瘤也有效。 对骨髓有抑制和胃肠道反应。

药名与剂量	用法与用量	临床应用与注意事项
邻脂苯芥(抗瘤新芥) Ocaphane 片剂:10mg 注射剂:10mg	口服:10mg/次,2～3次/日,10～14日为1个疗程。 静注或静滴:10mg/次,用生理盐水20ml溶解后用,或加入5%葡萄糖液中静滴,1次/日或1次/3日,10～14次为1个疗程。	本品对头颈部癌有较好的疗效,对肺癌、乳腺癌、肝癌、绒毛膜上皮癌、淋巴肉瘤也有一定疗效。 有骨髓抑制、脱发、恶心、呕吐等不良反应。
硝卡芥(领丙氨酸硝卡芥) Nitrocaphane 注射剂: 20mg,40mg	静注或静滴:每次20～40mg,每日或隔日1次,总量200～400mg为1个疗程。 胸腔内注射:40～60mg,每周1～2次。	本品可通过血脑屏障,对肺癌、喉癌、脑癌、食管癌、原发性肝癌有一定治疗作用。尤其对癌性胸水有较好的作用。 有白细胞减少、血小板下降及胃肠道反应。

药名与剂量	用法与用量	临床应用与注意事项
异环磷酰胺（异磷酰胺） Ifosfamide 注射剂：1g	静注：每次 $1.5g/m^2$，1次/日，连用5日。	本品为环磷酰胺的异构体。应用同环磷酰胺。 有脱发、胃肠道反应和骨髓抑制，出血性膀胱炎、白细胞减少等。用药时应给予尿路保护药。
多潘（甲脲嘧啶氮芥） Dopan 片剂：1mg，2mg，5mg	口服：8～10mg/次，4～6日用药1次，5～7次为1个疗程。	本品对慢性粒细胞白血病和霍奇金病有效；对部分淋巴细胞白血病、网状细胞瘤有一定效果。 有抑制骨髓和消化道反应。

药名与剂量	用法与用量	临床应用与注意事项
亚胺醌(癌抑散) Ethyleniminoquinone 注射剂:10mg	静注或口服:10mg/次,1次/日,总量200~400mg为1个疗程。 瘤内注射:5~20mg/次。作用与塞替派相似。	本品用于网状细胞肉瘤、霍奇金病、淋巴肉瘤等。 注意事项见塞替派。
乌拉莫司汀(尿嘧啶氮芥) Uramustine 片剂: 0.5mg,1mg	口服:1~5mg/日,分1~2次服,3~4周为1个疗程。	本品用于慢性粒细胞及淋巴细胞性白血病、恶性淋巴瘤等。 有消化道反应、骨髓抑制、脱发等。

二、抗代谢药

药名与剂量	用法与用量	临床应用与注意事项
甲氨蝶呤 Methortexate 片剂：2.5mg，5mg 注射剂：5mg	绒毛膜上皮癌和恶性葡萄胎：10～30mg/次，1次/日，口服或肌注，连用5日为1个疗程。急性白血病：5～10mg/次，1次/日，口服或肌注。	本品主要用于儿童急性淋巴细胞白血病，疗效较好；对绒毛膜上皮癌、乳腺癌、恶性葡萄胎、头颈部癌、消化道癌、肝癌、宫颈癌也有一定疗效。 有骨髓抑制、粒细胞减少、肝与肾损害、畸胎、脱发、便血、胃肠道反应等。

药名与剂量	用法与用量	临床应用与注意事项
巯嘌呤(6-巯基嘌呤,乐疾宁) Mercaptopurine 片剂:25mg,50mg	口服:白血病,每日1.5～3mg/kg,分2～3次给药,一般2～4个月为1个疗程;绒毛膜上皮癌,每日6mg/kg,连服10日为1个疗程,隔3～4周后再重复疗程。	本品用于急性白血病、慢性粒细胞性白血病、绒毛膜上皮癌、恶性葡萄胎、恶性淋巴瘤,对多发性骨髓瘤也有一定疗效。 注意事项见甲氨蝶呤。

药名与剂量	用法与用量	临床应用与注意事项
磺巯嘌呤钠(溶癌呤)Sulfomercaprine Sodium 注射剂：200mg，400mg	静注或静滴：白血病，4～5mg/kg 静滴，1 次/日，10～14 日为 1 个疗程；绒毛膜上皮癌或恶性葡萄胎，8～10mg/kg，1 次/日，10 日为 1 个疗程。	本品作用与甲氨蝶呤相似，可做静脉注射。 注意事项同甲氨蝶呤，但较甲氨蝶呤轻。

药名与剂量	用法与用量	临床应用与注意事项
氟尿嘧啶(5-氟尿嘧啶) Fluorouracil 注射剂： 125mg， 250mg	静注：成人 500～700mg/次，隔日 1 次；饱和法为 12～15mg/kg，1 次/日，连用 4～5 日，以后改隔日 1 次，出现毒性反应后剂量减半。 静滴：一般用 15mg/kg，溶于生理盐水中，滴注 2～8 小时，1 次/日，直至出现毒性反应。	本品适用于消化系统肿瘤、乳腺癌、卵巢癌、宫颈癌、绒毛膜上皮癌、恶性葡萄胎、膀胱癌、肺癌、皮肤癌等。 有消化道反应、骨髓抑制、脱发、皮炎、甲黑、皮肤色素沉着和萎缩、急性和慢性结膜炎、心肌缺血等。

药名与剂量	用法与用量	临床应用与注意事项
替加氟(喃氧啶,呋氟尿嘧啶) Tegafur 片剂:50mg,100mg	口服:一般 800～1200mg/日,分 4 次服用,总量 20～40g 为 1 个疗程。 静滴:每日 15～20mg/kg。溶于 5% 葡萄糖液 300～500ml,1 次/日,连用 5 日,间隔 3 周可重复。	本品为氟尿嘧啶的衍生物,在体内转变为氟尿嘧啶而起作用。作用与氟尿嘧啶相似,对胃癌、结肠癌、直肠癌、胰腺癌有一定疗效;对乳腺癌、肝癌亦有效。 注意事项与氟尿嘧啶相似,但较轻微。

药名与剂量	用法与用量	临床应用与注意事项
双喃氟啶(双呋氟尿嘧啶) Tegadifur 片剂:50mg	口服:一般 200mg/次,3 次/日,连服 2 周后,可减为 400mg/日,分 3 次服,4～6 周为 1 个疗效。	本品为喃氟啶的同类药物,用于胃癌、直肠癌、乳腺癌等。 有白细胞减少、血小板减少和消化道反应等。
阿糖胞苷(阿糖胞甙) Cytarabine 注射剂: 50mg, 100mg	静注:一般 1mg/kg,2 次/日,连用 5～7 日,或每次 4～6mg/kg,每周 2 次。	本品用于急性粒细胞白血病、急性淋巴细胞白血病;也用于病毒性角膜炎等。 有消化道反应和骨髓抑制作用。

药名与剂量	用法与用量	临床应用与注意事项
安西他宾(环胞苷) Ancitabine 注射剂: 50mg, 100mg 片剂:100mg	静滴:一般每次200～600mg,溶于5%葡萄糖液500ml中,1次/日,连用5～10日为1个疗程。	本品用于急性白血病、脑膜白血病有良好作用。 有骨髓抑制、丙氨酸氨基转移酶升高、消化道反应。

续表

药名与剂量	用法与用量	临床应用与注意事项
羟基脲 Hydroxycarbamide 胶囊剂：400mg，500mg	口服：一般用量40～60mg/kg，每周2次，6周为1个疗程。	本品用于慢性粒细胞白血病、真性红细胞增多、原发性血小板增多、急性粒细胞白血病、恶性黑素瘤；对胃癌、肠癌、乳腺癌、膀胱癌也有效。 有骨髓抑制、白细胞下降和血小板下降等；有胃肠道反应、较轻的皮肤反应、肾功能受损、肺水肿、中枢神经系统紊乱等；其他不良反应不常见。肾功能不全者慎用。孕妇禁用。

药名与剂量	用法与用量	临床应用与注意事项
羟胍(羟基胍) Hydroxyguanidine 注射剂:0.25g	静注或静滴:一般0.25～0.5g/次,1次/日,10次为1个疗程。	本品用于粒细胞性白血病、恶性淋巴瘤、癌性腹膜炎、胃癌等。 有消化道反应、白细胞减少、骨髓抑制等。老年人、肝及肾功能不良者慎用。治疗期间应注意有无间质性肺炎和肺纤维化症状。
氨蝶呤(白血宁) Aminopterin 片剂:0.5mg	口服:一般0.5～1mg/次,1次/日作用与甲氨蝶呤相同。用于急性白血病。	本品注意事项同甲氨蝶呤,但对中枢神经系统毒性较大。

药名与剂量	用法与用量	临床应用与注意事项
硫鸟嘌呤 Tioguanine 片剂： 25mg，40mg	口服：每日 2mg/kg，分 3 次服，一般以 5～7 日为 1 个疗程。	本品作用与巯嘌呤相似，用于各类急性粒细胞白血病，对慢性粒细胞性白血病有一定疗效。 注意事项同巯嘌呤，但胃肠道反应较轻。
氟尿苷（氟尿嘧啶脱氧核苷） Floxuridine 注射剂：50mg	动脉滴注：一般100～400mg/次，1 次/日，连用 10 日为 1 个疗程。 静滴：500mg/次，1 次/日，连用 10 日为 1 个疗程。	本品为氟尿嘧啶的脱氧核苷衍生物，作用机制、临床用途同氟尿嘧啶。临床主要用于肝癌、胃肠系统癌、乳腺癌及头颈部癌。 注意事项同氟尿嘧啶。

药名与剂量	用法与用量	临床应用与注意事项
顺铂（氯氨铂，顺氯氨铂） Cisplatin 粉针剂： 10mg,20mg	静注或静滴：一般20mg/次，1次/日，连用5日为1段，隔1～2周重复第二段，2段作为1个疗程，可用2～3个疗程。	本品主要用于睾丸肿瘤、头颈部癌、恶性淋巴癌、肺癌、膀胱癌、甲状腺瘤、非小细胞肺癌、小细胞肺癌、食管癌、子宫癌、睾丸癌、膀胱癌、肾上腺皮质瘤、骨肉瘤等。 常见有骨髓抑制、消化道反应、听神经毒性、肾损害等。

药名与剂量	用法与用量	临床应用与注意事项
卡铂(碳铂) Carboplatin 粉针剂: 50mg, 100mg, 150mg, 450mg	静注或静滴:成人每次0.1~0.3g/m² 体表面积,溶于5%葡萄糖液中输入,1次/日,连用5日为1个疗程。	本品用于不能耐受顺铂治疗的晚期卵巢癌、睾丸癌、头颈部癌、小细胞肺癌、甲状腺癌、膀胱癌、宫颈癌、非小细胞肺癌、生殖细胞癌等。 注意事项同顺铂、对胃肠道反应和肾毒性远比顺铂小。
米托胍腙(丙双咪腙) Mitoguazone 注射剂: 0.1g	静滴:0.1~0.2g/次,1次/日;或0.2~0.3g/次,用5%或10%葡萄糖液500ml稀释后缓滴,1次/日,1个疗程总量3~6g。	本品主要用于急性白血病和恶性淋巴瘤。 有骨髓抑制、消化道反应等。

续表

药名与剂量	用法与用量	临床应用与注意事项
六甲密胺(六甲三聚氰胺)Altretamine 片剂:50mg,100mg	口服:一般每日10~12mg/kg,分4次服,21日为1个疗程;或每日8mg/kg,分5次服,90日为1个疗程。	本品主要用于小细胞肺癌,也可用于恶性淋巴癌、卵巢癌、乳腺癌,亦用于治疗慢性粒细胞白血病。 有骨髓抑制、消化道反应、神经系统反应。

三、抗肿瘤抗生素

药名与剂量	用法与用量	临床应用与注意事项
放线菌素 D (更生霉素) Dactinomycin 注射剂：200μg	静滴：每次 2～8μg/kg，溶于 5%葡萄糖液 500ml 中，1 次/日，10 日为 1 个疗程，两个疗程之间应间隔 2 周。	本品用于霍奇金病和神经母细胞瘤等；对绒毛膜上皮癌疗效也较好，对睾丸癌、横纹肌肉瘤、骨肉瘤、卡波西肉瘤、软组织肉瘤、内皮细胞骨髓瘤等也有疗效。 有消化道反应和骨髓抑制、脱发、肝损伤等。

续表

药名与剂量	用法与用量	临床应用与注意事项
平阳霉素 Pingyang-mycin 注射剂:10mg	静注、肌注或动脉插管给药:成人10mg/次,每周2～3次,总量200～300mg为1个疗程。	本品用于恶性淋巴癌、头颈部鳞癌,对乳腺癌、食管癌、鼻咽癌等也有效。 有消化道反应、肢端麻痛、皮肤反应等。
丝裂霉素C (自力霉素) Mitomycin 片剂:1mg 注射剂: 2mg,4mg	静注:一般4～6mg/次,用生理盐水10～20ml溶解,1～2次/周,总量40～60mg为1个疗程。 口服:2～6mg/次,1次/日,总量100～150mg为1个疗程。	本品用于胃癌、肠癌、肝癌、胰腺癌;对肺癌、乳腺癌、宫颈癌、恶性淋巴瘤等也有效。 有消化道反应、骨髓抑制、脱发,肝肾功能损害等;个别病人有出血倾向、口腔炎等。孕妇一般不用。

药名与剂量	用法与用量	临床应用与注意事项
培洛霉素(派来霉素) Peplomycin 注射剂: 5mg,10mg	肌注或静注:一般10mg/次,2～3次/周,总量为150～200mg。胸腔注射:20mg/次。	本品对头颈部鳞癌有效,对肺癌也有效。 有消化道反应和脱发、色素沉着等。
柔红霉素(正定霉素) Daunorubicin 注射剂: 10mg,20mg	静滴:一般每次0.5～0.8mg/kg,用生理盐水250ml溶解后1小时内滴完,每周2次;也可每次1mg/kg,1次/日,连用5日。	本品用于耐药的急性淋巴细胞或粒细胞白血病。 有骨髓抑制、脱发等。注射太快可引起心脏毒性,心律失常,严重者可致心力衰竭。小儿、老年人、有心脏病者慎用。静注时外漏可致局部坏死。

药名与剂量	用法与用量	临床应用与注意事项
多柔比星(阿霉素) Doxorubicin 注射剂: 10mg,50mg	静注:一般 40~60mg/m^2 体表面积,每3周1次,或每次 20~30mg/m^2 体表面积,1次/月,连续用药3日,间隔3周再给药。	本品用于急性白血病、恶性淋巴癌、乳腺癌、骨肉瘤、肺癌、甲状腺癌、卵巢癌、肝癌、胃癌等。 有消化道反应、骨髓抑制、脱发、心律失常等;少数病人有肝功能损害。药物溢出血管外可引起局部组织溃疡和坏死。用药时尿呈红色。
表柔比星(表阿霉素) Epirubicin 注射剂: 10mg,50mg	静注:一般每次 75~90mg/m^2 体表面积,每3周1次;也可每次 40~50mg/m^2 体表面积,1次/日,连续用2日,间隔3周后重复。	本品作用与用途同多柔比星。主要用于非霍奇金淋巴瘤、乳腺癌、卵巢癌、小细胞肺癌、肝癌、胰腺癌、头颈部癌、急性白血病和黑素瘤等。 注意事项与多柔比星相同。但骨髓抑制、胃肠道反应及心脏毒性较轻。

药名与剂量	用法与用量	临床应用与注意事项
阿柔比星B(阿克拉霉素B) Aclarubicin B 注射剂:6mg	静滴:一般5~10mg/次,1次/日,7~10日为1个疗程,间隔5~7日再给第2个疗程。	本品主要用于肺癌、乳腺癌、消化道恶性肿瘤、急性粒细胞性白血病,也用于卵巢癌、胃癌、恶性淋巴癌等。 有消化道反应、白细胞减少。此药不可静注。
米托蒽醌 Mitoxantrone 注射剂:10mg,30mg	静滴:一般每次12~14mg/m2体表面积,每3~4周1次,用生理盐水50ml稀释后于30分钟内滴完。	本品适用于乳腺癌、恶性淋巴瘤、消化道恶性肿瘤、白血病及膀胱癌、黑素瘤和消化道癌等。 消化道反应、骨髓抑制、脱发;偶见变态反应。肝、肾功能不良者慎用。

药名与剂量	用法与用量	临床应用与注意事项
色霉素 A_3（东洋霉素）Chromomycin A_3 粉针剂：0.5mg	静注：一般每次 10μg/kg，1 次/日，总量 10～20mg 为 1 个疗程。	本品临床用于恶性淋巴癌、肺癌、胃癌、乳腺癌、食管癌、肝癌、卵巢癌、霍奇金病、绒毛膜上皮癌等。 可有口腔炎、舌炎、消化道反应和骨髓抑制作用。
普卡霉素（光神霉素）Plicamycin 注射剂：2mg，4mg，6mg	静注：一般 50～100μg/kg，1 次/日或隔日 1 次，缓慢推注，开始用小剂量，5～10 次为 1 个疗程，间隔 5～7 日后可重复下 1 个疗程。	本品用于睾丸胚胎癌及晚期肿瘤的高钙血症。对脑胶质细胞瘤、脑转移癌、恶性淋巴癌、绒毛膜上皮癌、乳腺癌有效。 有消化道反应、血小板和白细胞下降、凝血障碍等；还可出现肝肾能损害、鼻出血、口腔炎。

四、抗肿瘤植物药

药名与剂量	用法与用量	临床应用与注意事项
长春碱(长春花碱) Vinblastine 注射剂: 10mg,15mg	静注:一般每次150μg/kg,用生理盐水20～30ml稀释静注,1次/周,每次剂量不超过300μg/kg。用药4～6周,总量600～100mg为1个疗程。	本品用于绒毛膜上皮癌、恶性淋巴瘤;对肺癌、乳腺癌、卵巢癌、睾丸肿瘤等也有效。 有消化道反应、骨髓抑制、周围神经炎、脱发、直立性低血压、精神抑郁及局部刺激等不良反应。
长春新碱(醛基长春碱) Vincristine 注射剂: 0.5mg,1mg	静注:一般每次1.4mg/m² 体表面积,每周1次,用生理盐水稀释后静注或冲入。	本品用于急性淋巴细胞白血病、恶性淋巴瘤、绒毛膜上皮癌、乳腺癌、肾母细胞癌、神经母细胞瘤、脑癌、小细胞肺癌、宫颈癌、多发性骨髓瘤等。 本品骨髓抑制较轻,有神经系统及消化系统不良反应等。

药名与剂量	用法与用量	临床应用与注意事项
长春地辛(长春花碱酰胺,癌得散,去乙酰长春花碱酰胺) Videsine 注射剂:4mg	静滴:每次 $3mg/m^2$ 体表面积,用生理盐水 200ml 稀释缓慢滴入,1次/周,4～6 周为 1 个疗程。	本品用于(非小细胞)肺癌、恶性淋巴癌、乳腺癌、食管癌、恶性黑素瘤、慢性粒细胞白血病,也用于非小细胞肺癌、霍奇金病等。 注意事项见长春新碱,但较轻。

药名与剂量	用法与用量	临床应用与注意事项
喜树碱 Camptothecine 注射剂:5mg 片剂:5mg	肌注:成人,5mg/次,1～2次/日,140～200mg为1个疗程。 静注:10mg/次,用生理盐水溶解,1次/日,140～200mg为1个疗程。 口服:5mg/次,2次/日,作维持治疗用。	本品主要用于消化系癌效果较好,对胃癌、直肠癌、膀胱癌、卵巢癌、肺癌、头颈部癌、食管癌、贲门癌、结肠癌、肝癌、急性白血病有效。 有消化道反应、骨髓抑制及泌尿系统不良反应。

药名与剂量	用法与用量	临床应用与注意事项
羟基喜树碱 Hydroxy-camptoth-ecine 注射剂:2mg	静注:一般 4～8mg/次,用 10～20ml 生理盐稀释,每日或隔日 1 次,60～120mg 为 1 个疗程。	本品作用与用途同喜树碱。主要用于胃癌、肝癌、头颈部癌、膀胱癌、食管癌及白血病。 有消化道反应、脱发、白细胞下降等;还可出现恶心呕吐、血尿;偶见心电图改变。

药名与剂量	用法与用量	临床应用与注意事项
秋水仙碱 Colchicine 片剂:0.5mg 复方秋水仙碱注射剂:1mg	静滴:成人1～2mg/次,稀释后缓慢滴注,1次/日,20～40mg为1个疗程。 口服:成人急性痛风,初次1mg,以后0.5mg/2小时,直至剧痛缓解,总量不超过6mg/日。	本品用于乳腺癌、宫颈癌、皮肤癌、霍奇金病、肺癌和食管癌等。 有消化道反应、再生障碍性贫血、神经炎和脱发;局部刺激大,可致静脉炎,漏出血管外可引起局部坏死。

药名与剂量	用法与用量	临床应用与注意事项
高三尖杉酯碱 Homoharringtonine 注射剂:1mg,2mg	静滴:1～4mg/次,稀释后缓慢滴注,1次/日,4～6日为1个疗程,间歇1～2周后重复用药。	本品用于恶性淋巴癌、真性红细胞增多症和白血病、肺癌、绒毛膜上皮癌和恶性葡萄胎等。 有消化道反应、白细胞减少等;少数患者呈现心脏毒性。肝、肾功能不良者慎用。

药名与剂量	用法与用量	临床应用与注意事项
依托泊苷(鬼臼乙叉苷,足叶乙苷) Etoposide 注射剂: 100mg 胶囊剂: 100mg	静注或静滴:每次 60～100mg/m^2 体表面积,加生理盐水 500ml 静滴,每日或隔日 1 次,连用 3～5 次,3～4 周后重复用药,总量为 1000～2000mg。 口服:100～200mg/日,连服 5 日,2～3 周后重复服用。	本品能通过血脑屏障,对治脑瘤极为有利,与洛莫司汀有协同作用。临床用于小细胞肺癌、急性粒细胞白血病;对神经母细胞瘤、绒毛腊上皮癌和卵巢癌、恶性淋巴癌、霍奇金病、颅内恶性、膀胱癌等有效。 有消化道反应、低血压、骨髓抑制等。

第二十章　维生素类、微量元素和营养用药物

一、维生素

药名与剂量	用法与用量	临床应用与注意事项
维生素A(视黄醇) Vitamin A 胶丸： 5000U， 1万U， 2.5万U	口服：成人治疗量，5000～2.5万U/日，连服数月；儿童预防量600～1500U/日。	本品用于维生素A缺乏症。

药名与剂量	用法与用量	临床应用与注意事项
维生素 AD(浓丸) Vitamin AD 胶丸:A 1 万,D1000U	口服:成人 1～2 粒,3 次/日;儿童 1 粒/次,1 次/日。	本品用于维生素 AD 缺乏症,防治佝偻病及软骨病等。
维生素 D(骨化醇,钙化醇) Vitamin D 片剂:1 万 U 胶丸:1 万 U/粒 注射剂:40 万 U	口服:成人 1 万 U/日;儿童 400～800U(预防量)/日,分次服,500～2 万 U(治疗量)/日,分次服。 肌注:30 万～60 万 U/次,必要时 1 个月后再肌注 1 次。	本品用于老年人骨折的辅助治疗和儿童佝偻病。 大量应用可出现高钙血症、厌食、呕吐、多尿等。

药名与剂量	用法与用量	临床应用与注意事项
维生素 D_2 Vitamin D_2 片剂:1万U	口服:成人1万U/次,3次/日。儿童预防量为400～800U/日;治疗量为5000～1万U/日,分2～3次服。 肌注:儿童40万U/次,隔4周肌注1次。	本品作用与用途同维生素D。注意事项同维生素D。
维生素 D_3 (胆维丁) Vitamin D_3 注射剂: 15万U, 30万U	肌注:20万～40万U/次,必要时4周后重复注射。	本品作用与用途同维生素D。注意事项同维生素D。

药名与剂量	用法与用量	临床应用与注意事项
维丁胶性钙注射液 Calciferol and Calcium Colloidal Injection 注射剂：每毫升含维生素D5000U，胶性钙0.5mg	肌注：小儿1ml/次，1～2日1次；或2ml/次，2日1次。	本品作用同维生素D。 注意事项同维生素D。

药名与剂量	用法与用量	临床应用与注意事项
阿法 D_3（阿法骨化醇） Alpha D_3 胶丸：0.25μg	肌注：成人 0.5μg/次，1 次/日，维持量为 0.25～1μg/日，1 次/日。	本品用于骨质疏松、肾源性骨病、甲状旁腺功能减退、抗维生素 D 的佝偻病和骨软化症等。 有恶心、便秘、呕吐、腹痛等。

药名与剂量	用法与用量	临床应用与注意事项
骨化三醇(罗钙全) Calcitriol 胶囊剂： 0.25μg	口服：成人一般为0.25μg/日，分1～2次给药，每周至少测定2次血钙浓度。随时调整剂量。	本品适用于肾源性骨病，需长期血液透析的病人；手术后，自发性及假性甲状旁腺功能减退；维生素 D_3 依赖性佝偻病。 注意可引起血钙过高。妊娠妇女及儿童不宜服用。
密钙息(降钙素) Miacalcic 注射剂： 100U	皮下或肌注：慢性高血钙每次5～10U/kg，1～2次/日，或200～400U/日。	本品为人工合成的鲑鱼降钙素，是人类降钙素的10～40倍。用于绝经后及老年性骨质疏松症、高血钙等。 有恶心、呕吐。孕妇及哺乳期妇女不宜使用。

药名与剂量	用法与用量	临床应用与注意事项
依普瑞丰 Ipriflavone 片剂:200mg	口服:成人一般为200mg/次,3次/日,餐后服。其剂量可根据年龄大小、症状轻重而增减。	本品临床主要用于骨质疏松症和骨量减少。 可出现胃肠道反应、丙氨酸氨基转移酶升高、白细胞减少等。哺乳期妇女、孕妇、新生儿、婴儿不宜使用。
维生素 B_1(盐酸硫胺) Vitamin B_1 片剂:10mg 注射剂:100mg	口服:10～20mg/次,3次/日。 肌注:100mg/次,1～2次/日。	本品用于维生素 B_1 缺乏症、多发性神经炎、周围神经炎、中枢神经系统损伤、营养不良、慢性腹泻等。 偶有变态反应;大量口服可引起甲亢症状。

药名与剂量	用法与用量	临床应用与注意事项
呋喃硫胺 Thiamine Tetrahydrofuryl Disulfide 片剂： 25mg,10mg 注射剂:20mg	口服:25～50mg/次,3次/日。 肌注:20～40mg/次,1次/日。	本品作用与维生素 B_1 相同,但作用时间较长。
维生素 B_2（核黄素） Vitamin B_2 片剂:5mg 注射剂:5mg	口服:5～10/次,3次/日。 皮下或肌注:10～30mg/次,1次/日。	本品用于维生素 B_2 缺乏症,如口角炎、舌炎、阴囊炎及眼结膜炎等。

药名与剂量	用法与用量	临床应用与注意事项
长效核黄素（长效维生素 B_2） Riboflavin Laurate 注射剂：150mg	肌注：150mg/次，在体内可维持有效浓度60～90日。	本品作用与维生素 B_2 相同，但作用时间较长。
复合维生素 B 片剂：每片含 B_1 3mg，B_2 1.5mg，B_6 0.2mg、烟酰胺10mg。 注射剂：2ml	口服：2片/次，3次/日。 肌注或皮下注射：2ml/次。	本品适用于营养不良，B族维生素缺乏的疾病。

续表

药名与剂量	用法与用量	临床应用与注意事项
烟酰胺(维生素 PP) Nicotinamide 片剂:50mg	口服:50～200mg/次,3 次/日。	本品用于防治糙皮病及口炎、舌炎等。
泛酸钙 Calcium Pantothenate 片剂:10mg,20mg	口服:成人 10～20mg/次,3 次/日。	本品用于维生素 B 缺乏症、周围神经炎、手术后肠绞痛等。

药名与剂量	用法与用量	临床应用与注意事项
维生素 B_6（盐酸吡哆辛） Vitamin B_6 片剂:10mg 注射剂:25mg	口服：成人 10～20mg/次，3 次/日。 皮下注射、肌注、静注：50～100mg/次，1 次/日。	本品用于呕吐或妊娠呕吐、白细胞减少，以及因大量或长期用异烟肼等药引起的周围神经炎等。
维生素 C（抗坏血酸） Ascorbic Acid 片剂:100mg 注射剂:100mg，0.5g，1g	口服：100～200mg/次，3 次/日。 肌注或静脉：100～1000mg/次，1 次/日；儿童 200～400mg/次，1 次/日。	本品用于坏血病、急慢性传染病，克山病，过敏性疾病，促进伤口愈合等。可用于砷、汞、铅、苯等中毒时肝脏损害。

药名与剂量	用法与用量	临床应用与注意事项
维生素 E(生育酚) Vitaming E 胶丸剂： 10mg， 50mg， 100mg	口服：10～100mg/次，1～3次/日。	本品用于抗衰老、预防习惯性流产及先兆流产和绝经期综合征等多种病的辅助治疗。
芦丁（芸香苷） Rutoside 片剂：20mg	口服：20mg/次，3次/日。	本品可降低血管通透性，用于各种毛细血管脆性增高所致出血性疾病的辅助治疗，如高血压、脑出血、视网膜出血和紫癜等。

二、微量元素

药名与剂量	用法与用量	临床应用与注意事项
铬 Chromium	口服：每日需要量（铬），儿童 10～40μg；成人 50～200μg。	本品用于铬缺乏症。
铜 Copper(Cu)	口服：每日需要量（铜），儿童 20～50μg；成人 0.5～1.5mg。	本品用于各种原因引起的铜缺乏症。 用量过多会引起中毒。
锌 Zinc	口服：每日需要量，一般为 10～15mg；妊娠期为 25mg；哺乳期为30～40mg。	本品主要用于营养不良的儿童、老年人和妊娠妇女及各种缺锌症。

续表

药名与剂量	用法与用量	临床应用与注意事项
锰 Manganese	口服:每日需要量,儿童 0.5～1.5mg;成人 2.5～5mg。	本品用于各种原因引起锰缺乏症。
钼 Molybdenum	口服:每日需要量,儿童 0.03～0.1mg;成人 0.1～0.3mg。	本品用于各种原因引起的钼缺乏症。
硒 Selenium	口服:每日需要量,儿童 10～50μg;成人 50～500μg。	本品用于各种原因引起硒缺乏症。

药名与剂量	用法与用量	临床应用与注意事项
氟化物 Fluoride	口服：每日需要量，儿童0.25～2.5mg；成人2～3mg。	本品用于各种氟化物缺乏症。 过量可引起恶心、血压下降及呼吸困难。
盖福润 Gaifurm 复方片剂	口服：2粒/次，1次/日，饭后1小时服，21日为1个疗程。	本品含多种维生素和微量元素，用于各种维生素和微量元素的缺乏。
施尔康 TheragranM 复方片剂	口服：每日1粒。	本品含多种维生素和多种微量元素，作用同盖福润。

三、营养药

药名与剂量	用法与用量	临床应用与注意事项
水解蛋白 Protein Hydrolysate 粉剂:500g 注射剂:5%(内含5%葡萄糖)500ml	口服:1~5g/次,3次/日。 静滴:5%溶液250~500ml/次,滴速为30~40滴/分钟。	本品用于补充机体的蛋白质消耗,纠正负氮平衡,如蛋白质摄入、消化和吸收有障碍等。 禁与磺胺类药物配伍。充血性心力衰竭、肝性脑病和酸血症者禁用。

药名与剂量	用法与用量	临床应用与注意事项
11-氨基酸注射液-833 11-Amino Acid Injection-833 注射剂： 200ml， 250ml， 500ml	静滴：一般 250～1000ml/次，经中心静脉插管滴入，滴速不超过 40 滴/分钟。	本品用于改善大型手术前的营养状态，消化吸收障碍、创伤、烧伤、骨折和低蛋白血症。 肝性脑病、氮质血症、严重肾功能障碍、氨基酸代谢障碍的患者均禁用。

药名与剂量	用法与用量	临床应用与注意事项
14-氨基酸注射液-823 14-Amino Acid Injection-823 注射剂： 250ml， 500ml/瓶 (8.24g/100ml)	静滴：一般250～500ml/日，与25%葡萄糖液经中心静脉插管缓慢滴入，速度为20～30滴/分钟。	本品由14种氨基酸组成，作用同11-氨基酸注射液-833。 注意事项同11-氨基酸注射液。

药名与剂量	用法与用量	临床应用与注意事项
17-复合结晶氨基酸注射液 17-Amino Acid Crystal Compound Injection 注射剂： 250ml	静滴：一般 250～1000ml/日，1 次/日，经中心静脉插管或由周围静脉滴入，速度 40 滴/分钟。	本品适用于手术、严重创伤、大面积烧伤及各种低蛋白血症。 注意事项同 11-氨基酸注射液-833。

药名与剂量	用法与用量	临床应用与注意事项
复合结晶氨基酸注射液 Amino Acid Crystal Compound Injection 注射剂： 250ml	用法同11-氨基酸注射液-833。	本品作用与用途同11-氨基酸注射液-833。 注意事项同11-氨基酸注射液-833。

药名与剂量	用法与用量	临床应用与注意事项
复合氨基酸9R注射液（肾必氨注射液） Amino Acid 9R Compound Injection 注射剂：250ml	静滴：一般250ml/日，1次/日，或按每日0.2g/kg给药，15滴/分缓慢滴注。	本品临床主要用于慢性肾衰竭。 应用中应监测血糖、血清蛋白、肾功能、肝功能、电解质、血钙、血磷等。

药名与剂量	用法与用量	临床应用与注意事项
支链氨基酸 3H注射液 注射剂：250ml	静滴：一般250～500ml/日或用5%或10%葡萄糖注射液适量混合后慢滴，速度40滴/分。	本品为机体提供氨基酸。临床用于急性、亚急性、重症肝炎及肝硬化、慢性活动性肝炎、肝性脑病。
脂肪乳剂（英特利匹特）Intralipid 注射乳剂：10mg/100ml，15g/100ml	静滴：第1日脂肪量不超过1g/kg，以后剂量可酌情增加，但不得超过2.5g/kg，静滴速度最初为20滴/分，如无不良反应出现可酌情增至30～40滴/分。	本品适用于肿瘤和其他恶性病、肾损害的患者，也用于补充适当热能和必需脂肪酸。 长期应用注意血常规、血凝、血沉、血小板计数等。严重肝功能不良者禁用。

药名与剂量	用法与用量	临床应用与注意事项
果糖（左旋糖） Fructose 注射剂： 10%/500ml	静滴：视病情给药，常用量为每次 500～1000ml。	本品用于糖尿病病人补充热能，也用于急性乙醇中毒。
木糖醇 Xylitol	口服：25～50g/日。	本品适宜作为糖尿病患者的糖代用品，以及对尿毒症患者、胰岛素耐受者补充热能。低血糖患者禁用。

第二十一章　酶类及其他生化制剂

药名与剂量	用法与用量	临床应用与注意事项
胰蛋白酶 Trypsin 注射剂： 1000U， 2000U	肌注：成人 5000U/次，1 次/日。治疗蛇毒时，用 2000U 加0.25%～0.5%普鲁卡因 4～20ml 稀释，以牙痕为中心，在伤口周围做浸润注射，或在肿胀部位上方做环状封闭 1～2 次。必要时可重复使用。	本品用于脓胸、血胸、外科炎症、溃疡、创伤、瘘管等所产生的局部水肿、血肿等；也用于虹膜睫状体炎、视网膜炎、全眼球炎、呼吸道疾病及毒蛇咬伤。 有头痛、头晕、过敏等不良反应，用前应用划痕试验。有出血倾向患者禁用。

药名与剂量	用法与用量	临床应用与注意事项
糜蛋白酶(胰凝乳蛋白酶)Chymotrypsin 注射剂:1mg,5mg	肌注:生理盐水5ml溶解本品5mg,肌内或患部注射;亦可用生理盐水10ml溶解本品5mg,喷雾吸入或湿敷,1～2次/日。	本品用于白内障手术前稀释液注入眼内,有利于晶状体摘除;亦用于术后创面愈合、水肿、积血、中耳炎等。 不作静注。不满20岁的眼病患者、玻璃体液不固定的创伤性白内障患者、严重肝损害及凝血功能不正常者均忌用。

药名与剂量	用法与用量	临床应用与注意事项
糜胰蛋白酶(注射用结晶糜胰蛋白酶) Trypsin-Chymotrypsin 注射剂: 1mg,5mg	肌注:成人 5mg/次,用 2ml 苯甲醇注射液或生理盐水溶解后注射,1～2 次/日,疗程为 10～20 日。	本品用于炎性水肿、血肿、术后粘连、溃疡、血栓、慢性支气管炎、脑血栓、栓塞性静脉炎等。 有局部疼痛、轻度恶心等不良反应。
菠萝蛋白酶(菠萝酶) Bromelains 片剂:5 万 U	口服:10 万 U/次,3～4 次/日。 外用:用生理盐水将药稀释为 0.1%～0.2%溶液,外敷,1～2 次/日。	本品用于各种原因引起的炎症、水肿、血肿、血栓症、支气管炎、急性肺炎、视网膜炎等。 有消化性溃疡、严重肝肾疾病和血液凝固功能不全等患者忌用。

药名与剂量	用法与用量	临床应用与注意事项
尿激酶 Urokinase (Uronase) 注射剂： 5000U，1 万 U	静注：成人 1 万～2 万 U/次，1～2 次/日，连续用 5～7 日。	本品能激活纤维蛋白溶酶原，使其转变为纤溶酶。用于肺栓塞、脑栓塞、心肌梗死等。

药名与剂量	用法与用量	临床应用与注意事项
链激酶(溶栓酶) Streptokinase 注射剂: 10 万 U,15 万 U,20 万 U	静滴:给药前半小时,先肌注异丙嗪 25mg,静注地塞米松 2.5~5mg,初始剂量:将 50 万 U 溶于 5% 葡萄糖液 100ml 中,静滴(30 分钟滴完);维持量 60 万 U 溶于 15% 葡萄糖液 250~500ml 中,以 10 万 U/小时的速度,6 小时滴完,4 次/日,24 小时不间断。	本品用于深部静脉血栓及动脉血栓,手术后引起的血栓,肺栓塞,新近心肌梗死,视网膜中央动静脉血栓形成等。 有出血性疾病、高血压、严重肝病患者禁用。

药名与剂量	用法与用量	临床应用与注意事项
抑肽酶 Aprotinin 注射剂：1万U	静注：一般用8万～12万U/日缓慢静注，病情好转后，改为维持量2万～4万U/日；预防剂量：手术前1天开始，每日注射2万U，共3日。	本品用于预治各型胰腺炎、纤维蛋白溶解所致的急性出血，预防术后肠粘连及严重休克状态。 注射过快，偶见恶心、发热、瘙痒、荨麻疹等；少数过敏体质可引起变态反应。不可与肝素配伍。
玻璃酸酶（透明质酸酶）Hyaluronidase 粉针剂：150U，1500U	常用量120～150U，先用生理盐水或注射用水溶解，配成每毫升含0.7U、1.5U或2U的注射液。	本品用于手术后组织肿胀及外伤性水肿，手术麻醉时局麻药的扩散、肠粘连。 不可静注。心力衰竭和休克者忌用。

药名与剂量	用法与用量	临床应用与注意事项
超氧化物歧化酶 Superoxide Dismutase 注射剂： 4mg,8mg	肌注：治疗类风湿关节炎，8mg/次，3～4次/周；关节腔内注射4mg，每2周1次；用于放射治疗所致的膀胱炎，4mg/次，在放疗后15～30分钟注射1次。	本品可催化氧自由基转变为过氧化氢和氧，从而消除氧自由基，发挥抗炎，抑制自身免疫和抗癌作用。 注射后偶见局部疼痛、荨麻疹和蛋白尿。

药名与剂量	用法与用量	临床应用与注意事项
辅酶 Q10(泛醌 10) ConezymeQ10 片剂: 5mg,10mg 注射剂:5mg	口服:10～15mg/次,3次/日,2～4周为1个疗程。 肌注:5～10mg/次,1次/日。 静脉:10～50mg/日,分1～2次给药。	本品用于充血性心衰、冠心病、高血压等的辅助治疗;也用于颈部外伤后遗症、脑血管障碍、出血性休克及肝炎等。 可引起轻度恶心、胃部不适、食欲减退;偶见荨麻疹及一过性心悸。

药名与剂量	用法与用量	临床应用与注意事项
溶菌酶 Lysozyme 肠溶片:30mg 口含片:20mg	口服:30～50mg/次,3次/日;口含片20mg/次,4～6次/日,也可外用。	本品用于慢性鼻炎、急性或慢性咽喉炎、口腔溃疡、水痘、带状疱疹和扁平疣等。
复合磷酸酯酶 Phosphoesterases Comples 片剂: 50mg,75mg	口服:100～150mg/次,3次/日,饭后服,1～2个月为1个疗程。	本品用于慢性肝炎、冠心病、再生障碍性贫血、白细胞减少症、牛皮癣、硬皮病等。

药名与剂量	用法与用量	临床应用与注意事项
胶原酶 Collagenase 油膏剂： 每 100g 含胶原酶 0.5g、新霉素 1g	外用：涂患处。	本品可促进上皮细胞生长、加快伤口愈合，多用于烧伤的清创、皮肤溃疡等。
三磷酸腺苷 Adenosine Triphosphate 片剂：20mg 注射剂：20mg	口服：20～40mg/次，3 次/日。 肌注：20～40mg/次，1～2 次/日。	本品适用于心力衰竭、心肌炎、心肌梗死、脑动脉硬化、急性脊髓灰质炎、进行性肌萎缩等，还可以用于肝炎、肾炎等。 脑出血、病窦综合征、窦房结功能不全者慎用。

第二十二章　调节水、电解质和酸碱平衡药

一、电解质平衡调节药

药名与剂量	用法与用量	临床应用与注意事项
氯化钠 Sodium Chloride 注射剂：0.9%，10ml，250ml，500ml	静脉给药：一般根据病情而定。	本品用于各种缺盐性失水症和维持血容量。还可外用。

续表

药名与剂量	用法与用量	临床应用与注意事项
复方氯化钠注射液（林格液） Ringer's Solution Injection	静滴：根据病情而定用量。	本品用于补充体液和电解质。

药名与剂量	用法与用量	临床应用与注意事项
葡萄糖氯化钠注射液 注射剂:50ml	静滴:根据病情而定用量。	本品用于补充体液和热能。
氯化钾 Potassium Chloride 片剂:0.5g 注射剂:1g	口服:0.5～1g/次,3次/日。 静滴:一般溶液浓度不超过0.2%～0.4%,滴速宜慢,用量根据病情而定。	本品用于低钾血症的防治,亦可用于强心苷中毒引起的阵发性心动过速或频发室性期前收缩。 尿少或尿闭未改善前严禁使用,静注不宜过快、浓度过高,以免抑制心肌,甚至心脏突然停搏。

药名与剂量	用法与用量	临床应用与注意事项
氯化钙 Calcium Chloride 注射剂: 0.5g,1g	静注:0.5～1g/次,一般用5%氯化钙注射液10～20ml,以等量10%或25%葡萄糖注射液稀释后缓慢静脉推入。	本品用于血钙过低、过敏性疾病及解救镁盐中毒等。 注意静注不宜过快,以免产生心律失常。应用洋地黄7日内忌用本品。
葡萄糖酸钙 Calcium Gluconate 片剂:0.5g 注射剂: 10%,10ml	静注:成人5～10ml/次。 口服:成人0.5～1g/次,3次/日。	本品用于低血钙、荨麻疹、急性湿疹等。 注意事项同氯化钙。

续表

药名与剂量	用法与用量	临床应用与注意事项
果糖酸钙 Calcium Laevulinate 注射剂:10ml	静注:成人1g/次,加等量葡萄糖注射液后,缓慢静注。	本品用于低血钙、荨麻疹等。注意事项同氯化钙。

二、酸碱平衡调节药

药名与剂量	用法与用量	临床应用与注意事项
乳酸钠 Sodium Lactate 注射剂：2.24g(20ml)，5.6g(50ml)	静滴：11.2%液，5～8ml/kg，先用半量，以后根据病情再给其余量；用5%或10%葡萄糖5倍量稀释成为1.87%后静滴，每次量一般为1.87%液500～2000ml。	本品用于纠正血中过高的酸度。临床多用于纠正代谢性酸中毒。肝病、休克缺氧、心功能不全者不宜使用。

药名与剂量	用法与用量	临床应用与注意事项
碳酸氢钠 Sodium Bicarbonate 注射剂：12.5g(250ml)	静滴：根据二氧化碳结合力降低的情况计算剂量，结合力降低1%容积所需5%碳酸氢钠为0.5ml/kg。	本品用于防治代谢性酸中毒，也用于碱化尿液。 药物切勿漏于血管外，过量可致代谢性碱中毒。
氨丁三醇(缓血酸胺) Trometamol 注射剂：7.28%溶液，3.64%	静滴：急症每次用7.28%溶液2～3mg/kg，加等量5%葡萄糖液稀释，于1～2小时滴完，必要时可再用1次。	本品用于代谢性及呼吸性酸中毒。 静滴时应避免外漏。慢性呼吸性酸中毒、如有肾功能不良者慎用。无尿者忌用。

三、葡萄糖及其他

药名与剂量	用法与用量	临床应用与注意事项
葡萄糖注射液 Glucose Injection 注射剂：25%20ml，50%20ml，5%500ml，10%500ml	静滴或静注：根据病人的病情而定用药浓度及用量。	本品主要用于昏迷时补充液体及热能、促进肝脏解毒功能等。

第二十三章　影响机体免疫功能的药物

一、免疫抑制药

药名与剂量	用法与用量	临床应用与注意事项
硫唑嘌呤(依木兰) Azathioprine 片剂:100mg	口服:一般每日1～4mg/kg,1次/日,也可100mg/次,1次/日,连用数月;用于器官移植,每次2～5mg/kg,1次/日,维持量为每日0.5～3mg/kg。	本品用于异体移植时抑制免疫排斥,也用于自身免疫性疾病的治疗,如系统性红斑狼疮、类风湿关节炎、慢性肾炎、特发性血小板减少性紫癜和硬皮病、慢性活动性肝炎等。 毒性反应与巯嘌呤相似,剂量过大可抑制骨髓、脱发。肝、肾功能不全者慎用。

药名与剂量	用法与用量	临床应用与注意事项
甲氨蝶呤(氨甲蝶呤) Methotrexate 片剂:2.5mg,5mg,10mg 粉针剂:5mg,10mg,20mg,50mg	口服:一般10~15mg/周,连续3日内分次服完;一般1~2周为1个疗程。 静注:25~50mg/次,1次/周,显效后减量为每月25~50mg。	本品用于多发性肌炎、皮肌炎、多发性肉芽肿等自身免疫性疾病。 注意事项参看抗肿瘤药甲氨蝶呤。

药名与剂量	用法与用量	临床应用与注意事项
羟基脲 Hydroxycarbamide 片剂:0.5g	口服:一般0.5g/次,3次/日,4~8周为1个疗程。	本品为免疫抑制药,多用于银屑病等。 毒性较甲氨蝶呤小。
雷公藤总苷 Tripterygium Glycosides 片剂:10mg	口服:一般每日1~1.5mg/kg,分次服,1个月为1个疗程。 一般为1次10mg,每日4次;或1次20mg每日3次。	本品用于类风湿关节炎、成人各型肾炎、银屑病等。 有消化道反应、白细胞下降、血小板减少等。孕妇忌用。

药名与剂量	用法与用量	临床应用与注意事项
咪唑立宾(优青糖苷,布雷青霉素) Bredinin 片剂:50mg	口服:一般每日3～4mg/kg,分次服。	本品为免疫抑制药,多用于肾移植、肝移植的排异反应。 有急性肾小管坏死和血清丙氨酸氨基转移酶升高等。
青霉胺 Penicillamine 片剂:100mg	口服:用于自身免疫性疾病,0.8～1.8g/日,分3～4次服,可连服6个月。	本品用于类风湿关节炎、慢性活动性肝炎、硬皮病等。 有皮肤瘙痒、白细胞及血小板减少、蛋白尿、丙氨酸氨基转移酶升高等。

药名与剂量	用法与用量	临床应用与注意事项
抗淋巴细胞球蛋白 Antilymphocyte Globulin 注射剂： 500mg(10ml)	肌注：马 ALG 每次 4～20mg/kg，兔 ALG 每次 0.5～1mg/kg，每日或隔日 1 次，14 日为 1 个疗程。 静滴：马 ALG 每次 7～20mg/kg，稀释于生理盐水 50～100ml 中，于 4～6 小时滴完，1 次/日。	本品用于自身免疫性疾病、肾小球肾炎、红斑狼疮、类风湿关节炎、重症肌无力等。抑制器官移植时的免疫排异作用。 可有荨麻疹，甚至有过敏性休克等。过敏体质者禁用。

二、免疫增强药

药名与剂量	用法与用量	临床应用与注意事项
干扰素(人白细胞干扰素) Interferon 注射剂: 100 万 U 滴眼剂: 100U(1ml) 气雾剂: 1 万～2 万 U(1ml)	喷雾:治疗呼吸道感染,3 次/日。 滴眼:疱疹性角膜炎,3 次/日。 局部外用:带状疱疹,4～6 次/日。 肌注:一般 100 万 U/次,2 次/日,连用 5 日;活动性肝炎,100 万 U/次,1 次/日,1～2 周为 1 个疗程。	本品用于病毒性感染、乙型肝炎、单纯疱疹、带状疱疹、风疹、麻疹等,也可用于肿瘤。 本品毒性很低,少数人有寒战、发热、恶心、呕吐等。

药名与剂量	用法与用量	临床应用与注意事项
重组干扰素α-2b（干扰能） Interferon alfa-2b 粉针剂： 100万U， 300万U	每50U用1ml灭菌注射用水溶解，一般用量为$(2\sim5)\times10^6$U/m²体表面积，每2日1次。肝炎，每日皮下或肌注1次。	本品用于多发性骨髓瘤、艾滋病患者的卡波济肉瘤、恶性黑素瘤、毛细胞白血病及喉乳头状瘤等。 可出现发热、疲劳、消化道反应。心功能不全者慎用。对本品过敏者禁用。

药名与剂量	用法与用量	临床应用与注意事项
干扰素 α-2a（罗扰素）Interferon alfa-2a 粉针剂： 300 万 U， 900 万 U， 1800 万 U	深部肌注：成人最大推荐量 3600 万 U/日，1 次/日，连用 4～6 周，维持量 3600 万 U/次，3 次/周，疗程为 30～90 日。	本品用于治疗与艾滋病有关的卡波济肉瘤；也用于毛细胞白血病、乙型肝炎、丙型肝炎等。 可出现流感样症状、嗜睡、疲劳、严重食欲减退、精神错乱、高血压；偶见心肌梗死、昏迷、脑血管意外等。

药名与剂量	用法与用量	临床应用与注意事项
干扰素 α-N_1（惠福仁）Interferon α-N_1 注射剂：300 万 U，1000 万 U	深部肌注或皮下注射：诱导缓解时成人 300 万 U/次，1 次/日；血液学指标初步好转，给药次数可减至 3 次/周。	本品用于毛细胞白血病。慢性活动性乙型肝炎。 本品不良反应较多，主要有白细胞减少、精神错乱、低血压、高血压、心律失常。驾驶人员或操作机器人员慎用。

药名与剂量	用法与用量	临床应用与注意事项
干扰素 α-N_3 Interferon alfa-N_3 注射剂：500 万 U	一般 2.5 万 U (0.05ml)/次，2 次/周，最大总量为 250 万 U；对大疣，用量可达 25 万 U，在疣周围的几个点注射。最长可治疗 8 周。	本品用于尖锐湿疣有发热、头痛、失眠等。对干扰素过敏者禁用。

药名与剂量	用法与用量	临床应用与注意事项
干扰素β(纤维母细胞干扰素) Interferon-β 注射剂： 100万U, 200万U	成人一般用量为100万～600万U/次,1次/日,静滴或鞘内注射。恶性黑素瘤,用40万～80万U肿瘤周围注射,1日总量可达100万～300万U,1次/日。	本品主要用于胶质细胞瘤、恶性黑素瘤。 可引起白细胞、血小板减少,丙氨酸氨基转移酶升高,头痛、肌痛、关节痛、发热、心动过速、蛋白尿等;大剂量使用可在人体各系统引起不良反应。孕妇及小儿用药安全性尚未确立。

药名与剂量	用法与用量	临床应用与注意事项
干扰素 γ-Ib Interferon Gamma-Ib 注射剂： 100μg/0.5ml	皮下注射：对慢性肉芽肿，体表面积＞0.5m^2 时，推荐量为每次 50μg/m^2；如体表面积≤0.5m^2 时，则为1.5μg/kg，3 次/周。	本品用于慢性肉芽肿病。 可有头痛、发热、皮疹和寒战。心脏和中枢神经系统疾病患者慎用。孕妇禁用。

药名与剂量	用法与用量	临床应用与注意事项
胸腺素(胸腺肽,日达仙) Thymosin 注射剂:5mg	肌注或皮下注射:一般 2～10mg/次,1 次/日;用于胸腺发育不良症幼儿,每次 1mg/kg,1 次/日。维持量为 1mg/kg,1 次/周。	本品胸腺素是一种免疫调节药,能促进和调节机体免疫功能,增强机体抗病能力。用于细胞免疫缺损性疾病,胞腺发育不全等;病毒性乙型肝炎、红斑狼疮、类风湿关节炎及癌症的辅助治疗和其他疾病。 可出现荨麻疹、皮疹、头昏等。

药名与剂量	用法与用量	临床应用与注意事项
转移因子 Transfer Factor 注射剂:2ml(相当于 $1\times10^9\sim10\times10^9$ 个白细胞提取物)	皮下注射:2ml/次,1~2次/周,1个月后改为1次/2周;带状疱疹,一般只注射1次。	本品有提高细胞免疫功能的作用,作为恶性肿瘤的辅助治疗及某些抗生素难以控制的病毒或真菌感染;也可用于治疗流行性腮腺炎,带状疱疹、乙型病毒性肝炎、过敏性鼻炎、支气管哮喘、过敏性紫癜、银屑病等。

药名与剂量	用法与用量	临床应用与注意事项
人胎盘脂多糖(胎盘脂多糖) Human Placental 注射剂:1mg	肌注或皮下注射:一般0.5～1mg/次,1次/日,20次为1个疗程。	本品用于类风湿关节炎、过敏性皮炎、白细胞减少症、慢性肝炎、慢性阻塞性肺病等。 心动过速者慎用。
云芝多糖K Polysaccharoid K 片剂:0.1g,0.5g	口服:一般1g/次,3次/日,疗程3个月。	本品为免疫增强药,临床常与丝裂霉素、环磷酰胺、氟尿嘧啶,阿糖胞苷等合用治疗胃癌、食管癌、结肠癌、肺癌、乳腺癌等。

药名与剂量	用法与用量	临床应用与注意事项
白山云芝多糖 （云芝肝泰） Versicolor 注射剂：40mg	肌注：一般 40mg/次，1 次/日，可连用 1～2 个月。	本品为免疫增强药，临床用于白血病、慢性活动性肝炎、急性淋巴细胞白血病的辅助治疗。
银耳多糖 Fucifamis 胶囊剂： 250mg	口服：一般 1g/次，2～3 次/日。	本品为免疫增强药，用于肿瘤化疗和放疗所致的白细胞减少及慢性支气管炎等。

药名与剂量	用法与用量	临床应用与注意事项
猪苓多糖 Polyporusus Bellatus 注射剂:40mg	肌注:一般40mg/次,1次/日。	本品可提高机体的细胞免疫功能。 临床常与其他抗癌药物合用治疗各种癌症;也用于细胞免疫功能下降。
丙种球蛋白 γ-Globulin 注射剂:3ml(含量10%或5%)	肌注:一般2～5ml/次,1次/周;用于内源性过敏性疾病,10ml/次,3周内注射2次。	本品用于免疫缺陷病,以及传染性肝炎等免疫功能低下者。 一般制剂不可做静脉注射。

药名与剂量	用法与用量	临床应用与注意事项
香菇多糖(香菇菌多糖) Lentinan 片剂:2.5mg 注射剂:2mg	口服:一般 12.5mg/次,2 次/日。 肌注:2～4mg/次,1 次/日。 静注:0.5～5mg/次,1～2 次/周,3 个月为 1 个疗程。	本品为免疫增强药,临床多与其他抗癌药物合用治疗各种癌症;也用于乙型肝炎,急、慢性白血病,胃癌,肺癌的辅助治疗。

药名与剂量	用法与用量	临床应用与注意事项
左旋咪唑(左咪唑) Levamisole 片剂:25mg,50mg	口服:一般用于癌症的辅助治疗,150～250mg/日,分3次给药,连服3日,休息11日,然后再进行下1个疗程;用于类风湿关节炎,50mg/次,2～3次/日;用于支气管哮喘,50mg/次,3次/日,连服3日,停7日,6个月为1个疗程。	本品能使免疫缺陷或免疫抑制的宿主恢复免疫功能。多用于癌症术后或化疗后辅助治疗;尚可用于类风湿等。 有头晕、恶心、白细胞减少、剥脱性皮炎及肝功能损伤等。

药名与剂量	用法与用量	临床应用与注意事项
植物血凝素（植物血球凝集素）Phytohemagglutinin 粉针剂:10mg	肌注:用于肿瘤,20～40mg/次,溶于5%葡萄糖盐水250～500ml中静滴,1次/日,一般化疗前使用5～10日,需用2～3个疗程。	本品用于免疫功能受损所致的疾病,如急性白血病、再障、肿瘤等。 注意偶见过敏性休克。

药名与剂量	用法与用量	临床应用与注意事项
聚肌胞(聚肌胞苷酸) Polyinosinic Acid-Poly-cytidylic Acid 注射剂:1mg,2mg	肌注:一般1～2mg/次,隔日1次;儿童酌减。用于治疗肝炎,1～2mg/次,2次/周,2～3个月为1个疗程。	本品为一种高效的干扰素诱导药。用于治疗带状疱疹、疱疹性角膜炎、病毒性肝炎及预防流感等。
泰洛龙(乙氨芴酮) Tilorone 片剂:0.3g	口服:一般0.3g/次,2次/日,可连服7～10日。	本品为广谱抗病毒药物,对多种动物肿瘤有抑制作用。无骨髓抑制作用。用于硅沉着病(矽肺),抑制肺纤维化作用。 可引起消化道反应。

第二十四章　生物制品

药名与剂量	用法与用量	临床应用与注意事项
伤寒菌苗 Typhoid Vaccine 注射剂:10ml	上臂外侧中部皮下注射:初次应用3针,每针间隔7～10日。1～6岁,3针注射量分别为0.2ml,0.3ml,0.3ml;7～14岁,3针注射量分别为0.3ml,0.5ml,0.5ml;15岁以上第1针为0.5ml,第2、3针各为1ml,此后加强剂量同第3针。	本品用于伤寒的预防。 可出现局部红肿,头痛、发热等。患病者、孕妇、哺乳期妇女、经期妇女禁用。

药名与剂量	用法与用量	临床应用与注意事项
伤寒、副伤寒甲、副伤寒乙三联菌苗 Typhoid-Paratyphoid A and B Vaccine 注射剂:10ml (每毫升含伤寒菌 1.5 亿个,副伤寒甲、乙杆菌各 0.75 亿个)。	同伤寒菌苗	本品同伤寒菌苗

药名与剂量	用法与用量	临床应用与注意事项
霍乱、伤寒、副伤寒甲、副伤寒乙四联菌苗 注射液:2ml	同伤寒菌苗	本品同伤寒菌苗。

药名与剂量	用法与用量	临床应用与注意事项
霍乱菌苗 Cholera Vaccine 注射剂:2ml	上臂外侧三角肌处皮下注射:初次使用需注射2针,每针间隔1～4周。6岁以下,2针剂量分别为0.3ml/次;6～14岁,2针分别为0.5ml/次;15岁以上,2针分别是0.5ml,1ml。以后加强剂量同第2针。	本品用于霍乱的预防。 注意事项同伤寒菌苗。

药名与剂量	用法与用量	临床应用与注意事项
霍乱、伤寒、副伤寒甲、副伤寒乙菌苗和破伤风类毒素混合制剂 Choleraand Typhoidparatyphoid AandB Vaccine and Tetanus Toxoid Complex 注射剂:2ml	上臂外侧中部皮下注射:3针剂量分别为0.5ml,1ml,1ml,每针间隔2～4周。1年后再注射1ml。但对霍乱、伤寒、副伤寒每年尚需加量注射1针。	本品供15岁以上人群做基础免疫。 注意事项同霍乱菌苗。

药名与剂量	用法与用量	临床应用与注意事项
百日咳菌苗 Pertussis Vaccine 注射剂:2ml,5ml(每毫升含百日咳菌90亿个)	上臂外侧中部皮下注射:3针注射剂量分为0.5ml,1ml,1ml,每针间隔3～4周,以后每1～2年注射1ml。第1年必须注射完3针才有效。	本品用于6个月至6周岁小儿。预防百日咳,免疫力可维持1～2年。可引起局部红肿、头痛、发热等。有发热、急性疾病、过敏体质及患脑炎、癫痫、小儿麻痹患者禁用。在流行性乙型脑炎和小儿麻痹症流行期间不可接种本品。

药名与剂量	用法与用量	临床应用与注意事项
百日咳菌苗、白喉类毒素混合制剂（百-白二联）Diphtheria andpertussis Vaccines 注射剂：1ml含90亿个和精制白喉类毒素20个絮状结合单位	上臂外侧中部皮下注射：3针注射剂量分别为0.5ml，1ml，1ml，每针间隔4～6周。到2岁左右再注射1ml，4～5岁再注射1ml。	本品用于6个月至6周岁儿童，最好于出生后6个月接种。免疫力保持1～3年。 注意事项同百日咳菌苗。

药名与剂量	用法与用量	临床应用与注意事项
流行性脑脊髓膜炎菌苗（流脑菌苗）Meningococcus Vaccine 注射剂：1ml	三角肌处皮下注射：第 1 年，第 1 针和第 2 针间隔 3～4 周；以后每年可加强注射 1 针，每针用量均为 0.5ml。	本品用于 6 个月至 15 岁的小儿。免疫力可维持 2～3 个月。 可有局部反应。发热、癫痫、痉挛、急性传染病、心或肾病、活动性结核、荨麻疹等患者禁用。

药名与剂量	用法与用量	临床应用与注意事项
卡介苗(结核活菌苗,冻干卡介苗) Vaccin Calmette Guerin 冻干皮内注射卡介苗菌体: 0.5mg(1ml)	划痕用卡介苗:仅用于新生儿,在三角肌皮肤处滴加卡介苗2～3滴,然后用消毒钢针在菌液面上做"十十"划痕,每条痕长1cm,以血浆渗液呈淡红色为宜。 皮内注射用卡介苗:在三角肌处皮内注射0.1ml。	本品出生3个月以内健康婴儿可直接接种;出生3个月以后小儿及成年人先做结核菌素试验,阴性反应者才可接种。免疫力可维持3～5年。 结核病、急性传染病、肾炎、心脏病、湿疹或其他皮肤病患者不可接种。

药名与剂量	用法与用量	临床应用与注意事项
尿路感染菌苗 Urinary Tract Infection Vaccine 1ml 含大肠杆菌 12 亿个，副大肠杆菌 6 亿个，产气菌 3 亿个，肠球菌 4 亿个	皮下或肌内注射：感染期患者，每周 2 次，第 1 次 0.2ml 或 0.3ml；第 2 次 0.4ml 或 0.5ml，间隔 3 日；以后每周注射 0.5ml，3 个月为 1 个疗程。恢复期患者，第 1 周注射 0.3ml，第 2～4 周每周注射 0.5ml，以后每隔 2 周或 1 个月注射 1 次，每次 0.5ml，6 个月左右为 1 个疗程。	本品用于急性尿路感染患者。 偶见局部红肿和发热。过敏性疾病、活动性结核、肝炎、心脏病、慢性肾炎及发热 38℃以上者，以及孕妇等均禁用。

药名与剂量	用法与用量	临床应用与注意事项
气管炎菌苗 Bronchitis Vaccine 注射剂:1ml	三角肌或臂部肌内注射:一般于发作季节前1个月开始注射,初次剂量从0.1～0.3ml开始,1次/周,每次增加0.1～0.2ml,维持量0.5～1ml(3岁以下不超过0.5ml)。	本品用于预防感冒、上呼吸道感染引起的支气管哮喘、慢性支气管炎等。适用于各年龄易感人群。 发热38℃以上、肝炎、湿疹、活动性结核者不可应用。心脏病、高血压等慎用。

药名与剂量	用法与用量	临床应用与注意事项
脊髓灰质炎活疫苗(小儿麻痹症活疫苗) Live Poliomyelitis Vaccine 糖丸剂:分为Ⅰ型、Ⅱ型、Ⅲ型	口服或含服:第1年先服Ⅰ型糖丸1粒,1个月后再服Ⅱ型、Ⅲ型各1粒,或Ⅱ、Ⅲ型双价糖丸各1粒。第2、3年以同法各服1次。	本品用于2个月至7岁儿童。免疫力可维持3~5年。 偶有发热、腹泻、皮疹、多发性神经炎等。发热、严重佝偻病、活动性结核及其他严重疾病患者禁用。

药名与剂量	用法与用量	临床应用与注意事项
流行性感冒活疫苗 Influenza Vaccine (Live) 注射剂:1ml	用喉头喷雾器进行鼻腔喷雾:每侧鼻孔约0.25ml。	本品用于预防流感。 活动性结核、发热、严重呼吸道疾病、对蛋白及磺胺过敏者及孕妇禁用。一般不宜用于儿童及年老体弱者。

药名与剂量	用法与用量	临床应用与注意事项
流行性乙型脑炎疫苗(乙脑疫苗) Encephalitis B Vaccine 注射剂：0.5ml，每盒附有35%亚硫酸氢钠注射剂2支	三角肌处皮下注射：6个月至1岁，0.25ml/次；1～5岁，0.5ml/次；6～10岁，1ml/次；11～14岁，1.5ml/次；15岁以上，2ml/次。第1年注射2针，每针间隔7～10日，第2年重复注射1针，剂量同前。	本品用于预防乙型脑炎。 有各种严重慢性病、神经系统疾病、发热、急性病者，以及孕妇、哺乳期妇女、经期妇女禁用。

药名与剂量	用法与用量	临床应用与注意事项
狂犬病疫苗（人用狂犬病疫苗）Rabies Vaccine 液体疫苗：2ml 冻干疫苗：1ml,2ml	成人在三角肌肌内注射；儿童在大腿前内侧区肌内注射。于0(第1天，注射当天)、3、7、14、30天各注射1安瓿，儿童用量相同。	本品用于被患狂犬病的动物咬伤、抓伤或被其唾液污染者。 有局部红肿、痒痛或淋巴结肿大。偶见变态反应性脑脊髓膜炎等。

药名与剂量	用法与用量	临床应用与注意事项
精制白喉抗毒素(白喉抗毒素,精白抗) Purified Diphtheria Antitoxin 注射剂:1000U	肌注或静注:用于预防,1次注射1000～2000U,免疫力可维持20日左右。用于治疗,单纯鼻或扁桃体白喉,一次足量2万～3万U;单纯喉白喉,一次足量3万～4万U;咽和喉白喉,一次足量,4万～5万U。	本品用于防治白喉。

药名与剂量	用法与用量	临床应用与注意事项
吸附精制破伤风类毒素(吸精破类) Purified Tetanus Toxoids Adsorbed 注射剂:2ml,5ml	三角肌处皮下注射;第1年注射2针,间隔4～8周,每针各0.5ml;第2年注射0.5ml;以后每5～10年注射0.5ml。	本品用于预防破伤风及可能感染破伤风杆菌者。 可有局部红肿、低热、高热等。急性传染病,心、肝或肾病,高血压,活动性结核,血液病等患者,以及孕妇、过敏体质者禁用。

药名与剂量	用法与用量	临床应用与注意事项
精制破伤风抗毒素(精破抗) Purified Tetanus Antitoxin 注射剂: 1500U, 3000U	预防:皮下注射1500～3000U/次,小儿 1500U/日。 治疗:皮下、肌注或静注,轻症 1 万～2 万 U/日,中症 5 万 U/日,重症 10 万～15 万 U/日。 治疗新生儿破伤风:2 万～10 万 U/(24 小时内 1 次或分次给药)。	本品用于防治破伤风。 本品易引起变态反应,用前须做过敏试验,过敏者应做脱敏方法注射。

药名与剂量	用法与用量	临床应用与注意事项
人血丙种球蛋白(普通丙种球蛋白) Humam-Serum Gamma Globulin 注射剂: 0.3g	肌注:成人 0.3～0.6g/次。	本品用于增强机体抵抗力,以防治麻疹、传染性肝炎、水痘等。 应注意变态反应。

药名与剂量	用法与用量	临床应用与注意事项
人胎盘血丙种球蛋白(胎盘丙种球蛋白) Hamam Placent Serum Gamma Globulin 注射剂：0.3g	肌注：成人0.6～0.9g/次；儿童每次0.02～0.08g/kg。	本品用于增强机体抵抗力，以防治麻疹、传染性肝炎等。 应注意变态反应。

第二十五章　解毒药物

一、一般常用解毒药

药名与剂量	用法与用量	临床应用与注意事项
二巯丙醇 （巴尔） Dimercaprol 注射剂： 0.1g，0.2g	肌注：一般每次2.5～4mg/kg，第1、2日，4～6小时1次；第3日，6～12小时1次，以后每日1次，7～14日为1个疗程。	本品用于急性与慢性砷、汞、锑、金、铋、镍、镉中毒。 可有消化道反应、视物模糊等；也可引起血压上升，心跳加快。肝、肾功能不良者慎用。

药名与剂量	用法与用量	临床应用与注意事项
二巯丁二钠（二巯琥珀酸钠） Sodium Dimercapto-succinate 注射剂：0.5g,1g	肌注：0.5g/次，2次/日。 缓慢静注：急性中毒，首次2g，用注射用水10～20ml稀释后注射，以后1g/次，1次/小时，共4～5次；亚急性中毒，1g/次，1次/日，共用5～7日。	本品作用同二巯丙醇，但解毒效力较其强10倍。 注意事项见二巯丙醇。

药名与剂量	用法与用量	临床应用与注意事项
青霉胺(D-盐酸青霉胺) Penicillamine 片剂:0.1g	口服:成人治疗肝豆状核变性病,每日20～25mg/kg,分3次服;治疗铅、汞中毒,1g/日,分4次服,5～7日为1个疗程。	本品用于铜、铅、汞等金属离子中毒。 有消化道反应、白细胞减少、血小板减少等。用前须做青霉素过敏试验。

药名与剂量	用法与用量	临床应用与注意事项
依地酸钙钠(乙二胺四乙酸二钠钙)Calcium Disodium Edetas 注射剂: 0.2g,1g	静滴:一般1～2g/日,溶于5%葡萄糖液250～500ml内(2～4mg/ml),连用3日,休息4日,为1个疗程,总量不超过6g。	本品用于铅中毒有特效,对镉、锰、铜、钴等也有效。 少数病人有头晕、恶心、极度口渴。肾功能不良者慎用。用药期间注意查尿,发现异常应停药。

药名与剂量	用法与用量	临床应用与注意事项
L-半胱氨酸（半胱氨酸）L-Cysteinum 注射剂： 0.1g	肌注：成人 0.1～0.2g/次，1～2 次/日。	本品用于放射性药物及重金属中毒、中毒性肝炎、血清病，预防肝坏死。

药名与剂量	用法与用量	临床应用与注意事项
去铁胺(去铁敏) Deferoxamine Mrsylate 片剂： 0.1g,0.5g 注射剂： 0.5g	口服：每日 90mg/kg,分 3 次服。 肌注、静注：首次 1g/次，以后每 4 小时 0.5g,总量不超过 5g/日；儿童首次 20mg/kg,1 次/4～12 小时,用半量，总量不超过 120mg/kg。	本品用于急性铁中毒,慢性铁蓄积引起疾病等。 有腹泻、视物模糊、腹部不适、腿肌震颤等。

药名与剂量	用法与用量	临床应用与注意事项
碘解磷定(派姆,磷敌) Pralidoxime Iodide 注射剂: 0.5g	静注、静滴:一般轻度中毒,0.4～0.5g/次,缓注,必要时重复1次;中度中毒,首次静注0.4～0.8g,以后每2～3小时重复给药0.4～0.8g,共2～3次;重度中毒,首次静注1～1.2g,30分钟后如无效,再注0.8～1.2g,以后改为静滴,0.4g/小时。	本品主要用于各种有机磷中毒。 注射过快可引起视物模糊、复视、头晕、头痛、恶心及心动过速等。

续表

药名与剂量	用法与用量	临床应用与注意事项
氯解磷定(氯化派姆,氯磷定) Pralidoxime Chloride 注射剂: 0.25g, 0.5g	肌注、静滴:轻度中毒,0.25～0.5g/次,必要时2～4小时重复1次;中度中毒,0.5～0.75g/次,必要时2～4小时再注射0.5g;重度中毒,1g/次,如1小时后病情未见好转再给药0.75～1g,以后改为0.5g/1～2小时。	本品主要用于各种有机磷中毒,但毒性较碘解磷定小。 注意事项见碘解磷定。

药名与剂量	用法与用量	临床应用与注意事项
亚甲蓝(美蓝,次甲蓝) Methylene Blue 注射剂:20mg	静注:用1%溶液5～10ml稀释于25%葡萄糖液20～40ml中静注。用于氰化物中毒,用1%溶液50～100ml静注,再静注25%～50%硫代硫酸钠溶液50ml,二者交替使用。	本品用于解氰化物中毒、亚硝酸盐中毒等。 可出现恶心、腹痛、头痛。氰化物中毒解救时应与硫代硫酸钠交替使用。

药名与剂量	用法与用量	临床应用与注意事项
硫代硫酸钠(次亚硫酸钠,大苏打,海波) Sodium Thiosulfate 注射剂:0.5g	缓慢静注:成人一般0.5～1g/次;氰化物中毒,12.5～25g/次,1次/日,连用3～5日。儿童用量:砷、汞、铅等中毒10～20mg/kg;氰化物中毒每日0.25～0.5g/kg。	本品用于氰化物中毒,亦可用于砷、汞、铅、铋、碘、溴等的中毒解救。 有头昏、乏力、恶心、呕吐等。静注过快时可有血压下降等。

续表

药名与剂量	用法与用量	临床应用与注意事项
亚硝酸钠 Sodium Nitrite 注射剂： 0.3g	缓慢静注：成人每次0.3～0.45g，儿童每次6～12mg/kg。	本品用于氰化物中毒，作用同亚甲蓝。 可引起血压下降、头痛。青光眼、头部外伤、脑出血患者忌用。

药名与剂量	用法与用量	临床应用与注意事项
乙酰胺(解氟灵) Acetamide 注射剂: 2.5g	肌注:成人2.5～5g/次,2～4次/日,一般连续用5～7日。	本品用于氟乙酰胺农药中毒。

药名与剂量	用法与用量	临床应用与注意事项
烯丙吗啡(纳络芬) Nalorphine 注射剂: 5mg,10mg	静注、肌注、皮下注射:成人 5～10mg/次,必要时隔 10～15 分钟再注,总量不超过 40mg。	本品主要用于吗啡和哌替啶等急性中毒。 可有幻视、感觉异常、恶心等。

药名与剂量	用法与用量	临床应用与注意事项
纳洛酮 Naloxone 注射剂： 0.4mg	肌注或静注：一般0.4～0.8mg/次。	本品用于阿片碱类中毒的解毒。不会产生依赖性。 有恶心、呕吐等。
洛非西定 Lofexidine 片剂：0.2mg	口服：0.2～0.8mg/次，2次/日。	本品为中枢性的α_2受体激动药，无成瘾性，用于鸦片戒断。

药名与剂量	用法与用量	临床应用与注意事项
美他多西(美他多辛) Metadoxil 片剂:0.5g 注射剂: 0.3g	口服:1g/日,分2次给药。 肌注:0.3～0.6g/次,分2次给药。	本品主要用于治疗急、慢性醇中毒和醇性肝病。

药名与剂量	用法与用量	临床应用与注意事项
南通蛇药(季德胜蛇药) 片剂(本品为复方制剂)	口服或外用:毒蛇咬后,立即服药5片,同时将药片用温开水溶化后涂于伤口周围约1.5cm处。以后轻症者继续口服,5片/次,3次/日,用至症状消失;重症者10～15片/次,4次/日,用至症状消失。	本品有解毒、止痛消肿作用。用于蛇咬伤,防治毒虫咬伤等。 注意消除毒液或毒物。

药名与剂量	用法与用量	临床应用与注意事项
克矽平(防矽一号) Polyvinylpyridine Oxide 注射剂: 80mg, 200mg 喷雾剂: 10g/250ml, 20g/500ml	喷雾吸入:4%水溶液5～10ml/次,6次/周,每次30分钟。 肌注:4～6ml/次,4～6次/周,一般两者联用,3次/周,3个月为1个疗程,间隔1个月后开始第2个疗程,连用2～4个疗程。	本品用于治疗矽肺。 有局部瘙痒、荨麻疹、皮炎等。肝、肾、心脏病患者及高血压者不宜使用。

续表

药名与剂量	用法与用量	临床应用与注意事项
谷胱甘肽 Glutathione 注射剂:50mg	肌注或静注:一般50～100mg/次,1～2次/日	本品可以改善中毒性肝炎和感染性肝炎的症状。用于丙烯腈、氟化物、一氧化碳、重金属中毒及有机溶剂中毒等。

二、其他特异性解毒药

1.鱼精蛋白(Protamine):主要用于肝素超剂量引起的危险性出血及肝素样抗凝剂中毒的解救。

2.维生素 K_1、维生素 K_3、维生素 K_4:用于解救双香豆素类、华法林、敌鼠钠引起的大出血等。

3.美解眠(Megimide):用于解救巴比妥类、水合氯醛、安眠药中毒。

4.新斯的明(Neostigmine):用于解救颠茄、曼陀罗、莨菪、阿托品中毒。

5.苯苄胺(Dibenzyline):作用与酚妥拉明相似而选择性强,用于解救肾上腺素过量引起的中毒。

6.葡萄糖酸钙(Calcium Gluconate):用来解救枸橼酸钠中毒。

7.氯化钠(Sodium Chloride):可解救溴化物中毒(促进排泄)。

8.硫酸钠(Sodium Sulfate):可解救氯化钡、碳酸钡中毒。

9.碳酸氢钠(Sodium Bicarbonate):可解救水杨酸盐引起的中毒(促其排泄)。

10.乙醇(Alcohol):可解救甲醇、乙二醇中毒。

第二十六章　消毒防腐收敛药物

药名与剂量	用法与用量	临床应用与注意事项
乙醇(酒精) Alcohol 醇溶液:75%	皮肤消毒:用75%乙醇溶液。预防压疮:用50%稀醇。高热病退热:用25%～50%乙醇溶液擦浴。	本品用于皮肤消毒、预防压疮、高热病退热等。 浓度过高,妨碍其杀菌效力。

药名与剂量	用法与用量	临床应用与注意事项
碘 Iodine 碘酊:2% 碘甘油: 1%,3%	常配成2%碘酊用于皮肤消毒;3%碘甘油用于牙龈炎;1%碘甘油用于咽喉炎、口腔黏膜消毒等。	本品用于皮肤消毒等。

药名与剂量	用法与用量	临床应用与注意事项
苯扎溴铵(新洁尔灭) Benzalkonium Bromide 贮备液： 50%,10%, 5%	1：1000～2000 溶液用于皮肤消毒及器械消毒。	本品广泛用于皮肤和器械消毒灭菌。长期保存效力不减。

药名与剂量	用法与用量	临床应用与注意事项
氯己定(洗必泰) Chlorhexidine Acetate 外用片溶液剂	手术前皮肤消毒用0.5%～1%洗必泰醇(70%)溶液；冲洗创面用0.05%水溶液；口腔溃疡、咽喉炎等含漱用0.01～0.02%；器械消毒用0.1%水溶液。	本品为广谱杀菌药，对革兰阳性和阴性菌均有效；对耐酸菌、芽孢、真菌、病毒无效。 不宜与肥皂、碱、金属物质和某些阴性离子药物合用。

药名与剂量	用法与用量	临床应用与注意事项
苯酚（酚，石炭酸） Phenol 水溶液： 1%～5%酚甘油、酚软膏：2%	主要与其他外用药物配伍外用。	本品为消毒防腐药，用于皮肤止痒、中耳炎、外耳道炎，以及器械、排泄物消毒等。 高浓度对皮肤有腐蚀作用。

药名与剂量	用法与用量	临床应用与注意事项
戊二醛 Glutaral 溶液剂： 25％	用浓度为25％溶液，配制成2％浓度的液体用于医疗器械的消毒。	本品用于各种医疗器械的消毒。 器械消毒前应用自来水洗净，晾干，然后浸泡消毒液中。

续表

药名与剂量	用法与用量	临床应用与注意事项
硼砂(四硼酸钠,重硼酸钠) Borax 粉剂:500g	配成1%～5%溶液漱口,冲洗膀胱、阴道。	本品有抑制细菌作用。用于口腔炎、咽喉炎、膀胱及阴道炎等。
过氧乙酸 Peracetic Acid 溶液剂:40%	0.04%～0.2%溶液用于器械、皮肤消毒;0.5%溶液用于空气消毒,每立方米用药30ml;1%溶液用于治疗灰指甲。	本品用于皮肤、器械、空气消毒及治疗甲癣。 有较强的刺激性,能损伤皮肤。

药名与剂量	用法与用量	临床应用与注意事项
高锰酸钾(过锰酸钾,灰锰氧) Potassium Permanganate 粉剂	0.1%～0.5%溶液,冲洗感染创面及膀胱炎用;眼科用0.01%～0.02%溶液;洗胃用0.02%～0.1%溶液;坐浴用0.02%。	本品为强氧化药,放出新生态氧,有杀菌作用,但作用表浅,时间短,低浓度时有收敛作用。用于感染创面、膀胱炎等。浓度过高有刺激性。

续表

药名与剂量	用法与用量	临床应用与注意事项
过氧化锌 Zinc Peroxide 洗剂： 5%～10% 软膏、霜剂： 10%～25%	局部外用：每日数次。	本品局部应用，缓缓放出新生态氧，有杀菌收敛作用。主要用于皮肤、创面消毒等。

第二十七章　外科、皮肤科用药

药名与剂量	用法与用量	临床应用与注意事项
维甲酸(维生素甲酸) Tretinoin 片剂： 10mg/片 霜剂：0.1%，0.025%	口服：一般10mg/次，2～3次/日。 外用：0.025%霜剂涂患处。	本品适用于寻常性痤疮、黏膜白斑、扁平苔藓、毛发红糠疹。 内服可有头痛、头晕、口干。不可用于急性皮肤病。肝、肾功能不良者慎用。

药名与剂量	用法与用量	临床应用与注意事项
异维甲酸(β顺维甲酸) Isotretinoin 胶囊:2.5mg,5mg	口服:一般每日用0.5～2mg/kg,分2次服。	本品有减少皮脂腺分泌作用,对囊肿性痤疮有较好疗放,对酒渣鼻、角化异常性疾病有效。

药名与剂量	用法与用量	临床应用与注意事项
二硫化硒 Selenium Sulfide 2.5% 悬浮液，1%洗液	外用：2.5%悬浮液涂于患处，保留5～10分钟后以大量水冲洗，2次/日，持续2～4周。	本品用于花斑癣、脂溢性皮炎、湿疹等。 用药后应用大量水冲洗。

续表

药名与剂量	用法与用量	临床应用与注意事项
皮考布洛芬 Ibuprofen Piconol 软膏剂:5% 霜剂:5%	外用:一般每日数次,涂敷患处;治带状疱疹,1~2次/日,贴敷患处。	本品用于急性湿疹、接触性皮炎、特异性皮炎、慢性湿疹、酒渣样皮炎、口周皮炎、带状疱疹等。 偶见皮肤刺激症状。

药名与剂量	用法与用量	临床应用与注意事项
氟灭酸丁酯 Butyl Flufenamate 软膏剂:5%	涂患处,每日数次。	本品用于急性与慢性湿疹、脂溢性湿疹、钱币状湿疹、接触性皮炎、特异性皮炎、带状疱疹等。 对本品过敏者禁用。

药名与剂量	用法与用量	临床应用与注意事项
地蒽酚 Dithranol 软膏剂： 0.1%， 0.5%， 1%	外用：选用适宜浓度的软膏涂患处，一般保持10～30分钟后擦掉，1～3次/日。	本品用于银屑病的治疗。 皮肤有伤者不可涂。肝、肾功能障碍者慎用。

药名与剂量	用法与用量	临床应用与注意事项
维胺酯 Retinamidoester 片剂:25mg	口服:一般25mg/次,3次/日。对顽固性皮肤病一般以4个月为1个疗程。	本品用于寻常性痤疮、颜面部播散性粟粒性狼疮、鱼鳞癣和角化异常性疾病等。 有口干、头晕等。肝、肾功能不全、重症糖尿病、酒精中毒、高血压危象者禁用。此外,有致畸作用。
牛皮癣溶液 酊剂:0.1%	涂患处:2～3次/日。	用于治疗银屑病或白癜风等。

药名与剂量	用法与用量	临床应用与注意事项
复方硫黄洗剂 洗剂:沉降硫3g,硫酸锌3g	涂患处:2～4次/日。	本品有消炎、抗菌、抑制皮脂溢出等作用。用于脂溢性皮炎等。
狐臭溶液 洗剂	涂擦两腋部,3～4次/日。	本品用于治疗狐臭。

药名与剂量	用法与用量	临床应用与注意事项
酚洗剂 洗剂	涂瘙痒处:2～3次/日。	本品有杀菌、止痒作用。
复方土槿皮酊 洗剂	涂患处:2～3次/日。	本品用于脚癣等。
白癜风酊一号 酊剂:1%	局部涂擦:1次/日。	本品用于白癜风。

药名与剂量	用法与用量	临床应用与注意事项
克霉唑癣药水 水剂:1%	涂患处:2~3次/日。	本品用于抗真菌,多用于脚癣及股癣,以及其他癣症。
惠氏酒精 洗剂	涂患处:1~2次/日。	本品有杀真菌及角质剥脱作用,用于手足癣、体癣、股癣等。

药名与剂量	用法与用量	临床应用与注意事项
8-甲氧补骨脂素酊 酊剂:0.1%	涂患处:2～3次/日。局部涂搽后,照射长波紫外线,1次/日。	本品用于治疗白癜风、银屑病等。
克霉唑软膏 霜剂:1%	涂患处:2～3次/日。	本品抗真菌病。用于脚癣、股癣及其他癣。

药名与剂量	用法与用量	临床应用与注意事项
炉甘石洗剂 洗剂	涂患处：2～3次/日。	本品用于治疗无渗出性的急性、亚急性皮炎及湿疹等。
复方雷锁锌洗剂 洗剂	涂患处：2～3次/日。	本品有抗真菌、收敛、止痒作用。用于股癣、花斑癣、体癣、手足癣及皮肤念珠菌病。

药名与剂量	用法与用量	临床应用与注意事项
复方苯佐卡因油剂 油剂:5%	涂患处:2次/日。	本品有止痒、收敛、保护皮肤作用。用于无明显渗出的急性、亚急性湿疹和皮炎等。
硫黄软膏 软膏剂:5%	涂患处:2～3次/日。	本品用于脂溢性皮肤病、疥疮、银屑病等。

药名与剂量	用法与用量	临床应用与注意事项
尿素软膏 霜剂:10%	涂患处:2～3次/日。	本品用于皲裂、鱼鳞癣、银屑病等。
连翘软膏 软膏剂	涂患处:1次/日。	本品用于疖肿或蜂窝织炎等。
甲紫止痒糊剂 糊剂	涂患处:1次/日	本品用于消炎、止痒等。

药名与剂量	用法与用量	临床应用与注意事项
鱼石脂软膏 软膏剂	涂患处:1～2次/日。	本品用于局部皮肤炎症,如疖、丹毒、湿疹、银屑病及慢性皮炎等。
鞣酸软膏 软膏剂	涂患处:2次/日。	本品用于皮肤收敛。
红霉素软膏 软膏剂: 1%,4g	涂患处:3～4次/日。	本品用于局部抗感染。

药名与剂量	用法与用量	临床应用与注意事项
氟氢可的松霜 冷霜剂：0.5%	涂患处：3～4次/日。	本品用于湿疹、皮炎及过敏性皮肤病等。
肤轻松软膏 软膏剂：10g	涂患处：2～3次/日。	本品用于湿疹、接触性皮炎、脂溢性皮炎、皮肤瘙痒、神经性皮炎等。

药名与剂量	用法与用量	临床应用与注意事项
醋酸去炎松软膏 软膏剂:10g	涂患处:2～3次/日。	本品用于过敏性皮炎、接触性皮炎、神经性皮炎、银屑病、脂溢性皮炎等。
恩肤霜(丙酸氯倍他索软膏) 软膏剂:10g	涂患处:2～3次/日	本品用于瘙痒症、神经性皮炎,接触性皮炎、脂溢性皮炎、湿疹、银屑病等。

药名与剂量	用法与用量	临床应用与注意事项
绿药膏 软膏剂:20g	涂患处:2 次/日。	本品用于消炎排脓、止痛、止痒、抗过敏,也用于烫伤及蚊叮、虫咬等。
正骨水 溶液剂:15ml	涂患处:2～3 次/日。	本品有活血祛瘀、舒筋活络、消肿止痛作用。

药名与剂量	用法与用量	临床应用与注意事项
解痉镇痛酊 溶液剂:30ml	涂患处:2～3次/日。	本品有解痉镇痛、消肿作用。用于软组织损伤、落枕、肩周炎、冻疮等。
氯己定痔疮栓 栓剂:1g	塞入肛门:1粒/次,2次/日。	本品用于内痔、外痔及混合痔,也用于肛裂、肛瘘、直肠炎等。

药名与剂量	用法与用量	临床应用与注意事项
痔疮宁栓 栓剂:1g	塞入肛门:2 粒/次,1~2 次/日,便后用。	本品用于内痔、外痔、肛裂、肛瘘等炎症。
伤湿祛痛膏 硬膏剂	贴患处。	本品用于风湿痛、神经痛、头痛、扭伤及肌肉酸痛。
关节止痛膏 硬膏剂	贴患处。	本品用于关节痛、神经痛、风湿性关节炎等。

续表

药名与剂量	用法与用量	临床应用与注意事项
麝香壮骨膏 硬膏剂	贴患处。	本品镇痛、消炎。用于风湿痛、关节痛、腰痛、神经痛、肌肉酸痛、扭伤、挫伤等。
创可贴 硬膏剂	贴患处。	本品止血、护创、消炎。用于小创伤出血的应急治疗。

药名与剂量	用法与用量	临床应用与注意事项
七厘散 散剂：10g（瓶）	外涂：用95%乙醇调匀，涂患处。 内服：用白开水或黄酒冲服，每次0.5～1g/次，2次/日。	本品用于跌打损伤、闪腰、伤筋动骨、瘀血不散、红肿疼痛、金疮出血等。 孕妇忌用。
云南白药 粉剂：4g（瓶）	口服：一般用量是0.25～0.5g/次，4次/日。 外用：取少量药粉用酒调匀涂患处。	本品用于刀枪伤、跌打损伤、止血、消肿等；也用于妇科经痛、经闭、月经过多、血崩、白带异常等；慢性胃炎、十二指肠出血、消化道出血等。 孕妇忌用。忌吃蚕豆、鱼类及酸冷食物。

药名与剂量	用法与用量	临床应用与注意事项
速效跌打膏 软膏剂:10g	涂患处:2次/日。	本品用于跌打损伤、红肿不散等症。
脚气灵软膏 软膏剂:10g	涂患处:2次/日。	本品为抗真菌药。用于脚癣及其他癣症。
酮康唑霜 Ketoconazole 霜剂:10g	涂患处:2～3次/日。	本品用于脚癣、手癣、股癣及其他癣。

续表

药名与剂量	用法与用量	临床应用与注意事项
益康唑霜 Econazole 霜剂:10g	涂患处:2～3 次/日。	本品用于脚癣、手癣、股癣等。
咪康唑霜 Miconazole 霜剂:10g	涂患处:2～3 次/日。	本品用于脚癣、手癣、股癣等。

药名与剂量	用法与用量	临床应用与注意事项
丙噻酯霜 Protiofale 洗剂:1% 霜剂:1%	涂患处:1～2 次/日。	本品为抗真菌药,用于全身及局部真菌感染、体癣、玫瑰糠疹,对念珠菌也有效。
噻康唑霜 Tioconazole 霜剂: 1%/5g, 1%/15g	涂患处:2 次/日。	本品用于真菌性皮肤病,如脚癣、股癣、体癣等。

药名与剂量	用法与用量	临床应用与注意事项
硫康唑霜 Sulconazole 霜剂:10mg	涂患处:2次/日。	本品用于脚癣、股癣、花斑糠疹,对足癣有特效。 可引起接触性皮炎等。
特比奈芬霜 Terbinafine 霜剂:1%	涂患处:2次/日	本品用于甲癣、脚癣、手癣、体癣、红甲癣等。

药名与剂量	用法与用量	临床应用与注意事项
鸡眼膏 硬膏剂	贴鸡眼处：每日换1次。	本品主要用于鸡眼。
剥甲硬膏 硬膏剂	贴在甲癣处：每7日换药1次。	本品主要用于甲癣。
肤疾宁胶布 硬膏剂	贴患处。	本品有消炎、抗过敏和止痒的作用。用于局限性神经性皮炎、苔藓化慢性湿疹等。

第二十八章　眼科用药

药名与剂量	用法与用量	临床应用与注意事项
氯霉素滴眼液 Chloramphenicol Eye Drops 滴眼剂： 20mg/8ml	滴眼：2～3 滴/次，3～5 次/日。	本品为抗生素眼药。用于治疗结膜炎、角膜炎、沙眼等。
庆大霉素滴眼液 Gentamicin Eye Drops 滴眼剂：4 万 U/8ml	滴眼：2～3 滴/次，3～5 次/日。	本品为氨基糖苷类抗生素。用于敏感菌所致的眼部感染。

药名与剂量	用法与用量	临床应用与注意事项
利福平滴眼液 Rifampicin Eye Drops 滴眼剂：0.1%/10ml	滴眼：2～3滴/次，2～4次/日。	本品用于敏感菌所致的各型沙眼、单纯疱疹病毒性结膜炎等。 对本品过敏者禁用。
氧氟沙星滴眼液 Ofloxacin Eye Drops 滴眼剂：0.3%/8ml	滴眼：1～2滴/次，3次/日。	本品为抗生素。用于眼睑炎、泪囊炎、结膜炎、角膜炎、眼手术后感染等。

药名与剂量	用法与用量	临床应用与注意事项
诺氟沙星滴眼液 Norfloxacin Eye Drops 滴眼剂： 0.3%/8ml	滴眼：1～2滴/次，3次/日。	本品为抗生素。用于敏感菌所致的眼部感染。 对本品过敏者忌用。
磺胺醋酰钠滴眼液 Sodium Sulfacetamide Eye Drops 滴眼剂： 10%/8ml	滴眼：1～2滴/次，3～5次/日。	本品用于沙眼、结膜炎、角膜炎等。

药名与剂量	用法与用量	临床应用与注意事项
利巴韦林滴眼液 Ribavirin Eye Drops 滴眼剂： 50mg/10ml	滴眼：1～2滴/次，每小时1次。	本品用于单纯疱疹病毒性结膜炎、角膜带状疱疹，以及腺病毒性点状角膜炎和沙眼等。 孕妇3个月以内慎用。
阿昔洛韦滴眼液 Aciclovir Eye Drops 滴眼剂： 8mg/8ml	滴眼：1～2滴/次，每小时1次。	本品作用同利巴韦林。

药名与剂量	用法与用量	临床应用与注意事项
盐酸羟苄唑滴眼液 Hydrobenzole Hydrochloride Eye Drops 滴眼剂： 0.1%/5ml	滴眼：1～2滴/次，每小时1～2次。	本品用于流行性出血性结膜炎和其他病毒性眼病有效。
碘苷滴眼液 Idoxuridine Eye Drops 滴眼剂： 8mg/8ml	滴眼：1～2滴/次，每小时1次。	本品用于治疗浅层单纯疱疹病毒性角膜炎、眼带状疱疹及牛痘病毒性眼病。

药名与剂量	用法与用量	临床应用与注意事项
匹马利星滴眼液 Pimafucin Eye Drops 滴眼剂： 混悬液：	滴眼：1～2滴/次，每日6～8次。	本品用于治疗镰刀菌、隐球菌、头孢菌等真菌感染，尤其对曲霉菌、白色念珠菌感染疗效为佳。 对本品过敏者禁用。小儿、孕妇慎用。
酞丁安滴眼液（增光素） Ftibamzone Eye Drops 滴眼剂： 8mg/8ml	滴眼：1～2滴/次，2～3次/日。	本品用于各期沙眼。也用于病毒性角膜炎、带状疱疹、尖锐湿疣、扁平疣等。

药名与剂量	用法与用量	临床应用与注意事项
干扰素 α-2 滴眼液 Interferon α-2 Eye Drops 滴眼剂：滴管装 6 滴(0.05ml)	滴眼：先滴入 1 滴于病眼，至少隔 10 分钟再滴入第 2 滴，取仰卧姿势。	本品用于单纯疱疹病毒、特别是树枝状角膜炎、盘状角膜炎、深层角膜炎并发虹膜睫状体炎等。
氟苷滴眼液 Trifluorothymidine Eye Drops 滴眼剂：1% 眼膏剂：2%～3%	滴眼：1～2 滴/次，每 2 小时 1 次，连用 7 日。 涂眼：4～6 次/日，连用 3 周。	本品为抗病毒药，作用较碘苷强。用于单纯疱疹病毒性角膜炎等。

药名与剂量	用法与用量	临床应用与注意事项
硝酸毛果芸香碱滴眼液 Pilocarpine Eye Drops 滴眼剂：50mg/10ml，100mg/10ml	滴眼：1%溶液1～2滴/次，1～3次/日，滴眼后10～15分钟开始缩瞳，20～30分钟达极度，2～3小时后恢复正常。	本品用于开角型青光眼。 长期用药，可有视物模糊、充血等。孕妇及甲亢患者忌用。

药名与剂量	用法与用量	临床应用与注意事项
可乐定滴眼液 Clonidine Eye Drops 滴眼剂： 0.1%～0.5%/8ml	滴眼剂：0.1%～0.5%的溶液 1～2 滴/次，3 次/日。	本品用于各型青光眼。 低眼压性青光眼禁用。

药名与剂量	用法与用量	临床应用与注意事项
噻吗洛尔滴眼液 Timolol Eye Drops 滴眼剂： 12.5mg/5ml	滴眼：0.25%溶液1～2滴/次，1～2次/日。	本品用于慢性开角型青光眼及其他高眼压症，手术治疗无效的青光眼也有效。 对本品过敏者及心动过缓者禁用。用于降低开角型青光眼的眼压时，应同时使用缩瞳药。

药名与剂量	用法与用量	临床应用与注意事项
盐酸苯呋洛尔滴眼液 Befunolol Hydrochloride Eye Drops 滴眼剂： 0.25%， 0.5%，1%	滴眼：1～2 滴/次，2 次/日。	本品主要用于开角型青光眼等各种青光眼及眼内压增高等。 本品不良反应较多。支气管哮喘、支气管痉挛等、未完全控制的心力衰竭和对本品过敏者均禁用。孕妇慎用。小儿不推荐使用。

药名与剂量	用法与用量	临床应用与注意事项
丁公藤碱Ⅱ滴眼液 Erycibe Alkaloid Ⅱ Eye Drops 滴眼剂:0.05%	滴眼:1 滴/次,2 次/日或遵医嘱。	本品用于各类型青光眼。 少数人滴药后有结膜充血等。哮喘患者慎用。
青光胺滴眼液 Furtrethonium Eye Drops 滴眼剂: 2.5%,5%	滴眼:根据病情可参照毛果芸香碱的用法用量。	本品用于各类型青光眼,特别对急性发作患者可及时控制眼压,预防失明。 有结膜充血、水肿、流泪等。

药名与剂量	用法与用量	临床应用与注意事项
盐酸达哌拉唑眼膏 Dapiprazole Hydrochloride Eye Ointment 冻干眼膏：0.5%，25mg/5ml，附溶液5ml	滴眼：1滴/次，3次/日。	本品用于需要同时缩瞳和降低眼压的青光眼，急性、亚急性和慢性闭角型青光眼，混合性青光眼，色素性青光眼，房角闭塞型青光眼等。

药名与剂量	用法与用量	临床应用与注意事项
碘磷灵滴眼液 Ecothiopate Iodide Eye Drops 滴眼剂： 0.03%～0.25%	滴眼：常用0.03%～0.06%溶液，1～2滴/次，1～2次/日。	本品用于原发性青光眼、慢性单纯性（开角）青光眼、调节性内斜视。 注意可有结膜充血、白内障、气管痉挛等。

药名与剂量	用法与用量	临床应用与注意事项
双氯非那胺 Diclofenamide 片剂:25mg	口服:25～50mg/次，25～150mg/日，分次服。	本品用于各种类型的青光眼。 不能耐受磺胺药物者，也不能耐受本品。孕妇、肾上腺皮质功能衰竭及艾迪生病患者、糖尿病、酸中毒及肝功能不全者禁用或慎用。
乙酰唑胺 Acetazolamide 片剂:0.25g	口服:0.25g/次，1～3次/日，首次可用0.5g；儿童每次5～30mg/kg，1次/日，连服5日后停药2日。	本品用于各类型青光眼。 可产生四肢及面部麻木，偶有白细胞减少者。

药名与剂量	用法与用量	临床应用与注意事项
后马托品眼膏 Homatropine Eye Ointment 软膏剂:2%	涂眼内,散瞳检查前使用。	本品为散瞳药物,多用于集体检查。青光眼患者禁用。
氢溴酸东莨菪碱眼膏 Scopolamine Eye Ointment 软膏剂: 0.5%,1%	涂眼内。	本品为散瞳药,用于对阿托品产生局部过敏的病例。 偶有局部过敏者。青光眼患者禁用。

药名与剂量	用法与用量	临床应用与注意事项
复方托品酰胺滴眼液 Tropicamide Compound Eye Drops 滴眼剂:11ml含托品酰胺5mg、去氧肾上腺素5mg	滴眼:2~3滴/次,滴眼后5~15分钟即开始散瞳,15~90分钟达孔径最大值,持续1~1.5小时。	本品用于散瞳具有作用快,恢复期短的优点,用于眼底检查时散瞳。 青光眼患者禁用。

药名与剂量	用法与用量	临床应用与注意事项
地塞米松滴眼液 Dexamethasone Eye Drops 滴眼剂： 1ml 含 1mg，2mg，5mg	滴眼：1～2 滴/次，每日数次。	本品为肾上腺皮质激素类药。用于虹膜睫状体炎、疱疹性角膜炎、过敏性角膜炎等。 个别病人可出现类固醇性青光眼。

药名与剂量	用法与用量	临床应用与注意事项
醋酸可的松滴眼液 Cortison Acetate Eye Drops 滴眼剂： 0.5%/3ml	滴眼：1～2 滴/次，每日数次。	本品为肾上腺皮质激素类药。用于过敏性结膜炎、角膜炎、巩膜炎及急性虹膜睫状体炎等。 树枝状角膜炎慎用。角膜溃疡忌用。
白内停滴眼液 Catalin Eye Drops 滴眼剂：溶液 15ml	滴眼：1～2 滴/次，3～4 次/日。	本品用于老年性白内障、糖尿病性白内障、外伤性及先天性白内障、视网膜色素变性等。 本品不稳定，应避光保存。

药名与剂量	用法与用量	临床应用与注意事项
法可林滴眼液 Pharcolysin Eye Drops 滴眼剂： 1.5mg/10ml	滴眼：1～3 滴/次，3～5 次/日。	本品用于各种白内障患者。 偶有结膜充血、过敏等不良反应。
谷胱甘肽滴眼液 Glutathione Eye Drops 滴眼剂：2%	滴眼：1～3 滴/次，3 次/日。	本品用于角膜疱疹、表面性角膜炎、流行性角膜炎、结膜炎、角膜溃疡等，也用于白内障的防治。

药名与剂量	用法与用量	临床应用与注意事项
红霉素眼膏 Erythromycin Eye Ointment 软膏剂:每克含5000U,2g/支	涂眼:3次/日。	本品为抗生素类药。用于结膜炎、眼睑炎、眼外部感染等。
金霉素眼膏 Chlortetracyclin Eye Ointment 软膏剂:0.5%,2g/支	涂眼:3次/日。	本品为抗生素类药。用于急性沙眼、结膜炎、角膜炎等。

药名与剂量	用法与用量	临床应用与注意事项
咪康唑眼膏 Miconazole Eye Ointment 软膏剂:1%, 2g/支	涂眼:1～2次/日。	本品用于敏感菌引起的感染。 过敏体质者慎用。
四环素可的松眼膏 软膏剂:2g/支	涂眼:1～2次/日。	本品为消炎、抗菌药,用于过敏性眼炎、结膜炎、沙眼等。

药名与剂量	用法与用量	临床应用与注意事项
利巴韦林眼膏 Ribavirin Eye Ointment 软膏剂： 0.1%～0.5%， 2g/支	涂眼：4～6次/日。	本品用于单纯疱疹病毒性角膜炎、角膜带状疱疹及腺病毒性点状角膜炎等。 孕妇3个月以内慎用。

药名与剂量	用法与用量	临床应用与注意事项
荧光素钠 Sodium Fluorescein 注射剂： 0.3g/支， 0.6g/支	点眼染色：用1%～2%溶液1滴，经1～3分钟后用生理盐水洗掉药液。	本品用于结膜、角膜上皮缺损，眼底病变的诊断。 对特异质病人可能出现严重不良反应。
透明质酸钠 Sodium Hyaluronate 注射剂： 1%黏稠液体	每次0.1～0.3ml，术中注入前房，维持前房足够的深度和时间，创造良好的手术操作空间和清晰的能见度或视手术需要而定。	本品主要用于人工晶状体植入、角膜移植、眼外伤、视网膜脱离、青光眼等重要眼科显微手术中。 可引起暂时性眼压升高。

药名与剂量	用法与用量	临床应用与注意事项
眼明注射液 Extraatum Oculii 注射剂:1g(组织的活性物质)	肌注:1ml/次,1次/日,15～20日为1个疗程。 球结膜下或球后注射:每周2～3次,每次0.5～1ml。	本品用于非化脓性角膜炎、色素膜炎、中心性浆液性视网膜炎、视神经萎缩、早期老年性白内障、玻璃体混浊等。 注意注射前应做过敏试验。化脓性眼病禁用。
安妥碘 Prolonium Iodide 注射剂:20mg/1ml	肌内注射:2ml/次,每日或隔日1次,每10次为1个疗程,一般需2～3个疗程,每个疗程后休息1～2周。	本品用于晚期眼底出血、玻璃体积血或混浊、虹膜睫状体炎、视网膜脉络膜炎等。 对碘过敏者禁用。

第二十九章　耳鼻喉科用药

药名与剂量	用法与用量	临床应用与注意事项
茚唑啉 Indanazoline 滴鼻剂： 0.1%～0.4%	滴鼻：每日 0.02mg/kg，分 5 次给药。	本品对鼻黏膜血管产生强烈的收缩和缺血。用于鼻黏膜充血，以及感冒引起的鼻黏膜水肿等。
萘甲唑啉（滴鼻净） Naphazoline 滴鼻剂： 0.05%，0.1%	滴鼻：鼻黏膜充血，用 0.05%～0.1%溶液，2～3 滴/次，2～3 次/日。 滴眼：眼充血，用 0.1%溶液，1～2 滴/次，2～3 次/日。	本品用于鼻黏膜充血、眼充血及过敏性鼻炎充血等。

药名与剂量	用法与用量	临床应用与注意事项
羟甲唑啉 Oxymetazoline 滴鼻剂：0.05％	滴鼻：1～2滴/次，3次/日。	本品用于鼻黏膜充血，作用持久。用于急、慢性鼻炎，急、慢性鼻窦炎。
四氢唑啉 Tetrahydrozoline 滴鼻剂：0.05％，0.1％	滴鼻：2～4滴/次，4～6次/日。	本品用于鼻炎引起的鼻黏膜充血等。

续表

药名与剂量	用法与用量	临床应用与注意事项
呋麻滴鼻液 滴鼻剂	滴鼻：2～3 滴/次，3～4 次/日。	本品用于感冒及其他原因引起的鼻黏膜肿胀和充血等。
呋可滴鼻液 滴鼻剂	滴鼻：2～3 滴/次，3～4 次/日。	本品用于鼻炎、鼻窦炎、鼻黏膜充血及过敏性鼻炎等。

药名与剂量	用法与用量	临床应用与注意事项
塞洛唑啉 Xylometazoline 滴鼻剂：0.05%，0.1%	滴鼻：2～3滴/次，1～2次/日。	本品用于急性伤风鼻炎、鼻窦炎、干性鼻炎等。
复方薄荷滴鼻液 滴鼻剂	滴鼻：2～3滴/次，3次/日。	本品用于干性鼻炎、萎缩性鼻炎、鼻出血等。

药名与剂量	用法与用量	临床应用与注意事项
复方庆大霉素鱼肝油滴鼻剂 滴鼻剂	滴鼻：2～3 滴/次，3 次/日。	本品用于干性鼻炎、萎缩性鼻炎、萎缩性鼻咽炎等。
扑麻滴鼻液 滴鼻剂	滴鼻：2～3 滴/次，3 次/日。	本品用于过敏性鼻炎及慢性鼻炎等。

药名与剂量	用法与用量	临床应用与注意事项
氯霉素甘油滴耳液 滴耳剂	滴耳:2～3滴/次,3次/日。	本品用于急、慢性中耳炎等。
酚甘油滴耳液 滴耳剂	滴耳:2～3滴/次,3次/日。	本品用于外耳道炎、急性中耳炎(鼓膜未穿孔时)。
硼酸乙醇滴耳液 滴耳剂	滴耳:2～3滴/次,3次/日。	本品有收敛、消毒和止痒作用 。

药名与剂量	用法与用量	临床应用与注意事项
氧氟沙星滴耳液 滴耳剂	滴耳：2～3 滴/次，3 次/日。	本品对葡萄球菌引起的中耳炎、化脓性中耳炎均有效。 对本品过敏者禁用。
硼酸甘油液 溶液剂：50%	涂于患处，适量，3 次/日。	本品用于急、慢性咽炎等。
复方硼砂漱口片 含漱片：0.65g	用法：1 片加温开水 1 杯（60～90ml）溶后含漱，每日数次。	本品有防腐、抗菌、消毒收敛作用。用于急、慢性咽炎及扁桃体炎等。

药名与剂量	用法与用量	临床应用与注意事项
溶菌酶含片 含片:20mg	口含:1片/次,4～6次/日。	本品有抗菌、抗病毒、抗过敏、消肿止痛、减少组织渗出等作用。用于急、慢性咽炎及喉炎等。
西瓜霜含片 含片	口含:1片/次,4～6次/日。	本品用于咽喉炎、口腔炎、牙痛等。
华素片 含片	口含:1片/次,4次/日。	本品用于咽喉炎、口腔炎、牙痛等。

药名与剂量	用法与用量	临床应用与注意事项
碘喉片 含片	口含：1 片/次，4～6 次/日。	本品用于咽喉炎、扁桃体炎等。
草珊瑚含片 含片	口含：1 片/次，每 2～4 小时/片。	本品用于口、咽喉及扁桃体炎症等。
咽立爽滴丸 滴丸：0.025g/粒	口含：服 2～4 粒/次，4 次/日。	本品用于急性咽炎、慢性咽炎急性发作、咽部干燥、咽部红肿等。

续表

药名与剂量	用法与用量	临床应用与注意事项
喉灵糖含片 含片	口含:1～2 片/次,3 次/日。	本品用于治疗口腔黏膜、牙龈、咽喉、扁桃体的细菌及真菌感染,预防流感等。
得益含片(复方克菌定片) 含片	口含:1 片/次,每 2～3 小时 1 次。	本品用于慢性咽炎、口腔炎、舌炎、牙龈炎、扁桃体炎、急性咽炎、喉痛等。
六神丸 水丸剂:每管 30 粒	口服:成人 10 粒/次,3 次/日;儿童酌减。	本品清凉解毒,消炎止痛。用于烂喉丹痧、咽喉肿痛、单双乳蛾、小儿热疖、痈肿疔疮、乳痈发背、无名肿痛。 孕妇忌用。

附录一 常用缩写词

分类	缩写	意义
剂量单位	gtt	滴
	ml	毫升
	kg	千克
	g	克
	mg	毫克
	μg	微克
	U	单位
	/(kg·日)	每日每千克体重

续表

分类	缩写	意义
给药途径	p.o.	口服
	p.r.	灌肠
	i.h.	皮下注射
	i.m.	肌内注射
	i.v.	静脉注射
	i.v.gtt.	静脉滴注
	a.s.t.	皮内试验

分　类	缩　写	意　义
给药次数	q.n.	每晚 1 次
	q.m.	每晨 1 次
	bid.	每日 2 次
	tid.	每日 3 次
	qid.	每日 4 次
	q.h.	每小时
	q.4h	每 4 小时
	q.6h	每 6 小时
	q.4～6h	每 4～6 小时
	q.d	每日 1 次
	q.2d	每 2 日 1 次

分类	缩写	意义
给药时间	a.c.	餐前
	p.c.	餐后
	a.m.	上午
	p.m.	下午
	h.s.	睡前
	p.r.n.	按情酌定(长期医嘱)
	s.o.s.	必要时(24小时医嘱)
	s.t.	立即

分类	缩写	意义
其他	A.	动脉
	V.	静脉
	N.	神经
	C.	细胞
	h.	小时
	G.S	葡萄糖
	N.S.	生理盐水
	1M	1 克分子浓度
	Co.	复方

附录二　儿童和老年人剂量折算法

1. 按成人剂量折算成儿童和老年人剂量

使用时应根据个体发育、营养、体重等酌情增减

年　龄	剂　量
年龄剂量	
初生至1个月	成人剂量1/18～1/14
1～6个月	成人剂量1/14～1/7
6个月至1岁	成人剂量1/7～1/5
1～2岁	成人剂量1/5～1/4
2～4岁	成人剂量1/4～1/3
4～6岁	成人剂量1/3～2/5
6～9岁	成人剂量2/5～1/2
9～14岁	成人剂量1/2～2/3
14～18岁	成人剂量2/3～全量
60岁以上	成人剂量3/4

注：成人是指18～60岁

2. 按体重计算儿童剂量

先由年龄计算儿童体重，再计算剂量。

1～6 个月体重(kg)＝月龄×0.7＋3

7～12 个月体重(kg)＝月龄×0.6＋3

1 周岁以上体重(kg)＝年龄×2＋8

婴幼儿剂量

$$\frac{(\text{小儿年龄}\times\frac{1}{2}+0.5)\times\text{成人剂量}}{10}$$

3. 按年龄估计儿童剂量

1 岁以下用量＝0.01×(月龄＋3)×成人剂量

1 岁以上用量＝0.05×(年龄＋2)×成人剂量

4. 人体表面积计算公式

S＝W0.425×H0.725×71.84

或 logS＝logW×0.425×logH×0.725＋1.8546

式中：S——体表面积(cm^2)，W——体重(kg)，H——身高(cm)。

5. 瘦体质、重量计算公式

$$LBW(男)=1.10\times W-128\times \frac{W^2}{H^2}$$

$$LBW(女)=1.07\times W-148\times \frac{W^2}{H^2}$$

式中：LBW——瘦体质重量(kg)，

W——总体重(kg)，

H——身高(cm)。

附录三　用不同浓度溶液配制所需浓度溶液计算

交叉比例法

例 1　现有 50%乙醇溶液 250ml，欲配成 75%的浓度，还需加 95%乙醇溶液多少？

$$20 : 25 = 250 : X$$

$$X = \frac{25 \times 250}{20} = 312.5$$

(需加 95%乙醇 312.5ml)

例 2　现有 5%葡萄糖溶液 250ml，欲配 10%的浓度，还需 50%葡萄糖溶液多少？

$$40 : 5 = 250 : X$$

$$X = \frac{5 \times 250}{40} = 31.25$$

(需加 50%葡萄糖溶液 31.25ml)

注：甲：甲液浓度；乙：乙液浓度；丙：欲得之液浓度；丁：乙、丙之差；戊：甲、乙之差；丁：戊＝甲液溶量：丙液溶量。